Innenwelten der Demenz

Eine leibphänomenologische Untersuchung des Erlebens
demenzkranker Menschen und der Entwurf einer Begleitung,
die ihr Erleben würdigt

Spottet meiner nicht!
Ich bin ein schwacher, kind'scher, alter Mann,
Achtzig und drüber, keine Stunde mehr
Noch weniger, und grad heraus
Ich fürchte fast, ich bin nicht recht bei Sinnen.
Mich dünkt, ich kenn Euch, kenn auch diesen Mann,
Doch zweifl' ich noch, denn ich begreif es nicht,
An welchem Ort ich bin. All mein Verstand
Entsinnt sich dieser Kleider nicht, noch weiß ich,
Wo die Nacht ich schlief. Lacht nicht über mich ...
(William Shakespeare: König Lear)

Baer, Udo
Innenwelten der Demenz
Neukirchen-Vluyn:
Affenkönig Verlag 2007
ISBN 978-3-93493-319-4

Lektorat: Gabriele Frick-Baer
Satz: Sabine Bremer, Düsseldorf
Umschlaggestaltung: Sabine Bremer, Düsseldorf
Druck: Clausen & Bosse, Leck

Udo Baer

Innenwelten der Demenz

Eine leibphänomenologische Untersuchung des Erlebens demenzkranker Menschen
und der Entwurf einer Begleitung, die ihr Erleben würdigt

Affen**könig**

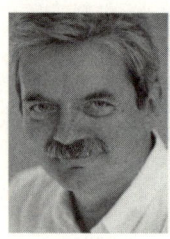

Udo Baer, Jg. 1949, Heilpraktiker für Psychotherapie, Dipl. Pädagoge, Bewegungstherapeut, Kreativer Leibtherapeut, ist Leiter der Zukunftswerkstatt *therapie kreativ*, die er auch mitbegründete. Er arbeitet seit vielen Jahren in seiner therapeutischen Praxis. Zahlreiche Veröffentlichungen. www.therapie-kreativ-baer.de www.zukunftswerkstatt-tk.de

Inhalt

Einführung:

Die Frau, die im Tango erwachte

Als ich Anfang der 80er-Jahre in einem Altenheim am Niederrhein eine kreativ-therapeutische Gruppe mit an Demenz erkrankten Menschen leitete, befand sich unter den Teilnehmenden eine Frau Mitte 70, deren demenzielle Erkrankung fortgeschritten war. Sie sprach nur zwei, drei Worte am Tag, reagierte sehr selten auf Ansprache, war desorientiert, kannte weder ihren Namen noch den anderer. Ihr Körper wirkte verworren. Wie ein Knäuel lagen Arme und Beine über- und umeinander und sie versuchte immer wieder, sie zu entwirren.

Ich legte eine Tango-Musik auf, ging auf sie zu und setzte mich ihr gegenüber. Meine Hände griffen nach ihren Händen. Ich beabsichtigte, mit ihr sitzend den Tango zu tanzen, indem ich ihre Hände bewegte, hoffend, dass sie mit ihren Händen sich daran beteiligen könne. Sie schaute mich an, als sie die ersten Takte des Tangos hörte. Dann stand sie in einer fließenden Bewegung auf, ergriff mich und schob mit mir einen Tango durch den Raum – mit mir, der ich nie die Tango-Schrittfolgen behalten konnte. Sie tanzte mit mir, bis die Musik verklang. Dann verbeugte sie sich vor mir und sagte: „Ich danke Ihnen, junger Mann." Anschließend setzte sie sich und lächelte vor sich hin.

Ich blieb verdutzt mitten im Raum stehen. Eine solche Erfahrung widersprach allem, was ich bis dahin gelernt hatte. Also versuchte ich, von dieser Frau zu lernen, und nicht nur von ihr, sondern auch von vielen anderen an Demenz erkrankten älteren Frauen und Männern. Ich lernte, dass es Möglichkeiten des Zugangs zu Menschen gibt, von denen es heißt: „An die kommt man nicht mehr heran." Ich lernte, dass es offenbar jenseits der kognitiven Gedächtnisfunktionen ein anderes Gedächtnis gibt, so dass z. B. über Tango-Klänge Ressourcen der Beweglichkeit und des Kontaktes mobilisiert werden können. Ich lernte, dass der Prozess der demenziellen Erkrankung nicht geradlinig abwärts verläuft, sondern dass er schnell fortschreiten oder sich verlangsamen kann, dass sich in ihm vieles wiederholt und er gleichzeitig viele Überraschungen enthält (siehe auch Kitwoods Hinweise zum „re-menting", zu für Außenstehende überraschende Klarheitsphasen oder -momente, 2000). Und ich lernte vor allem, dass es bei an Demenz erkrankten Menschen viel zu entdecken gibt: Verkümmerungen und Ressourcen, Verzweiflung und Gefühllosigkeit, Unruhe und Hochspannung, Sehnsucht nach Nähe und Abwehr jeglichen Kontaktes ...

Je mehr Spannendes in den Gesichtskreis geriet, desto mehr Fragen stellten sich. Es gelang mir mit zunehmender Erfahrung immer mehr, ein Verständnis für die einzelnen Erkrankten zu entwickeln und die individuellen Zusammenhänge der Phänomene, also der jeweiligen Lebensäußerungen der jeweiligen Person, der konkreten

Erscheinungsformen der erkrankten und der gesunden Aspekte ihres Verhaltens, zu verstehen. Aber sind diese Erfahrungen zu verallgemeinern? Und wenn ja, wie?

1985 begannen meine Frau Gabriele Frick-Baer und ich mit der Planung und Vorbereitung von kreativ-soziotherapeutischen Angeboten für alte Menschen, insbesondere solche, die an Demenz erkrankt waren. Nach mehreren Vorgesprächen mit Verantwortlichen von Altenheimen der Arbeiterwohlfahrt am Niederrhein starteten wir 1986 die Durchführung von Gruppen in drei Alteneinrichtungen. Die Gruppen hießen: „Ich bewege mich – ich lasse mich bewegen." Bewegung war im doppelten Sinn gemeint, als körperliche Bewegung ebenso wie als Bewegung des Erlebens („Ich bin bewegt."). „Ausgehend von der Einheit geistiger und körperlicher Beweglichkeit soll in der Gruppe zusammen bewusst geatmet, sich bewegt, getanzt, gesungen werden, soll die Fantasie angeregt und darüber gesprochen werden. Stichwort: Themenzentrierte Bewegungsarbeit, Integration von Fantasie, Gespräch und Bewegung nach dem Motto: ‚Ich bewege mich – ich lasse mich bewegen'." (M9/1) So lautete das Angebot, das wir Heimleitungen sowie Mitarbeiterinnen und Mitarbeitern unterbreiteten.

Die Gruppen waren erfolgreich. Im Alltag der Alteneinrichtungen wurde sichtbar, dass sich bei den meisten Teilnehmenden ein höherer Grad an Vitalität und Lebensfreude zeigte, Rückzugstendenzen gestoppt wurden, sich die Fähigkeit zu Kontakt und Resonanz erweiterte und die Desorientierung verringerte, zumindest nicht weiter verschlechterte. So lautete das Feedback der Mitarbeiterinnen und Mitarbeiter der Einrichtungen.

Zusätzliche Gruppen in weiteren Einrichtungen wurden angeboten, andere kreative Soziotherapeutinnen wurden mit dem Konzept vertraut gemacht und über Co-Trainings eingearbeitet. Die Ergebnisse dieser Erfahrungen flossen in eine Fortbildung für Mitarbeiter und Mitarbeiterinnen von Alteneinrichtungen der Arbeiterwohlfahrt ein, die der gemeinnützige Verein Zukunftswerkstatt e. V., den wir gegründet hatten und damals leiteten, und die Arbeiterwohlfahrt Bezirksverband Niederrhein gemeinsam organisierten.

Ein erster Erfahrungsbericht erschien im April 1987 in der Zeitschrift Altenpflege (Baer, Frick-Baer, Heinrichs 1987). Nachfolgend wurden die Erfahrungen kontinuierlich ausgewertet und das Konzept verbessert. In den Jahren 1989 bis 1993 führte die Zukunftswerkstatt mehrjährige Projekte durch, die mit Mitteln aus Stiftungen und der Bundesanstalt für Arbeit finanziert wurden. Die Projekte nannten wir MOS (Mobile Orientierungsschule für altersverwirrte Menschen). Hauptamtliche Mitarbeiterinnen (u. a. Barbara Großelohmann, Ulla Nienhaus, Andrea Zylka und Jutta Sikatzki) bereisten im westlichen Ruhrgebiet/Niederrhein zwischen Oberhausen, Velbert und Mönchengladbach sowie im Raum Bielefeld Einrichtungen der Altenhilfe und boten dort Gruppen- und Einzelarbeit vor allem mit an Demenz erkrankten Menschen an. Parallel dazu wurde das entwickelte Know-how in unterschiedlichen geronto-soziotherapeutischen Fortbildungen in verschiedenen Städten Deutschlands weitergegeben. Das entwickelte Know-how fasste ich unter dem Namen SMEI zusammen. Es wurde 1993 in der Zeitschrift „Sozialtherapie" und später in einem Sammelband veröffentlicht (Baer 1996). SMEI ist die Abkürzung von SensoMo-torische Erlebniszentrierte Interaktion. Der Begriff der Interaktion wurde verwendet, um ihn von der damals häufigen Bezeichnung Stimulation abzugrenzen. Der Stimulationsbegriff betont eine Passiv- und Objektrolle der alten Menschen, während die Interaktion wechselseitige Impulse und wechselseitige Aktionen impliziert. Auch wenn Übungen im SMEI-Verfahren enthalten waren, stand im Vordergrund nicht das Üben von Fähigkeiten und Fertigkeiten, sondern das Erleben, die erlebniszentrierte Interaktion. „SMEI stellt ins Zentrum der Aufmerksamkeit und der Aktivitäten die Veränderungen der Gefühle und des Körpererlebens als den Hauptaspekt und goldenen Schlüssel sozialtherapeutischer Begleitung und Heilung." (a. a. O., S. 219)

Mit Sensomotorik wird die besondere Gewichtung der Arbeit mit den Sinnen und den Bewegungen der erkrankten Menschen ausgedrückt:

„Diese erlebniszentrierte Interaktion ist überwiegend sensomotorisch, also an den Sinnen und der Beweglichkeit der Menschen orientiert. Diese Sensomotorik der Menschen ist es, mit der sie die Welt erleben und mit der Welt in wechselseitigen Austausch treten. Verkümmern diese Fähigkeiten und Möglichkeiten in Folge von Erkrankung, körperlichen Behinderungen oder sozialen Einschränkungen, z. B. durch den Verlust von Ehepartnern und Freunden oder durch Heimunterbringung, dann sind oft Verwirrung und andere psychosoziale und körperliche Erscheinungen die Folge. SMEI setzt deshalb an der Sensomotorik an und damit auch an dem, zu dem alte Menschen einen wie auch immer eingeschränkten, aber doch vorhandenen Zugang haben, ihrem Körper und ihren Sinnen." (a. a. O., S. 219)

Auf dem Boden dieser Erfahrungen entstand mein Interesse an der vorliegenden Untersuchung. Heute ist die Frage, wie mit an Demenz erkrankten Menschen umzugehen ist, besonders aktuell. Wer die Presseberichte verfolgt und den Menschen in der Pflege und im privaten Umgang mit an Demenz Erkrankten zuhört, wird vielen Hinweisen begegnen, dass die Hilfen für diese Menschen an Grenzen dessen stoßen, was zu bewältigen ist. Die Berufsflucht aus den Altenpflegeberufen nimmt ebenso zu wie Krankenstand, innere Kündigungen und Burnouts (Hölzer 2003, Zellhuber 2005). Dies mag auch den Rahmenbedingungen, unter denen Pflege stattfindet, geschuldet sein, lässt aber zumindest vermuten, dass auch die Art und Weise, wie Menschen mit Demenz begegnet wird, dazu beiträgt. Ich war in den letzten 20 Jahren in der Aus- und Weiterbildung von Therapeutinnen und Therapeuten tätig, von denen viele mit demenzkranken Menschen arbeiteten und arbeiten, und bin in Fortbildungen und Supervisionen zahlreichen Menschen begegnet, die privat oder professionell Menschen mit Demenz zu helfen versuchen. Die Erschöpfung und Hilflosigkeit, die dabei vielfach zutage trat, ist ein Hinweis auf die Notwendigkeit, nach neuen Wegen des Verstehens der erkrankten Menschen zu suchen. Vielleicht können Erschöpfung, Hilflosigkeit und andere Ausdrucksweisen der Überforderung in dem Maße weichen, wie es gelingt, neue, würdigende und Resonanz beinhaltende Qualitäten der Begegnung zu entwickeln. So die Hypothese.

Mein Interesse, den Phänomenen der Demenz auf die Spur zu kommen und daraus praktische Konsequenzen für die Begleitung der erkrankten Menschen abzuleiten, wuchs von Jahr zu Jahr weiter. Immer deutlicher wurde mir, dass der zentrale Ausgangspunkt das Bemühen um Würde und der Erkrankten beziehen und die Innenwelten demenzkranker Menschen einbeziehen. Unter Innenwelten verstehe ich die Art und Weise, wie Menschen sich und ihre Welt erleben.

Im praktischen Umgang mit demenzkranken Menschen machte ich regelmäßig die Erfahrung, dass sich das Bemühen lohnt, sich den scheinbar verschlossenen Innenwelten der Erkrankten zu nähern, daran gleichsam „anzudocken" und so eine Art des Kontaktes aufzunehmen, die bei fortgeschrittener Demenz sonst kaum möglich war. Eine demenzkranke Frau z. B. ging im Flur eines Altenheims auf und ab und schimpfte aufgeregt vor sich hin. Sie verbreitete eine Atmosphäre der Unnahbarkeit um sich herum. Wenn Pflegende sie anzusprechen versuchten, um sie zu beruhigen, schlug sie mit den Händen abwehrend um sich. Unerreichbar. Das, was von außen sichtbar war, konnte ich symptomatisch beschreiben. Doch was half das in der konkreten Situation?! Offensichtlich war die Frau hocherregt in Not und gleichzeitig abgekapselt von ihrer Umgebung. Von Interesse war und musste sein, was in ihr vorging, was sie innerlich erlebte, ihre Innenwelt. Ich spürte in mir Hilflosigkeit und vermutete, dass nicht nur ich, sondern auch sie sich hilflos fühlte. Und ich musste an einen Tiger im Käfig denken, hocherregt und gefangen. Um einen Zugang zu ihr zu bekommen, lief ich neben ihr her, teilte ihre Unruhe, synchronisierte meine Bewegungen mit ihren. Nach ein, zwei Minuten begann sich die Atmosphäre zu verändern, zwischen uns entstand ein unsichtbarer Raum der Begegnung, aus dem „die anderen" ausgeschlossen waren. Ich konnte immer noch nicht verstehen, worüber sie schimpfte. Während wir weiter hin und her gingen, sagte ich: „Sie sind ärgerlich." Sie blieb stehen, sah mich an und sagte: „Und wie!!!" Und ging weiter, ich ebenfalls. Ihre Anspannung hatte sich verändert, hatte sich leicht abgeschwächt. Es gab eine erste Verbindung ...

Solche und viele ähnliche Erfahrungen zeigten mir: Menschen mit Demenz kann und darf man nicht maßregeln oder „erziehen", damit sie sich „richtig" verhalten. Schon der Versuch widerspricht ihrer Würde. Sie verhalten sich – so meine These – „richtig", nämlich ihrem Erleben entsprechend. Dieses Erleben galt und gilt es also zu erkunden und zu verstehen. Um anscheinend unerreichbare Menschen zu erreichen, müssen wirkungsvolle und würdigende Hilfen beim Erleben der demenzkranken Menschen ansetzen, es zumindest berücksichtigen.

Im theoretischen Verständnis der Demenz und im praktischen Umgang mit demenzkranken Menschen kommen deren Innenwelten oft zu kurz. Vielleicht ist dies auch darin begründet, dass diese Erkrankung bei vielen Menschen Angst hervorruft. Demenz wird mit Gedächtnisverlust assoziiert. Sich nicht mehr erinnern können – damit beginnt Demenz. Sich nicht mehr an etwas erinnern zu können, ist gleichzeitig eine Erfahrung, die jeder Mensch in seinem Alltag macht. Wenn einem der Name eines Bekannten nicht mehr einfällt, ist dies peinlich und lästig. Wenn man die Schlüssel nicht findet, steigt der Ärger auf. Und in der Schulzeit hat jeder gelernt: Sich erinnern zu können, ist positiv, etwas vergessen zu haben, ist negativ und zieht negative Sanktionen nach sich. Wenn Menschen mit solchen Erfahrungen und Voreinstellungen zum Gedächtnisverlust daran denken, an Demenz zu erkranken, ruft dies große Ängste hervor. Als ich die Teilnehmerinnen eines Seminars – alle erfahrene professionelle Begleiterinnen an Demenz erkrankter Menschen – fragte, welche Gefühle die Vorstellung hervorriefe, selbst an Demenz zu erkranken, reagierten 12 von 14 mit Entsetzen und Äußerungen wie: „Da möchte ich lieber tot sein." Auch die Begegnung mit demenzkranken Menschen bewirkt emotionale Resonanzen. Einen Menschen mit seinen Worten nicht erreichen zu können, macht hilflos. Von einem Menschen nicht erkannt zu werden, kann Verzweiflung, Zorn und Ohnmacht hervorrufen.

Wenn die Demenzerkrankung in den Menschen, die die Erkrankten betreuen und begleiten, starke emotionale Reaktionen hervorruft, wie muss sie sich dann erst auf die Innenwelten der Erkrankten, auf ihre Emotionalität, auswirken?! Zahlreiche sozialpädagogische, pflegerische und therapeutische Strategien des Umgangs mit an Demenz erkrankten Menschen bewegen sich immer noch auf der kognitiven (Gedächtnistraining) und Verhaltens-Ebene. Die einseitige Betonung des Kognitiven im Umgang mit der Demenz fußt auf deren einseitiger Betonung in der Diagnostik. „Grundlegendes Merkmal für die Diagnose einer Demenz ist die Abnahme der kognitiven Leistungsfähigkeit." (Weltgesundheitsorganisation 1993, S. 25) Emotionalität wird im ICD-10 nur als „Verschlechterung der emotionalen Kontrolle" erwähnt, die die Demenz „begleiten" kann (a. a. O., S. 60).

Alternative bzw. darüber hinausgehende Ansätze beziehen sich oft nur auf einzelne Aspekte oder haben für die Ausbildung und die therapeutische bzw. Pflegepraxis noch zu wenig Relevanz. Jedoch wachsen das Interesse und die Bereitschaft, das enge Verständnis der Demenz zu überprüfen und sich neuen Sicht- und Umgangsweisen zu öffnen. So heißt es in dem Aufruf „Für eine neue Kultur in der Begleitung von Menschen mit Demenz" (Wissmann 2004, S. 250/251):

„Demenz ist kein einseitig ablaufender, verheerender, neurologisch-biologischer Abbauprozess. Denn wie eine Demenz sich individuell entwickelt, wird in gravierendem Ausmaß vom sozialpsychologischen Umfeld, von der Art der Kommunikation und Interaktion sowie vom Milieu beeinflusst (...) Aus dem ‚Demenzkranken‘ wird der ‚Mensch mit Demenz‘. Er stellt keine ausgelöschte, sondern eine einzigartige Persönlichkeit mit dem Bedürfnis nach Liebe, Trost und Einbindung, nach sinnvoller Betätigung und Identität dar. Er verfügt über eine hohe körperliche, emotionale und sinnliche Erlebensqualität und entzieht sich als Individuum schematisierenden Kategorisierungsversuchen.“

Wer den „Menschen mit Demenz“ in dieser Weise würdigen möchte, muss seine Innenwelten ernst nehmen. Es gilt, die Demenz „von innen“ zu betrachten, zu erfassen, wie sie sich von innen anfühlt, wie Menschen mit Demenz sich und die Welt um sich herum erleben.

Demenz ist ein Erlebensprozess. So lautet die Ausgangsthese dieser Untersuchung. Aus dem Verständnis dieses Erlebensprozesses der Innenwelten der Demenz, so die weitere These, lassen sich Leitlinien für den Umgang mit den erkrankten Menschen ableiten.

Diesen Erlebensprozess zu untersuchen, bedeutet, sich einer besonderen Herausforderung zu stellen: der Subjektivität des Erlebens. Der Pionier und Begründer einer personenzentrierten Begegnung mit demenzkranken Menschen, Tom Kitwood, betont die Subjektivität des Erlebens und sagt: „Das Erleben einer jeden Person ist einzigartig“ – auch jeder an Demenz erkrankten! Dies hat Konsequenzen: „Es ist jedoch unmöglich, zur Gänze in die Erfahrungs- und Erlebenswelt eines anderen Menschen zu gelangen, einfach deshalb, weil jede Person einzigartig ist. In Bezug auf Demenz gibt es noch zusätzliche Probleme, die jedoch selbst in jüngeren Arbeiten, wenn überhaupt, dann nur selten gewürdigt wurden. Niemand ist bislang von dieser besonderen Reise kognitiver Beeinträchtigung zurückgekehrt, um uns zu sagen, wie es ist. Wir sind weit mehr auf Schlussfolgerungen angewiesen, als in den meisten Unternehmungen auf dem Gebiet der Intersubjektivität. Außerdem besteht ein essenzieller Widerspruch. Wenn wir das Erleben von Demenz in gewöhnlicher Prosa zu beschreiben versuchen, so benutzen wir das ruhige, losgelöste und hochgradig geordnete Vehikel der Sprache, um Eindrücke eines Sein-Zustandes zu vermitteln, der oft fragmentiert und turbulent ist.“ (Kitwood 2000, S. 108)

Eine wissenschaftliche Untersuchung des Erlebens demenzkranker Menschen gibt es nicht. Es gibt auf der einen Seite eine umfassende medizinische Literatur, die aber Erlebensaspekte weitgehend ausspart. Auf der anderen Seite entstehen in zunehmendem Maße Praxiskonzepte, die das Erleben demenzkranker Menschen würdigen, zumeist, ohne über ein schlüssiges Konzept der Innenwelten demenzkranker Menschen zu verfügen.

Demenz ist nicht nur ein Ausdruck kognitiver Störungen, sondern eine tiefgreifende und komplexe Veränderung der Art und Weise, wie Menschen sich und ihre Welt erleben. Um diese Hypothese zu überprüfen und aus ihr Konsequenzen für den

Umgang mit demenzkranken Menschen ableiten zu können, müssen folgende Fragen beantwortet werden:

Wie passen die vielfältigen Erfahrungen, die in der Begegnung mit demenzkranken Menschen entstehen, mit dem medizinischen Krankheitsbild der Demenz überein? Jede Untersuchung der Innenwelten demenzkranker Menschen muss mit den Beobachtungen „von außen" und damit zunächst und in erster Linie mit den naturwissenschaftlich-medizinischen Erkenntnissen beginnen, muss diese sichten und auf Verwertbares ebenso wie auf Defizite überprüfen.

Wie erleben an Demenz Erkrankte sich und ihre Welt? Welche speziellen Muster des Erlebens sind Kennzeichen der Demenz? Um das Erleben demenzkranker Menschen nicht als bloße Aneinanderreihung von Anekdoten zu beschreiben, muss nach Wiederholungen und inneren Zusammenhängen von Aspekten des Erlebens gefragt werden, um demenzspezifische Muster zu entdecken.

Welche helfenden Möglichkeiten eröffnen sich aus einem Verständnis des Erlebens der Demenz? Wie können die über das Kognitive hinausgehenden Möglichkeiten kreativer Kommunikation genutzt werden, um „unerreichbare" Menschen zu erreichen? Bei 1,2 Millionen demenzkranken Menschen in Deutschland hat jedes Ringen um ein erweitertes Verständnis eminent praktische Bedeutung. Es gilt deshalb, die Frage nach den Konsequenzen der Analyse der Innenwelten für die Begleitung demenzkranker Menschen zu stellen und zu beantworten.

Wer all die Fragen zum Verständnis der Demenz beantworten will und sich dem Erleben demenzkranker Menschen anzunähern versucht, begegnet einer schon erwähnten Schwierigkeit: Das Erleben ist prinzipiell subjektiv. Wie ein Mensch einen Sonnenuntergang erlebt, ist individuell verschieden. Der Weg der Sonne ist mathematisch zu berechnen, die Lichtveränderung physikalisch messbar. Doch das subjektive Erleben des Sonnenuntergangs wird eher phänomenologisch als mit naturwissenschaftlichen Daten zu beschreiben sein. Veränderungen der Herzfrequenz, des Hautwiderstands und der Pupillen können zwar Hinweise auf einen Erlebensprozess geben, reichen aber nicht aus, um die Qualität des Erlebens eines Sonnenuntergangs zu beschreiben.

In der vorliegenden Untersuchung geht es darum, den subjektiven Charakter des Erlebens zum Inhalt und Gegenstand der Untersuchung zu machen. Die eingesetzten Methoden müssen diesem Ziel angemessen sein; deshalb müssen methodische Zugänge qualitativer Sozialforschung (s. a. Brüsemeister 2000, Flick 2005) eingesetzt werden.

Die Untersuchung beginnt mit einer Bestandsaufnahme: Medizinische Definitionen, Forschungsstand, Epidemiologie werden in Teil I als Grundlegung vorgestellt. Es wird dabei belegt, dass es keine gesicherten wissenschaftlichen Belege für die Ursachen demenzieller Erkrankungen gibt und dass eine Betrachtung der in der Demenz entstehenden Veränderungen ansteht, die über biochemische Einzeldaten hinausgeht und den Gesamtprozess der Veränderung einbezieht. Besonders wird auf die veränderten theoretischen Grundlagen eingegangen, die durch die modernen Neurowissenschaften angestoßen werden und eine Erweiterung des Verständnisses der Demenz notwendig machen. Zur Bestandsaufnahme des Teils I gehört auch der erweiterte Blick über die medizinischen Erkenntnisse hinaus auf die psychopathologischen Befunde und die unterschiedlichen Beschreibungen und Ansätze, die vor allem aus der pflegerischen Praxis entwickelt wurden.

Der Teil II dieser Arbeit widmet sich der Untersuchung der Innenwelten der Demenz. Beginnend werden in Kapitel II-1 die theoretischen Zugänge erläutert, mit denen solch ein sperrig-subjektiver Forschungsgegen-stand wie das Erleben untersucht werden kann. Herangezogen werden vor allem die Leibphänomenologie und die anthropologische Medizin.

Daran anschließend werden in den Kapiteln II-2 bis II-5 die Innenwelten demenzkranker Menschen phänomenologisch beschrieben. Dazu werden einige zentrale Kategorien herausgearbeitet, die das Verständnis der Demenz-Erkrankung als Erlebensprozess vertiefen helfen. Für die phänomenologische Analyse habe ich drei narrative Interviews mit demenzkranken Menschen, drei weitere narrative Interviews mit Begleitpersonen sowie vier Leitfragen-Interviews mit Begleitenden geführt und zahlreiche Erfahrungsberichte Angehöriger in der Literatur und solche, die von Menschen mit Demenz selbst verfasst wurden, ausgewertet. In Kapitel II-6 folgt eine Untersuchung der verschiedenen Arten, wie an Demenz erkrankte Menschen ihre Erkrankung zu bewältigen versuchen. Gestützt auf die erwähnten empirischen Materialien und die Erfahrungsberichte in der Literatur werden verschiedene Copings demenzkranker Menschen herausgearbeitet.

Im darauf folgenden Teil III werden Schlussfolgerungen für die Praxis gezogen und ein Entwurf vorgestellt, wie sich eine Würdigung der Innenwelten in der praktischen Begleitung der Menschen mit Demenz zeigen sollte. Für diesen Teil wurden umfangreiche Materialien, v.a. Protokolle und Erfahrungsberichte, meiner eingangs erwähnten Arbeit mit Demenzkranken und der meiner Kolleginnen ausgewertet. Genauere Hinweise folgen dazu jeweils am Anfang der Kapitel, eine Auflistung der Materialien findet sich im Anhang. Diese Materialien wurden daraufhin ausgewertet, welche Aktivitäten sich auf die Innenwelten der Erkrankten bezogen und Veränderungen des Erlebens dieser Menschen anstießen.

In Kapitel III-1 werden Str3ategeme, Leitlinien der Begleitung demenzkranker Menschen formuliert, die sich aus der vorhergehenden Untersuchung ergeben. Die folgenden Kapitel beschreiben die wesentlichen Elemente der Sensomotorischen Erlebniszentrierten Interaktion (SMEI), einer besonderen therapeutischen Förderung demenzkranker Menschen, die in der Analyse der Innenwelten der Demenz begründet ist und deren daraus abgeleitete Praxiskonzepte exemplarisch vorgestellt werden. In Kapitel III-4 schließlich werden die Konsequenzen der Untersuchung für die Pflegekonzepte und Pflegepraxis formuliert.

In Kapitel IV fasse ich die Thesen, Untersuchungsergebnisse und Schlussfolgerungen zusammen.

Ich danke herzlich Prof. Dr. Annelie Keil, die diese Arbeit betreut und begleitet hat, sowie Prof. Dr. Ulrich Lange für ihre wertvollen Hinweise und Unterstützung. All denen, die bereit waren, in Interviews ihre Erfahrungen und Gefühle mitzuteilen, bin ich ebenso dankbar wie den Menschen mit Demenz, mit denen ich therapeutisch gearbeitet habe und die mir ohne Worte so viel von ihren Innenwelten mitteilten.

Teil I

Demenz –
Bestandsaufnahme einer Erkrankung

1

Medizinische Definitionen

D ie Demenz wurde in den letzten Jahrzehnten unterschiedlich definiert. Füsgen nennt „die Synonyme psychoorganisches Syndrom, hirnorganisches Psychosyndrom (HOPS), zerebrale Insuffizienz, zerebrale Leistungsminderung, Zerebralsklerose usw." (Füsgen 2001, S. 21). Auch wenn seit 1.1.1996 in Deutschland die Klassifizierungen des ICD-10 der Weltgesundheitsorganisation verbindlich sind, finden sich diese Bezeichnungen noch zahlreich in Krankenakten und Verordnungen.

Der ICD 10 definiert die Demenz als Syndrom: „Das demenzielle Syndrom, als Folge einer Krankheit des Gehirns, verläuft gewöhnlich chronisch oder fortschreitend unter Beeinträchtigung vieler höherer kortikaler Funktionen, einschließlich Gedächtnis, Denken, Orientierung, Auffassung, Rechnen, Lernfähigkeit, Sprache und Urteilsvermögen. Es finden sich keine qualitativen Bewusstseinsstörungen. Die kognitiven Beeinträchtigungen sind meist begleitet von Verschlechterung der emotionalen Kontrolle, des Sozialverhaltens oder der Motivation. Diese Symptome gehen auch gelegentlich voran. Dieses Syndrom kommt bei Alzheimer-Krankheit, bei cerebrovaskulärer Krankheit und bei anderen Zustandsbildern vor, die primär oder sekundär das Gehirn betreffen (...) Bei der Demenz kommt es zu einer deutlichen Abnahme der intellektuellen Leistungsfähigkeit und gewöhnlich zu Beeinträchtigungen in den persönlichen Aktivitäten des täglichen Lebens wie Waschen, Ankleiden, Essen, persönliche Hygiene, bei Körperausscheidungen und Benutzung der Toilette." (Weltgesundheitsorganisation 1993, S. 60)

Das demenzielle Syndrom wird hier in erster Linie als kognitive Beeinträchtigung verstanden, Aspekte des Erlebens tauchen nur unter der Bezeichnung „Verschlechterung der emotionalen Kontrolle" und der Motivation auf. Selbst diese Kriterien werden in der medizinischen Fachliteratur angezweifelt, da es – aus ungenannten Gründen – die „Anzahl der so zu diagnostizierenden Patienten erheblich ein(schränkt). Die wissenschaftliche Basis für dieses Kriterium ist auch am wenigsten gesichert." (Füsgen 2001, S. 22) In der geriatrischen Forschung wird deshalb weitgehend das DSM-IV-R bzw. DSM-IV-TR der US-amerikanischen Psychiatrievereinigung herangezogen. Das DSM-IV definiert die Demenz vor allem als nachweisbare Beeinträchtigung des Kurz- und Langzeitgedächtnisses.

Darüber hinaus muss mindestens eines der folgenden Merkmale zutreffen:
- Beeinträchtigung des abstrakten Denkens
- Beeinträchtigung des Urteilsvermögens
- andere Beeinträchtigung höherer Hirnfunktionen (Sprachstörungen oder die Unfähigkeit, Gegenstände wieder zu erkennen bzw. die Unfähigkeit, dreidimensionale Figuren nachzuzeichnen …)
- Persönlichkeitsveränderungen. (s. Wittchen u.a. 1991, S.145)

Als wichtigstes Kriterium nennt das DSM-IV die „Entwicklung multipler kognitiver Defizite" (Saß u.a. 2003, S.81). Diese Störungen müssen laut Definition so schwer sein, dass der soziale Alltag deutlich beeinträchtigt wird. Ferner darf die Störung nicht nur während eines Delirs vorhanden sein.

Im DSM-IV sind alle Aspekte, die das Erleben bzw. das emotionale Erleben betreffen, gänzlich ausgespart.

Der ICD-10 ordnet die Demenz den psychischen Krankheiten „mit nachweisbarer Ätiologie in einer cerebralen Krankheit, einer Hirnverletzung oder einer anderen Schädigung, die zu einer Hirnfunktionsstörung führt", (Weltgesundheitsorganisation 1993, S.59) zu. Das DSM-IV geht ebenfalls von einer nachgewiesenen hirnorganischen Ätiologie aus, formuliert aber äußerst vorsichtig, dass es mindestens einen Faktor der Befunderhebung geben soll, der „einen ätiologischen Zusammenhang mit der Störung nahe legt". Die Bezeichnung „nahe legen" beschreibt eher eine Vermutung als einen Beweis. Dementsprechend vage werden oft hirnorganische Ursachen unterstellt. So heißt es zum Beispiel über den Ausschluss einer depressiven Störung im DSM, dass „beim Fehlen derartiger Hinweise ein ätiologisch-organischer Faktor angenommen werden" (Wittchen u.a. 1991, S.145) könne.

In medizinischen Lehrbüchern wird die Demenz entsprechend den Vorgaben des DSM IV und ICD als eine organisch verursachte Erkrankung beschrieben. Die postulierten ätiologischen Zusammenhänge der Demenz mit organischen Veränderungen werden im Kapitel I-3 diskutiert.

Die Demenz wird als Syndrom definiert, also als Bündel verschiedener Symptome, nicht als Erkrankung im klassischen Sinn mit definierter Ursache-Wirkungs-Störung des Organismus. Gleichzeitig wird eine hirnorganische Verursachung dieses Syndroms angenommen; das Demenz-Syndrom wird also mit verschiedenen organisch verursachten Erkrankungen in Verbindung gebracht. Die häufigste dieser Erkrankungen ist die Demenz vom Alzheimer-Typ. Die verschiedenen Demenzarten verteilen sich folgendermaßen:

– Demenz vom Alzheimer-Typ (45,6 %)
– vaskulär bedingte Demenzen, auch als Multiinfarkt-Demenzen bezeichnet (24,2 %)
– Misch-Typ aus Alzheimer- und vaskulärer Demenz (16,5 %)

Eine Demenz tritt außerdem häufig bei einem Parkinson-Syndrom, bei Levy body Desease und bei chronischem Alkoholismus auf (s. a. Wetterling 2001, S. 56).

Bemerkenswert ist, dass sich bei 12 bis 15 Prozent der Patientinnen und Patienten mit Demenz „kein neuropathologisch adäquates Korrelat" (a. a. O.) findet. „Daraus ist zu schließen, dass ein erheblicher Anteil der Demenzen nicht auf eine primäre Erkrankung des zentralen Nervensystems zurückzuführen ist." (a. a. O.)

Dieser Tatbestand steht im Widerspruch zu der Behauptung, dass Demenz durch organische Störungen verursacht ist. Dies hat Konsequenzen für die Diagnostik vor allem der Alzheimer-Demenz. Da es bisher keine sicheren klinischen oder labortechnischen Tests für die Alzheimer-Demenz gibt (s. a. Wetterling 2001, S. 82), ist die Diagnose der Alzheimer-Demenz eine Ausschlussdiagnose. Die Diagnose einer Alzheimer-Demenz ist immer noch im Wesentlichen darauf angewiesen, andere Demenzursachen auszuschließen. Bei dem erwähnt hohen Prozentsatz von Demenzen, die keine neuropathologischen Befunde zeigen, ist die Alzheimer-Diagnose, da sie nur auf Ausschlusskriterien beruht, immer mit Unsicherheiten behaftet (s. a. Wetterling 2001, S. 63).

Es ist üblich und in der Praxis wichtig, das Stadium einer demenziellen Entwicklung zu bestimmen. Mehrere Phaseneinteilungen werden in Literatur und Forschung verwendet. Der DSM-IV unterscheidet drei Kriterien und bezieht sich dabei auf die Demenz allgemein, nicht nur auf die Alzheimer-Krankheit:

„*Leicht:* Obwohl Arbeit und soziale Aktivitäten deutlich beeinträchtigt sind, bleibt die Fähigkeit erhalten, unabhängig zu leben – mit entsprechender persönlicher Hygiene und intaktem Urteilsvermögen.

Mittel: Eine selbstständige Lebensführung ist nur mit Schwierigkeiten möglich und ein gewisses Ausmaß an Aufsicht erforderlich.

Schwer: Die Aktivitäten des täglichen Lebens sind derart beeinträchtigt, dass eine kontinuierliche Aufsicht benötigt wird; z. B. besteht die Unfähigkeit, minimale persönliche Hygiene aufrechtzuerhalten, es besteht weitgehende Inkohärenz oder Mutismus." (Wittchen u. a. 1991, S. 146)

In dieser Unterteilung werden nicht die kognitiven Einschränkungen herangezogen, die definitorisch im Vordergrund stehen, sondern die Beeinträchtigungen in der Lebensweise, die das Fortschreiten der Demenz auslöst. Je mehr auf die konkreten Personen geschaut wird, um die Phase der Demenzentwicklung zu bestimmen, desto eher geraten Aspekte der Lebensbeeinträchtigung und des Erlebens der erkrankten Menschen in das Blickfeld. So, wenn wie z. B. bei Füsgen die Phänomene der vier

Phasen aufgezählt werden, die für die Alzheimer-Demenz unterschieden werden:

Frühstadium
– Vergesslichkeit und Geistesabwesenheit
– Müdigkeit
– Schwierigkeiten beim Erinnern bekannter Wörter
– Unvermögen, Neues zu erlernen
– Verschlechterung des Urteilvermögens und des Sozialverhaltens

Mittleres Stadium
– Verlust von Logik, Gedächtnis und motorischen Fähigkeiten
– Ungeduld
– Ruhelosigkeit
– Körperliche oder verbale Aggressionen als Reaktionen auf Frustrationen
– Abnahme verbaler Fähigkeiten und Rechenleistungen
– Abnahme sozialer Fertigkeiten
– Paranoia

Fortgeschrittenes Stadium
– Abnahme der Blasen- und Darmkontrolle
– Abnahme der Fähigkeit, zu sprechen und einfache Anweisungen auszuführen
– Halluzinationen
– Emotionale Störungen, Neigung zur Beschimpfung Angehöriger oder zur Teilnahmslosigkeit
– Ruhigere Gemütsverfassung, da das Bewusstsein dafür, dass etwas nicht in Ordnung ist, verloren geht
– Schlürfender Gang, langsame und unbeholfene Bewegung

Endstadium
– Unfähigkeit zu denken, zu sprechen, wahrzunehmen oder sich zu bewegen" (Füsgen 2001, S. 42).

Hier werden nicht nur Veränderungen kognitiver Fähigkeiten aufgezählt, sondern auch Zustände des Erlebens wie Ruhelosigkeit, Stimmungen wie Müdigkeit, emotionale Aspekte des Erlebens wie Paranoia und Aggressionen.

Neben diesen Phaseneinteilungen gibt es noch die globale Verschlechterungsskala (Global Deterioration Scale = GDS). Mit ihr wird versucht, bei der Demenz vom Alzheimer-Typus und anderen altersbedingten kognitiven Störungen die kognitive Leistungsfähigkeit der Patientinnen und Patienten zu bewerten. Sie reicht in sieben Schritten von kleinen kognitiven Leistungseinbußen bis hin zu sehr schweren kognitiven Leistungseinbußen (s. a. Haupt 2001a, S. 135 f). Für die Diagnostik werden strukturierte und standardisierte Interviews genutzt sowie kürzere Tests zur Erfassung der kognitiven Leistungsfähigkeit im Alter (s. a. Zaudig u. a. 2001, S. 14 f, Förstl u. a. 2005, S. 16 f). Die Interviews und Tests beziehen sich nahezu ausschließlich auf die kognitiven Einschränkungen. In den Krankenakten der Altenheime wird man Ergebnisse solcher Tests vergeblich suchen. In den Arztpraxen wird häufig der Mini-Mental-Status-Test verwendet, in dem Fähigkeiten getestet werden, eine geometrische Figur nachzuzeichnen, einen Satz zu schreiben und eine Uhr mit einer vorgegebenen Zeit zu malen. Die anderen Tests spielen nahezu ausschließlich in der Forschung eine Rolle.

2

Epidemiologie der Demenz

Die in den letzten Jahrzehnten rasant gewachsene Bedeutung der Demenz unter den Erkrankungen älterer Menschen wird vor dem Hintergrund der steigenden Lebenserwartung erklärlich. Trotz der gewaltigen Menschenverluste durch die beiden Weltkriege hat sich die Anzahl der über 65-Jährigen in Deutschland im 20. Jahrhundert von 3,2 Mio. auf 12,9 Mio. vervierfacht. Die Anzahl der über 80-Jährigen stieg im gleichen Zeitraum von 0,3 Mio. auf 3,2 Mio., also auf das Elffache (s. a. Bickel 2000, S. 211 ff).

Der Anteil derjenigen Menschen, die an Demenz erkranken, steigt mit dem Lebensalter. A. F. Jorm und D. Jolley (1998) fanden in einer Meta-Analyse der zwischen 1945 und 1985 publizierten Untersuchungen heraus, dass sich die Demenz-Häufigkeit in konstanten Altersabständen von jeweils 5,1 Jahren verdoppelt. Von 1,4% bei den 65- bis 69-Jährigen steigt die Rate auf 13% bei den 80- bis 84-Jährigen, auf 21,6% bei den 85- bis 90-Jährigen und schließlich auf 32,2% bei den über 90-Jährigen.

Die Prozentzahlen derjenigen, die in den jeweiligen Altersstufen an Demenz erkranken, scheint in den letzten 30 Jahren relativ stabil geblieben zu sein. Der Anteil der Demenzerkrankungen in der Gesamtbevölkerung wird jedoch wachsen, da zum einen die Lebenserwartung steigt und zum anderen in den nächsten 30 Jahren mit einem proportional überhöhten Anteil älterer Menschen in der Gesamtbevölkerung zu rechnen ist.

Die Zahl der an der Demenz erkrankten Menschen wird zwischen 770 Tsd. und 1,2 Mio. angegeben. Legt man die durchschnittliche Prävalenzrate von 7,22 % der über 65-jährigen Bevölkerung in Deutschland zu Grunde, kommt man auf eine Krankenzahl von 930 Tsd. Personen der über 65-Jährigen, von denen zwei Drittel bereits das 80. Lebensjahr vollendet haben (s. Bickel 2005).

Die Folgen für das Gesundheitswesen sind weit reichend. Der Anteil der hilfs- und pflegebedürftigen Menschen im Alter zwischen 65 und 70 Jahren, die zu Hause gepflegt werden, beträgt 2,5%. Er steigt bis zum Alter von über 85 Jahren auf 28%. Für die institutionelle Pflege steigt der Prozentsatz von 0,6% auf 21% (s. a. Helmchen u. a. 2001, S. 14). Ein Großteil der notwendigen finanziellen Aufwendungen entfällt auf die Pflege und Betreuung an Demenz erkrankter Menschen.

3

Erklärungsversuche aus der Grundlagenforschung

Wie in Kapitel 1 angeführt, stimmen ICD-10, DSM-IV und die gängigen medizinischen Lehrbücher darin überein, dass die Demenz, insbesondere die Demenz vom Alzheimer-Typ, hirnorganische Ursachen hat. Deshalb konzentriert sich die Forschung vor allem darauf, die Zusammenhänge zwischen dem Demenz-Syndrom und spezifischen Ursachen wissenschaftlich zu belegen. Die Forschung verfolgt zwei hauptsächliche Richtungen:

Der eine Hauptstrang der Forschung versucht, bestimmte Risikofaktoren, die das Aufkommen von Demenz begünstigen, herauszuarbeiten, in der Hoffnung, durch Verringerung dieser Risikofaktoren die Verbreitung der Erkrankung zu reduzieren. Der zweite Strang der Forschung versucht, Demenz auslösende biochemische Faktoren zu identifizieren in der Hoffnung, aus den gewonnenen Erkenntnissen irgendwann Medikamente zur Behandlung der Demenz entwickeln zu können.

3.1 Die Suche nach den Risikofaktoren

Angaben zum Forschungsstand zu potenziellen Risikofaktoren finden sich ähnlich in verschiedenen medizinischen Standardwerken (Bickel 2005, Förstl 1999, 2001, Füsgen 2001, Gutzmann u. a. 2005, Haupt 2001a, Hock u. a. 2000, Wetterling 2001, Zaudig 2001). Der folgende Überblick stützt sich darauf und zieht ergänzend Spezialuntersuchungen heran.

– Familiäre Belastung. Einige Untersuchungen haben ergeben, dass Angehörige ersten Grades ein zwei- bis dreifach erhöhtes Risiko haben, an Demenz zu erkranken, wenn ihre Angehörigen ebenfalls an Demenz erkrankt sind. Andere Untersuchungen haben widersprüchliche Befunde ergeben und keine familiären Belastungen feststellen können. (Heun u. a. 1999)
– Gene. Es gibt Gene, die in statistisch relevanter Häufigkeit bei einer Alzheimer-

Erkrankung feststellbar sind. Da allerdings ein hoher Anteil der Menschen, die diese Gene in sich tragen, nicht an Alzheimer- oder anderen Demenzformen erkrankt, lässt sich dieser Umstand nicht zur Diagnose oder Prophylaxe verwenden. (Förstl u. a. 2001, S. 128)

– Kopfverletzungen. Der vermutete Zusammenhang zwischen Alzheimer-Erkrankungen und Schädelverletzungen hat sich nicht bestätigt.

– Aluminium. Im Gehirn von Patientinnen und Patienten mit Alzheimer-Demenz wurden deutlich erhöhte Konzentrationen von Aluminium und anderen giftigen Metallen gefunden. Der vermutete Zusammenhang zwischen der Erhöhung des Aluminiumgehalts im Trinkwasser und Demenz-Erkrankungen hat sich in Forschungsergebnissen aber nicht als beweisbar herausgestellt. Möglicherweise kommt Aluminium als ein verstärkender Faktor in Frage. (Zimmer 1992)

– Zinkdefizit. Da in manchen Regionen bei an Alzheimer erkrankten Menschen ein verringerter Zinkanteil festgestellt wurde, wurden auch hier Verbindungen vermutet, die aber nicht bestätigt wurden. (Füsgen 1994)

– Rauchen. Der lange vermutete und vielfach untersuchte Zusammenhang zwischen Nikotinkonsum und demenziellen Erkrankungen konnte nicht bewiesen werden. Anscheinend kann das Rauchen aber bei einem begrenzten Personenkreis zu einer starken Risikoerhöhung beitragen.

– Alkohol. Menschen mit hohem Alkoholkonsum erkranken häufiger an Demenz als andere. Ein ursächlicher Zusammenhang zwischen dem Alkoholkonsum und der demenziellen Erkrankung ist allerdings nicht nachweisbar.

– Vitamine und Folsäure. Auch die vermuteten Zusammenhänge zwischen bestimmten Vitaminen, vor allem B6 und B12 bzw. dem Serumspiegel der Folsäure, und Alzheimer-Erkrankungen wurden vielseitig untersucht. Die Untersuchungen haben aber keine zu verallgemeinernden Ergebnisse gebracht.

Ebenfalls Untersuchungsgegenstand waren protektive Faktoren. Die Einnahme von Vitamin C und E führte bei Männern zu einer deutlichen Verringerung der Erkrankung an einer vaskulären Demenz. Hinsichtlich der Demenz vom Alzheimer-Typ fanden sich keine Auswirkungen.

Bei der Suche nach Risikofaktoren wurden also viele Spuren verfolgt, zahlreiche Hypothesen überprüft, ohne dass bislang ein Erfolg festzustellen war. Es gibt eine Ausnahme: Erkrankungen bzw. Beeinträchtigungen des Herz-Kreislauf-Systems sind offenkundig ein Risikofaktor nicht nur für die vaskuläre Demenz, sondern auch für die Alzheimer-Demenz. Ob aus der Korrelation zwischen Alzheimer-Erkrankung und Arteriosklerose ein ursächlicher Zusammenhang abgeleitet werden kann, ist allerdings anzuzweifeln. Die Häufigkeit beider Erkrankungen steigt mit zunehmendem Alter, so dass eine parallele Häufigkeitsentwicklung zu erwarten ist.

Festzuhalten ist, dass die Erforschung der Risikofaktoren bislang keine Hinweise auf organische Ursachen der Demenzerkrankung ergeben hat, geschweige denn für eine „nachweisbare Ätiologie", wie sie der ICD-10 verlangt.

3.2   Die Suche in der Biochemie

Der zweite Hauptstrang der Demenzforschung ist die neurobiologische Forschung. Diese konzentriert sich bei der Erforschung der Demenzursachen darauf, biochemische Faktoren zu identifizieren, die eine Demenzentwicklung hervorrufen bzw. fördern und von deren Beeinflussung oder Unterdrückung eine heilende Beeinflussung der Demenzentwicklung erhofft werden kann.

Jede Aktivität des Gehirns geschieht durch Erregungsveränderungen zwischen den Nervenzellen. Die Verbindungen zwischen den Nervenzellen werden durch Synapsen, die Anknüpfungspunkte, und deren Verbindungsstränge, die Dendriten und Axone, hergestellt. Die neurobiologische Forschung hat vor allem eine Reihe von Hinweisen erbracht, dass zwischen Anzahl und Funktionsfähigkeit der Synapsen und der Alzheimer-Demenz eine Verbindung besteht.

Die Dichte der Synapsen in dem Cortex verringert sich auch während des normalen Alterns allmählich. Menschen, die an einer Alzheimer-Demenz leiden, verfügen nur noch über 25 bis 50 % der Synapsen gesunder Menschen gleichen Alters. „Die Dichte der kortikalen Synapsen korreliert eng mit dem kognitiven Leistungsvermögen und mit dem Schweregrad der Demenz." (Hüll 2000, S. 28) Das Gehirn ist in der Lage, bei verstärkter Benutzung Synapsen zu stabilisieren und neue Synapsen herauszubilden. Diese Fähigkeit der Nervenzellen wird Plastizität genannt. Die synaptische Plastizität bleibt entgegen früherer Annahmen bei gesunden Menschen auch in höherem Alter erhalten. Bei Menschen, die an Alzheimer-Demenz erkranken, ist die Plastizität allerdings nicht mehr nachweisbar (a. a. O., S. 30).

Als besonderes Kennzeichen der Alzheimer-Demenz gilt gewöhnlich die Herausbildung von Plaques, also von stärkehaltigen Ablagerungen im Cortex. Die Plaques lassen sich in zwei Arten unterteilen. „Diffuse Plaques" werden diejenigen genannt, die keine Neurofibrillen, also veränderte Nervenzellen und deren Ausläufer, bilden. „Neuritische Plaques" werden diejenigen genannt, in denen sich Nervenzellen zu Neurofibrillen verändern (s. Hüll 2000, S. 30). Diffuse Plaques sind regelmäßig auch bei gesunden älteren Menschen festzustellen, statistisch korreliert die Häufigkeit neuritischer Plaques mit dem Auftreten und dem Schweregrad einer Demenz (s. Hüll 2000, S. 31). Keine Anhaltspunkte hat die Forschung bislang dafür ergeben, was die Bildung neuritischer Plaques hervorruft.

Es besteht ein Widerspruch zwischen dem Forschungsstand, der eine Vielzahl von Einzelergebnissen, aber wenig schlüssige Zusammenhänge ergibt, und den Eindeutigkeit suggerierenden definitorischen Behauptungen über die Ursachen der Demenz bzw. der Alzheimer-Erkrankung wie z. B.: „Die Alzheimer-Krankheit ist ein neurodegenerativer Prozess mit bevorzugter Lokalisation im Temporal- und Parietallappen." (Hallauer u. a. 2002, S. 3) Zwar sind hirnorganische Veränderungen statistisch in signifikanten Korrelationen zu Demenz-Erkrankungen festgestellt worden, aber sie sind nicht spezifisch. Zum Beispiel finden sich neuritische Plaques auch bei Gesunden (vergl. Hüll 2000, S. 31). Domdey (1996) führt an:

„Ein bemerkenswerter Aspekt hinsichtlich der Bedeutung neurodegenerativer Veränderungen ist die Tatsache, dass Individuen mit nur geringen neuropathologischen Veränderungen bereits eine ausgeprägte demenzielle Veränderung aufweisen können, während bei zahlreichen Personen, die bis zum Tode keinerlei kognitive Ausfälle zeigten, eine autoptische Untersuchung erhebliche degenerative Veränderungen aufdeckte." (S. 18 / 19) Auch Wetterling stellt fest: „Die neuropathologischen Veränderungen (Neurofibrillen, senile Plaques, Amyloidablagerungen etc.) sind nicht spezifisch, denn sie werden auch bei einigen anderen Erkrankungen und vor allem in geringerer Ausprägung auch bei nicht dementen älteren Menschen gefunden." (Wetterling 2001, S. 73) Kitwood fasst die Kritik zusammen: „Alle üblichen Formen neuropathologischer Befunde, die mit den wichtigsten Formen von Demenz einhergehen, finden sich auch in den Gehirnen von Menschen ohne kognitive Beeinträchtigung." (Kitwood 2000, S. 47 f) Er verweist darauf, dass das Schlüsselkriterium einer klassischen Krankheit darin besteht, dass in allen Fällen, in denen Symptome auftreten, bestimmte pathologische Merkmale vorliegen, und dass in den Fällen, in denen keine Symptome auftreten, auch keine pathologischen Merkmale vorliegen. Dieses Kriterium sei für die Alzheimer-Demenz oder die vaskuläre Demenz nicht erfüllt. Er betont besonders „das Fehlen tragfähiger und in sich schlüssiger Korrelationen zwischen dem an der lebenden Person gemessenen Grad an Demenz und dem Ausmaß postmortaler neuropathologischer Befunde" (a. a. O.). Die Korrelationen sind nach seinen Angaben besonders schwach bei neuritischen Plaques. „Die größten Schwierigkeiten in der Begründung treten bei denjenigen auf, bei denen festgestellt wurde, dass sie klinischen oder neuropsychologischen Kriterien von Demenz entsprechen, an deren Gehirn jedoch postmortal keine über die für ihre Altersgruppen normalen Befunde hinausreichenden neuropathologischen Befunde beobachtet werden. In verschiedenen Studien variiert dieser Anteil, wobei der höchste angegebene Wert 34 Prozent beträgt." (a. a. O.)

Aus dem Forschungsstand ergibt sich als wesentliche Schlussfolgerung, dass die Ursachen und der Entstehungszusammenhang der Demenz und insbesondere der Alzheimer-Demenz nicht hinreichend erklärt sind: „Die Pathogenese der Alzheimer-Krankheit ist noch nicht hinreichend geklärt." (Wetterling 2001, S. 73.) Durch bildgebende Verfahren und andere Fortschritte insbesondere der Neurowissenschaften sind in den nächsten Jahren weitere Teilergebnisse der Grundlagenforschung zu erwarten. Viele Betroffene, Angehörige, Ärzt/innen und Forscher/innen setzen große Hoffnungen darauf, dass sich aus ihr pharmakologische Therapiemöglichkeiten ergeben, die der Entstehung bzw. dem Voranschreiten der Demenz entgegenwirken können. So wünschenswert es wäre, dass sich diese Hoffnungen erfüllen, so realistisch muss konstatiert werden, dass viele solcher Hoffnungen in Bezug auf andere Krankheitsbilder in den letzten 20 Jahren enttäuscht wurden und dass, selbst wenn therapierelevante Ergebnisse erzielt würden, es Jahre dauern würde, bis klinische Tests die Unbedenklichkeitsfreigaben erwirken und damit den massenhaften Einsatz bei Erkrankten ermöglichen würden. Es muss davon ausgegangen werden, dass zu den mehr als einer Million Menschen mit Demenz in Deutschland Hunderttausende hinzukommen und der prozentuale Anteil demenzkranker Menschen an der Gesamtbevölkerung wächst. Unsere Gesellschaft und insbesondere das Gesundheitswesen muss sich den Herausforderungen stellen, die sich aus dem Umgang mit den an Demenz erkrankten Menschen ergeben.

Einige Wissenschaftler sind der Ansicht, dass das Problem der Erklärung demenzieller Erkrankungen vor allem im Fehlen eines „Gesamtbildes" zu liegen scheint: „Ein Problem besteht darin, dass eine praktisch unüberschaubare Menge von ‚Korrelationen' festgestellt worden ist und man sich schwer des Eindrucks erwehren kann, dass es sich um eine relativ wenig strukturierte Ansammlung von unverbundenen nebeneinander liegenden Bruchstücken handelt. Ein schlüssiges Gesamtbild scheint zu fehlen, es wird ersetzt durch eine Menge erstrangiger Zusammenhangsfeststellungen." (Kochendörfer 2000, S. 146) Deshalb ist die These sinnvoll: Offensichtlich ist die demenzielle Erkrankung ein komplexer Prozess, der biologische, psychische, soziale und andere Veränderungen umfasst. Es scheint sinnvoll zu sein, den Blick zu weiten und nicht nur auf die Korrelation zwischen biochemischen neuronalen Veränderungen und der Demenz-Erkrankung zu richten, sondern auf den demenziellen Gesamtprozess mit all seinen Elementen. Eine Gesamtschau des Erkrankungsprozesses muss auch das Erleben und damit den subjektiven Faktor der Erkrankung einbeziehen. Aussagen dazu finden sich in den psychopathologischen Befunden, die in der medizinischen Forschung als Nebenfaktoren festgestellt werden, in den zahlreichen Konzepten der Pflege und kreativen Therapien, die aus den Alltagsbegegnungen mit dem Erleben demenzkranker Menschen entstanden sind, sowie den modernen Konzepten des Gehirns, in denen Neurowissenschaftler theoriebildend die Erkenntnisse neurobiologischer Forschung zusammenfassen.

4

Der erweiterte Blick:
psychopathologische Befunde

Neben den kognitiven Störungen werden in medizinischen Untersuchungen demenzieller Patienten und Patientinnen eine Reihe psychopathologischer Befunde erhoben. Diese werden aber in der Regel als zusätzliche Erkrankungen und Begleiterscheinungen angesehen, nicht als definierter Bestandteil des Gesamtbildes der Demenz. In der Praxis werfen gerade diese aber die Hauptprobleme auf, erzwingen stationäre Unterbringung, ambulante Pflege usw. Das größte Problem für die Erkrankten und ihre Umgebung besteht nicht darin, dass die Erkrankten ihren Namen nicht mehr kennen, nicht mehr wissen, an welchem Tag sie gerade leben, und den Namen des Bundeskanzlers, der Bundeskanzlerin vergessen haben. Menschen brauchen professionelle Hilfe, wenn sie in ihrer Verzweiflung aggressiv gegen andere Menschen werden oder sich selbst verletzen oder wenn sie, in Köln oder München wohnend, sich plötzlich auf die Flucht „vor den Russen" begeben, die Straße nach Königsberg suchen und sich und andere im Straßenverkehr gefährden.

Bei den Beschreibungen der Phasen der Demenz war auffällig, dass dort viele nicht-kognitive Störungen erwähnt wurden. Da tauchen z.B. Ruhelosigkeit, Beschimpfungen, Müdigkeit und Ungeduld auf, also Regungen des Erlebens. Es scheint eine Widersprüchlichkeit zu bestehen: In der klinischen Diagnostik der Fachliteratur bleiben diese Symptome weitgehend unbeachtet, gilt es aber, konkrete an Demenz erkrankte Menschen zu betrachten und zu beurteilen, treten diese deutlich in den Vordergrund, sind zumindest nicht mehr zu ignorieren.

In der medizinischen Literatur versucht man diesen Widerspruch zu lösen, indem man die psychischen Störungen und Verhaltensauffälligkeiten als „Begleitphänomene" bezeichnet, z.B. bei Füsgen (2001, S.49): „Psychische Störungen und Verhaltensauffälligkeiten sowie somatische Funktionseinschränkungen sind regelhaft anzutreffende Begleitphänomene demenzieller Abbauprozesse." Kern der diagnostischen Bestimmung der Demenz ist der Abbau der kognitiven Fähigkeiten. Menschen mit Demenz versuchen in der Anfangsphase der Erkrankung z.B. Gedächtniseinschränkungen zu kompensieren. Unter solchen Bedingungen ziehen manche Autorinnen und Autoren psychische Veränderungen und sog. Verhaltensauffälligkeiten sogar hilfsweise zur Diagnose heran: „In diesen Fällen ist der psychopathologische Befund wegweisend für die Diagnose einer Demenz." (a. a. O.) Wenn diese Begleitphänomene „regelhaft anzutreffen" sind und oft vor den kognitiven Einschränkungen auftreten und damit sogar „wegweisend" für die Demenz-Diagnose sein können, dann ist es notwendig, diese Phänomene in das Grundverständnis einer Demenz einzubeziehen und damit die Demenz als einen Prozess der Veränderung des Erlebens zu verstehen, der kognitive, psychische, körperliche und Verhaltensveränderungen einschließt.

Auch in der medizinischen Literatur finden sich Hinweise auf die Notwendigkeit, über das Kognitive hinausgehende Symptome stärker zu berücksichtigen. So wird gelegentlich darauf hingewiesen, dass die emotionalen und sozialen Verhaltensauffälligkeiten „bis vor kurzem wissenschaftlich kaum in ihrer Bedeutung gewürdigt (wurden), obwohl sie in der Versorgung eine enorme Rolle spielen. Bei manchem Untersucher besteht die Einstellung, dass Demenzen, insbesondere Alzheimer-Demenzen, hauptsächlich von kognitiven Einbußen gekennzeichnet sind. Inzwischen hat sich diese einseitige Betrachtung erheblich verändert. Klinik- und Praxisalltag ist, dass Demenzkranke nicht wegen kognitiver Störungen zur stationären Behandlung eingewiesen werden, sondern wegen ausgeprägter und ambulant nicht beherrschbarer Verhaltensauffälligkeiten." (Zaudig u. a. 2001, S. 19 f)

Welche quantitative und qualitative Bedeutung die erwähnten „Begleitphänomene" haben, zeigen einige Forschungsberichte:

Die Langzeitstudie von Gevanand u. a. (1996) hat ergeben, dass 64 % der an Demenz Erkrankten psychische Störungen und Verhaltensauffälligkeiten zeigten. 30 bis 50 % der an Demenz Erkrankten werden depressiv, bei 15 % sind sogar die Kriterien einer depressiven Episode erfüllt. Halluzinationen werden bei 15 % der an Alzheimer-Demenz erkrankten Menschen beobachtet, Wahnphänomene bei rund 30 %. 70 % weisen Schlafstörungen auf, 50 % fallen in Apathie, 40 % zeigen im fortgeschrittenen Demenzstadium Panikreaktionen.

In anderen Studien werden Änderungen des Erlebens und Verhaltens wie aggressive Ausbrüche, „Katastrophenreaktionen" usw. angeführt (s. Füsgen 2001, Gutzmann u. a. 2005, Wallesch u. a. 2005).

Auch körperliche Störungen, die bei demenzkranken Menschen auftreten, haben psychosoziale Folgen. Harninkontinenz ist bei bis zu 60 % der Patienten und Patientinnen mit mittlerer Demenz zu beobachten, im Endstadium bei bis zu 100 %. Die Prozentzahlen der Stuhlinkontinenz sind geringer, betreffen aber in der mittleren Phase der Demenz die Mehrzahl der Erkrankten. Die Inkontinenz hat in jedem Fall soziale und psychische Folgen. Die Betroffenen schämen sich und sind auf Hilfe von Angehörigen oder anderen Pflegenden angewiesen.

Die Ergebnisse einer Untersuchung über die psychosozialen Aspekte leichter kognitiver Beeinträchtigungen im Alter, also noch unterhalb der Schwelle einer Demenz-Erkrankung, ergaben, dass selbst „leichte kognitive Beeinträchtigungen im Alter mit Veränderungen in verschiedenen psychischen und sozialen Aspekten einhergehen" (Morawetz u. a. 2001, S. 141). Dies betraf vor allem das Neugierverhalten, das Erleben positiver Verstärkung und die allgemeine Lebenszufriedenheit bzw. das Erleben sozialer Unterstützung.

Die „Begleitphänomene" sind also vielmehr Hauptphänomene. In der Demenz verändern sich nicht nur kognitive Fähigkeiten, es verändern sich das Gefühlsleben, das Sozialverhalten, das körperlich-leibliche Befinden und anderes mehr.

5

Der erweiterte Blick: pflegerische, erlebens- und kreativtherapeutische Ansätze

Geht man davon aus, dass die Demenz eine organisch begründete, überwiegend kognitive Störung ist, so liegt nahe, vor allem über kognitive Trainings die kognitiven Fähigkeiten zu verbessern. 1960 wurde vom amerikanischen Arzt Dr. Folsom das Realitäts-Orientierungs-Training ROT entwickelt, das in den 70er- und 80er-Jahren auch in Europa weite Verbreitung fand. Sicher brauchen insbesondere Menschen mit beginnender Demenz andere Menschen, die ihnen Orientierung in der Umwelt geben, die sie fragen können, mit denen sie ihr Realitätsverständnis überprüfen können. Insofern hat es sich bewährt, in den Kontakt mit Menschen, die an Demenz erkranken, Hinweise auf die alltägliche Realität einfließen zu lassen (s. a. KDA 2001, S. III-97). Das klassische Realitäts-Orientierungs-Training allerdings ging und geht darüber hinaus. Hier gilt die Faustregel, niemals eine „falsche" Aussage von Menschen mit Demenz zu bestätigen, sondern sie jederzeit zu korrigieren (a. a. O., S. III-96). Ferner werden im ROT die Teilnehmenden immer wieder nach Daten und Fakten gefragt.

„Untersuchungen zur Wirksamkeit des ROT brachten heterogene Ergebnisse zu Tage. Zwar ließ sich die verbale Orientierungsfähigkeit verbessern (Fragen zu Ort, Zeit und Person), doch blieb die Frage nach der Generalisierbarkeit des Erfolgs ungeklärt. Es wird sogar vermutet, dass ROT eine Stimmungsverschlechterung bewirken kann, da die Konfrontation mit der Realität Angst und Unzufriedenheit auslösen kann." (Müller u. a. 2002, S. 116)

Eigene Beobachtungen und Nachfragen bei Menschen mit Demenz lassen vermuten, dass vor allem das Gefühl der Scham wächst. Die an Demenz Erkrankten schämen sich, vieles nicht mehr zu wissen. Durch die Fragen der ROT-Trainer und -Trainerinnen und die ständigen Korrekturen werden sie immer wieder in ihre Unzulänglichkeit und damit in ihre Scham hineingestoßen. Unterschiedliche kognitive Trainings, die auf Verbesserung der kognitiven Wirkungen abzielten, brachten keine nachhaltigen Ergebnisse, nur zeitweilige Verbesserungen für die Dauer des Trainings, beschränkt auf das Gegenstandsfeld des Trainings: Wird das Behalten von

Farben trainiert, wird in Tests nur eine verbesserte Gedächtnisleistung beim Behalten von Farben festgestellt, die mit der Beendigung des Trainings verschwindet.

Die kognitiven Ansätze hatten sich als unzulänglich erwiesen und wurden in den 90er-Jahren von Konzepten abgelöst, in denen „eher die subjektive Realität der Klienten im Vordergrund (steht). Sie wird nicht mehr negiert, sondern die Pflegenden versuchen, sich in die Welt dieser Menschen einzudenken und ihre Handlungsmotivation zu verstehen." (KDA 2001, III-96)

In der Begleitung demenziell Erkrankter können Angehörige und Pflegende „hautnah" erleben, wie sich der Weltbezug und das Welterleben der Erkrankten verändern. Im alltäglichen Umgang wird beobachtbar und spürbar, dass die demenzielle Erkrankung ein Prozess ist, in dem sich für die Erkrankten verändert, wie sie sich und die Welt erleben und wie sie mit der Welt umgehen.

Auf dem Hintergrund dieser Erfahrung sind unterschiedliche Konzepte entstanden, in denen versucht wird, diese Erlebensveränderung zu verstehen und begrifflich zu fassen und daraus Konzepte des Umgangs mit demenziell Erkrankten abzuleiten. Diese Konzepte fließen in die Pflege ein, allerdings deutlich beschränkt durch finanzielle Rahmenbedingungen, die sich u. a. aus den Einschränkungen der Pflegeversicherung ergeben. Einige wichtige Ansätze werden kurz vorgestellt.

5.1   Validation

Validation bedeutet im Lateinischen „Begleitung", im Englischen „Wertschätzung". Dieses die wertschätzende Begleitung demenzkranker Menschen betonende Verfahren wurde von Naomi Feil zwischen 1963 und 1980 entwickelt. Sie arbeitete anfangs mit dem ROT und kam nach drei Jahren zu dem Schluss: „Ich gab das Ziel der Orientierung an der Realität auf, als ich bemerkte, dass die Gruppenmitglieder sich immer dann zurückzogen oder zunehmend feindselig wurden, wenn ich sie mit der unerträglichen Realität der Gegenwart zu konfrontieren versuchte." (zit. n. Morton 2002, S. 39). 1990 erschien ihr Buch in der deutschen Übersetzung (Feil 1990). Dort fasst sie die Grundprinzipien der Validation zusammen: „Jemanden zu validieren, bedeutet, seine Gefühle anzuerkennen, ihm zu sagen, dass seine Gefühle wahr sind. Das Ablehnen von Gefühlen verunsichert den anderen. In der Methode der Validation verwendet man Einfühlungsvermögen, um in die innere Erlebniswelt der sehr alten, desorientierten Personen vorzudringen. Einfühlungsvermögen – ‚in den Schuhen des anderen gehen' – schafft Vertrauen. Vertrauen schafft Sicherheit, Sicherheit schafft Stärke – Stärke stellt das Selbstwertgefühl wieder her, Selbstwertgefühl verringert Stress. Der Validationsanwender hat die Signale seines Patienten aufzufangen und in Worte zu kleiden. So validiert er ihn und gibt ihm seine Würde zurück." (Feil 1990, S. 11)

Die Grundprinzipien der Validation sind mittlerweile in zahlreiche erlebensorientierte Ansätze der Pflege dementer alter Menschen eingeflossen. Ihnen gemeinsam ist der Versuch, Kontakt mit der Erlebniswelt der Erkrankten aufzunehmen und dadurch die unterschiedlich erlebten Realitäten zu überbrücken. Es wird weniger das sprachlich Ausgedrückte als der emotionale Gehalt einer Aussage zur Grundlage des Aufbaus einer gemeinsamen Kommunikationsebene genommen.

Naomi Feil stützt sich theoretisch u. a. auf die Auffassung, dass Menschen in jedem Lebensalter eine bestimmte Aufgabe zu erfüllen haben (Erikson 1996). Sie unterstellt, dass die ungelösten Probleme früherer Lebensphasen nun zur Verarbeitung anstehen. Wenn diese nicht gelinge, glitten alte Menschen immer mehr in die Demenz ab. Naomi Feil versucht, aus diesen Überlegungen heraus die erlebensorientierte Kontaktaufnahme zu den Menschen mit Demenz mit Biografiearbeit zu verknüpfen.

Für die Entwicklung der Demenz hat sie vier Stadien unterschieden:
Stadium I: Mangelhafte/unglückliche Orientierung (= teilweise orientiert, aber unglücklich)
Stadium II: Zeitverwirrtheit/Verlust kognitiver Fähigkeiten
Stadium III: Monotone Bewegungen ersetzen Sprache
Stadium IV: Vegetieren/Totaler Rückzug nach innen (Feil 1990)
Für jedes Stadium werden in der Validation verschiedene Techniken vorgeschlagen.

Das einseitige und oft schematische Zurückführen der Desorientierung auf unverarbeitete biografische Konflikte bzw. unbewältigte Herausforderungen früherer Lebensalter stößt mittlerweile auf Kritik, ebenso einige schematische bzw. widersprüchliche Deutungskonzepte nonverbaler Äußerungen an Demenz erkrankter alter Menschen (KDA 2001, S.III, S.46f). Aus dem trotz dieser Einschränkungen bahnbrechenden Ansatz Naomi Feils wurden mehrere Varianten der Validation entwickelt, die in der Pflegepraxis zum Einsatz kommen.

5.2   Mäeutik

Eine Weiterentwicklung, die sich aus der kritischen Auseinandersetzung mit der Validation Naomi Feils ergeben hat, ist die Mäeutik. Die Mäeutik wird auch unter der Bezeichnung „Erlebensorientierte Pflege" verbreitet. Der griechische Begriff bedeutet ursprünglich „Hebammenkunst", wurde aber bereits von Sokrates als Geburtshilfe im übertragenen Sinn genutzt. „Mäeutik soll den Pflegenden klar machen, was sie innerlich – intuitiv – bereits wissen, und dieses methodisch und bewusst im

Team umsetzen." (KDA 2001, III-59) Das Besondere an der Mäeutik liegt darin, dass auch das Erleben der Pflegenden für den Kontakt mit demenzkranken Menschen genutzt wird. Von dieser Grundlage aus werden verschiedene Methoden verwandt, um Kontakt zu Menschen mit Demenz aufzubauen und helfend und heilend zu vertiefen, u. a. Methoden der Biografiearbeit und der Validation. Dabei wird die Technik nicht überbetont, sondern relativiert: „Die Frage ist nicht, ob die Technik richtig angewandt wird, sondern ob man ein gutes Gefühl hat und ob der Bewohner gut darauf reagiert. Und dennoch lassen sich gemachte Erfahrungen nicht verallgemeinern. Demenzkranke reagieren je nach der momentanen Situation unterschiedlich, mal brauchen sie eher Ablenkung, mal Begrenzung, mal Begleitung. Wichtig ist nur, dass sie sich geborgen fühlen und ihr Selbstwertgefühl behalten." (Schindler 2003a, S. 11) Cora van der Kooij, die in den Niederlanden die Mäeutik entwickelte und von dort aus verbreitet, betont, dass die Pflegenden große Bemühungen unternehmen müssen, um eine gemeinsame Sprache mit den Menschen mit Demenz entwickeln zu können: „Um die Kreativität und die Kompetenz im Umgang mit Demenzkranken zu steigern, brauchen Pflegende Reflektion über ihre Stärken und Schwächen. Sie müssen mit Hilfe einer gemeinsamen Sprache, in der sie ihre Erfahrungen und Gefühle in Worten ausdrücken können, kommunizieren. Mäeutik schafft diese gemeinsame Sprache. Der Begriff Mäeutik steht für das Bewusstmachen des intuitiven Wissens bzw. von Erfahrungen – sowohl von Lebenserfahrungen als auch von Erfahrungen, die während der Pflegearbeit gemacht wurden. Die Mäeutik geht davon aus, dass es zwei Erlebenswelten gibt: die Erlebenswelt der Bewohner und die der Pflegenden." (van der Kooij 2003, S. 21)

Die Kommunikationsversuche zwischen erkrankten und anderen Menschen, die sich nur oder in erster Linie an der kognitiv erfassbaren gemeinsamen Realität orientieren, haben sich, wie gezeigt wurde, als unzulänglich erwiesen. Indem die Mäeutik auf das Erleben fokussiert, wird die Unterschiedlichkeit der „Erlebenswelten" der Erkrankten und der Pflegenden betont. Dieser Ansatz wird in den Untersuchungen des Teils II von mir aufgegriffen und hat sich in der pflegerischen und therapeutischen Arbeit mit Menschen mit Demenz, wie die Auswertung in Teil III zeigt, bewährt. wird die Unterschiedlichkeit der Erlebenswelten anerkannt, wird auch die Notwendigkeit deutlich, sich um eine gemeinsame Sprache zu bemühen. In der Mäeutik beschränkt sich das Ringen um diese Sprache auf das Verbale. Nonverbale Therapieansätze, wie sie weiter unten vorgestellt werden, erweitern diesen Ansatz über die sprachliche Kommunikation hinaus.

5.3   Personenzentrierte Pflege und DCM

Die Personenzentrierte Pflege nach Tom Kitwood ist aus der Beobachtung entstanden, dass der Umgang vieler Pflegender mit an Demenz erkrankten Menschen von den Krankheitssymptomen bestimmt ist, während den Erkrankten das Person-Sein abgesprochen wird oder in den Hintergrund gerät. Kitwood (2000), aus der Tradition der personenzentrierten Therapie Carl Rogers' kommend, geht generell davon aus, dass bei den an Demenz erkrankten Menschen die Person erhalten bleibt. Kitwood wendet sich vehement dagegen, dass demenzkranke alte Menschen in ihrer Persönlichkeit und damit Würde häufig abgewertet werden. Vertreter des personenzentrierten Ansatzes behaupten sogar, dass die Umwelt durch solche Abwertungen „den demenziellen Prozess mit verursacht" (Kranich 2001, S. 20). Kitwood wendet sich gegen die Auffassung, Demenz ausschließlich aus neuropathologischen Veränderungen zu erklären, und hält dagegen, „dass man die psychischen Probleme jedes Menschen nur im Kontext seiner einzigartigen Lebensgeschichte verstehen kann und dass diese Biografie wiederum nur im Kontext der sozialen Beziehungen verständlich wird, in denen sie sich entfaltet" (Morton 2002, S. 118).

Um den Abwertungen entgegenzuwirken, wurde u.a. Dementia Care Mapping (DCM) entwickelt (Müller-Hergl 1997). Ein Beobachter, der „Mapper", beobachtet anhand von 24 möglichen Verhaltenskategorien über mehrere Stunden lang den Kontakt eines dementen Menschen mit einer pflegenden Person. Das Verhalten, das beobachtet wird, wird in Fünf-Minuten-Abschnitte gegliedert und in Formulare eingetragen, dabei wird das relative Wohl- bzw. Unwohlsein des an Demenz erkrankten Menschen in einer Skala von minus fünf bis plus fünf eingeschätzt. Gleichzeitig wird das Verhalten der Pflegenden beschrieben und erfasst, „insbesondere die vorkommenden personalen Entzüge", also das Verhalten, mit dem sich Pflegende den kranken Menschen entziehen. Das Problem dieses Verfahrens besteht erstens in der Aufwändigkeit und zweitens darin, dass Pflegende sich beobachtet und bewertet fühlen und deshalb vor der Teilnahme zurückschrecken. Es wird zwar immer betont, dass DCM keine Bewertung und keine Grundlage von Kritik sein soll, aber wenn kränkende Verhaltensweisen seitens Pflegender festgestellt und als „maligne, bösartige Sozialpsychologie" (Kitwood 2000, S. 73) bezeichnet werden, dann wird das Verhalten der Pflegenden kritisiert. Bemängelt an DCM wird auch, dass die Skalen zu viele Vorgaben beinhalten und zu wenig Raum für individuelle Beurteilung lassen (vgl. Strunk-Richter u. a. 2002, S. 30).

Der große Vorteil des Verfahrens besteht darin, dass über die intensive Beobachtung versteckte Kränkungen deutlich und gleichzeitig bei den an Demenz erkrankten Menschen Bedürfnisse, Regungen und Ausdrucksformen des Wohlseins und Unwohlseins sichtbar werden, die diese verbal nicht oder nicht mehr ausdrücken können. „Eine gute Beobachtungsgabe lässt uns ergründen, was dem Dementen gut tut und was nicht. Außerdem bietet sie die Möglichkeit, das eigene Verhalten kritisch zu hinterfragen." (Kranich 2001, S. 22)

Damit das eigene Verhalten kritisch hinterfragt werden kann, hat Kitwood (2000, S.75f) bestimmte Interaktionen zwischen Pflegenden und an Demenz erkrankten Menschen als verletzend identifiziert (auch wenn vieles aus guter Absicht und in freundlicher Art getan wird) und, wie schon erwähnt, mit der Bezeichnung „maligne, bösartige Sozialpsychologie" versehen. Solche Verhaltensweisen sind:

- betrügen
- zur Machtlosigkeit verurteilen
- infantilisieren
- einschüchtern
- etikettieren
- stigmatisieren
- überholen
- entwerten
- verbannen
- zum Objekt erklären
- ignorieren
- zwingen
- vorenthalten
- anklagen
- unterbrechen
- lästern
- herabwürdigen.

Später haben Kitwood und die anderen Mitarbeiterinnen und Mitarbeiter der Bradfort Dementia Group ihre Aufmerksamkeit vor allem darauf gelenkt, welche positiven Haltungen und Verhaltensweisen gegenüber an Demenz erkrankten Menschen gezeigt werden müssen, um diese als Person zu würdigen und heilend zu wirken.

Herausgearbeitet wurden:
- anerkennen
- verhandeln
- zusammenarbeiten
- spielen
- Timilation (gemeinsames Sinnesvergnügen)
- feiern
- entspannen
- validieren
- halten
- erleichtern

Mit der Mäeutik hat der personenzentrierte Ansatz gemeinsam, dass die Erlebenswelt der Erkrankten ernst genommen und der Blick v. a. auf die Beziehung zwischen den Erkrankten und den Pflegenden gelenkt wird. Oberste Leitschnur aller Bemühungen Kitwoods und seiner Mitarbeiterinnen und Mitarbeiter ist die Beachtung der Würde der Menschen mit Demenz. Damit wurden Maßstäbe gesetzt, hinter die Weiterentwicklungen und Ergänzungen des Konzeptes nicht mehr zurückfallen dürfen. In der ausdrücklichen Betonung der Würde der Erkrankten besteht die wichtigste und vermutlich nachhaltigste Wirkung des personenzentrierten Ansatzes, während die Methoden seiner Umsetzung wie das DCM zwar den Blick auf die Unterscheidung würdigenden und entwürdigenden Verhaltens lenken, hinsichtlich ihrer Umsetzbarkeit vermutlich noch weiterer Verfeinerung und Ergänzung bedürfen.

5.4   Biografieorientierte Konzepte

Die Erfahrung im Pflege- und Betreuungsalltag mit an Demenz erkrankten Menschen zeigt, dass diese Menschen verunsichert sind, also Sicherheit brauchen und dass sie sich um so sicherer fühlen, je vertrauter ihre Umgebung ist. Auf diese Erfahrungen beziehen sich Konzepte, die daran gehen, für an Demenz erkrankte Menschen vertraute Lebenswelten zu schaffen. Für diese Ansätze ist „verbindend, dass sie den Fokus von der Pflege weg und zur Gestaltung eines gemeinsamen Alltags einer Gruppe Demenzkranker hin verlagern. Fachlich geht es nunmehr um die Nachbildung und Ritualisierung eines Lebensalltags, der den Demenzkranken Sicherheit und Erinnerungsanreize bietet. (…) Die Orientierung am Alltag, die aktive Einbeziehung der Gemeinschaftsmitglieder und die Überschaubarkeit der ‚familienähnlichen' kleinen Gruppe, sollen die Förderung der vorhandenen, verbliebenen Potenziale ermöglichen." (Klie u. a. 2002b, S. 179)

Dieser Ansatz geht davon aus, dass Sicherheit schafft, was vertraut ist, und dass vertraut ist, was biografisch bekannt ist. Es ist naheliegend, dass alte Menschen, die oft viele Jahrzehnte lang in familiären Bezügen gelebt haben und durch die Erkrankung verunsichert sind, nun durch Ortswechsel, fremde Personen, fremde Möbel und den großen Speisesaal eines Altenheims zusätzlich verunsichert werden, was oft zu einer Verstärkung demenzieller Symptome führt. Also werden zu Recht die Bemühungen verstärkt, durch Schaffung kleiner, überschaubarer Einheiten und den Aufbau von Wohngemeinschaften demenzkranker Menschen denjenigen unter ihnen, die nicht mehr in der vertrauten Umgebung leben können, wenigstens eine überschaubare familienähnliche Umgebung zu bieten.

Auch in anderen Praxisansätzen und Konzepten wird die biografische Prägung des Erlebens von an Demenz Erkrankten zum Ausgangspunkt genommen. Der Pflegepreis des Saarlandes wurde 2001 an ein Projekt zur Verbesserung der Situation von Menschen mit Demenz im DRK-Krankenhaus Saar vergeben, das ressourcenorientiert ausgerichtet ist. Als vorhandene Ressourcen der Menschen mit Demenz werden all ihre Erfahrungen und Gewohnheiten angesehen. Wie die Lebenswelt wahrgenommen wird, ist demnach keine Entscheidung, die in jeder Situation neu getroffen wird, sondern ist durch die biografischen Erfahrungen geprägt. Man versucht, dem in scheinbaren Kleinigkeiten Rechnung zu tragen. Z.B. wird einer an Demenz erkrankten Frau, die lange in Frankreich gelebt hat, eine große französische Kaffeeschale zum Kaffeetrinken angeboten, weil das ihrer Gewohnheit entspricht. Die Mitarbeitenden versuchen, die gesamte Lebensumwelt des Heims entsprechend der Umwelt zu gestalten, die die alten Menschen auf Grund ihrer Biografie kennen. Also wird Kaffee von Hand gemahlen und über Porzellanfilter aufgebrüht, es gibt traditionellen Zwetschgenkuchen und eher Spitzendecken und Polsterstühle als modernes Mobilar. Die Bastelgruppen werden durch gemeinsame praktische Tätigkeiten ersetzt, das Putzen der Schuhe wird mit gemeinsamem Singen verbunden und dergleichen mehr. Selbst in der Auswahl der Speisen wird Wert auf altbekannte Gerichte und Rezepte gelegt. Statt Fertiggerichten aus der Großküche werden Bratkartoffeln mit Dickmilch und Eintopfgerichte, wie sie früher gegessen wurden, serviert. (s. Müller/Kolanski 2002, S. 35 ff)

Auch Erwin Böhm (2002) geht davon aus, dass Menschen, die an Demenz erkranken, geistig stufenweise in frühere Lebens- und Entwicklungsphasen zurückfallen. Er leitet daraus die Folgerung ab, dass das soziale Milieu diesem Prozess anzupassen ist. „Grundlage seines Modells ist deshalb die Auseinandersetzung mit der Gefühlsbiografie des Betroffenen: Mit Schicksalsschlägen und Lebenshöhepunkten, mit Vorlieben und Ängsten, mit sozialem Milieu und zeithistorischem Umfeld. Ziel ist, den Kranken mit Schlüsselreizen aus seiner Lebensgeschichte seelisch wiederzubeleben und sein Wohlbefinden zu verbessern, statt ihn nur körperlich zu versorgen." (Avarello 2003, S. 35) Auf der Grundlage des Böhm-Konzeptes wurden Altenpflegeeinrichtungen auf die Bedürfnisse von Menschen mit Demenz umgestaltet. Die gesamte Inneneinrichtung vom Sofa bis zum Besteck wird im Stil der 20er- und 30er-Jahre gestaltet, also der Lebensjahre der Bewohnerinnen und Bewohner, die als prägend angenommen werden. Zu Grunde liegt die Theorie, dass das Gedächtnis der an Demenz erkrankten Menschen stufenweise von der Gegenwart ausgehend zur Vergangenheit hin verkümmert, so dass das Erleben der an Demenz erkrankten Menschen immer mehr in die Vergangenheit „zurückfällt". Um ihnen dennoch eine vertraute Umgebung zu bieten, wird die Umgebung den Lebensphasen angepasst, in denen sich die Menschen mit Demenz ihrem Gedächtnis und ihrem Bewusstsein nach befinden.

Auch wenn diese Herangehensweise bei vielen an Demenz erkrankten Menschen eine vertraute und damit sicherere Umgebung schafft, ist die zu Grunde liegende

Prämisse des linearen Gedächtnisverfalls auf Grund der Ergebnisse neuerer neurologischer Forschungen nicht mehr haltbar. Das Modell, dass das Gedächtnis Jahresringen gleich Erfahrungen „ablagert", ist veraltet. Erinnert wird nach Wichtigkeit und die Demenz beeinträchtigt die Gewichtung und damit Zuordnung neuer Erfahrungen, wie in den Kapiteln I-6 und II-3.1.3 gezeigt wird.

5.5   Kreative Therapien

Wer mit an Demenz erkrankten Menschen im Alltag zu tun hat, wird unmittelbar erfahren, dass Worte allein nicht reichen. Die Erweiterung der Kommunikationswege um die nonverbale Kommunikation wird von der Kür zur Pflicht. „Altenpflege verlangt die Bereitschaft und die Fähigkeit, auch oder vorrangig nonverbale Äußerungen der BewohnerInnen zu entschlüsseln und sich darauf zu konzentrieren. Es müssen viele Sprachen beherrscht werden." (Koch-Straube 2003, S. 236) Was liegt näher, als die kommunikativen Möglichkeiten des Musizierens, des künstlerischen Gestaltens, des Tanzes und der Bewegung zu nutzen. Kunzelmann und Reiser (1999) betonen die Wichtigkeit und Notwendigkeit der tanz- und musiktherapeutischen Arbeit mit Menschen im frühen Stadium der Demenz. Körperbezogene Übungen sind ein Hilfsangebot an die Kranken zur „Sicherung eines Gefühls personaler Identität" (Kunzelmann u. a. 1999, S. 75). Sie erwähnen, dass jeder therapeutische wie jeder andere intensive Kontakt mit den Patientinnen und Patienten auch zu emotionalen Auseinandersetzungen einlädt. Der kreative Ausdruck biete Möglichkeiten, dass Menschen mit Demenz das, was sie bewegt, ausdrücken und gleichzeitig dies in Formen tun können, die „einen sehr behutsamen und unaufdringlichen Zugang zur Gefühlswelt erlauben" (a. a. O. 1999, S. 69). Davon leiten Kunzelmann u. a. die Notwendigkeit des Einsatzes kreativer Methoden in der Gruppenarbeit mit an Demenz erkrankten Menschen ab. Auch zahlreiche andere Erfahrungen, die zunehmend auch filmisch dokumentiert werden (Lange 2006), bezeugen, dass kreative Ausdrucksmöglichkeiten den Betroffenen Freude bereiten und darüber hinaus wertvolle Kommunikationswege beleben. Das KDA-Qualitätshandbuch (2001) enthält dafür zahlreiche Beispiele. In vielen Alteneinrichtungen werden diese therapeutischen Möglichkeiten genutzt. Im Vergleich dazu finden sich Erfahrungsberichte oder wissenschaftliche Auswertungen in der Literatur eher selten, auch wenn die Anzahl der Veröffentlichungen in den letzten Jahren zunimmt (z. B. Wissmann 2004, Ganß u. a. 2004).
      Tanz- und Bewegungstherapie (u.a. Nienhaus 1993) und Musiktherapie (u.a. Neander 1999, Muthesius 1990, 1997, 1999, Tüpker/Wickel 2001, Baer/Frick-Baer 2004) sind in der Arbeit mit demenzkranken Menschen am weitesten verbreitet.

Auch Kunst- und Gestaltungstherapie lässt sich sinnvoll einsetzen (vgl. Marr 1995, Feller 2001, Ganß/Linde 2004). Viele Kreativtherapeutinnen und -therapeuten arbeiten intermedial; so werden in der Märchenarbeit (u. a. Wessendorf 2001 und 2003, Lange 2006) Handpuppen eingesetzt, es wird geredet, gesungen und gemalt. Die praktischen Erfahrungen der SensoMotorischen Erlebniszentrierten Interaktion (SMEI) werden in Teil III vorgestellt und ausgewertet.

6

Der erweiterte Blick:
neurowissenschaftliche Erkenntnisse

D ie Neurowissenschaften haben in der zweiten Hälfte der 90er-Jahre eine umwälzende Erweiterung erfahren. Besonders bildgebende Verfahren wie die Magnetresonanztomographie haben die Erkenntnismöglichkeiten über Funktionsweisen des Gehirns sprunghaft erweitert. Über die Beschäftigung mit Detailerkenntnissen neuronaler Prozesse hinaus haben die Neurowissenschaften in zahlreichen Publikationen der letzten Jahre das Gesamtbild von der Funktionsweise des Gehirns revolutioniert (Damasio, Hüther, Roth, Singer, Spitzer u. a.). Die klassische Definition der Demenz als Abbauprozess kognitiver Kompetenzen ist zeitlich vor diesen Entdeckungen entstanden und mit den neuen Erkenntnissen und Modellen der Neurowissenschaften nicht in Einklang zu bringen. Entscheidende Prämissen wie der Gedächtnisbegriff oder die Trennung von Kognitivem und Emotionalem sind nicht haltbar. Die Erkenntnisse moderner Neurowissenschaften sind in das Verständnis der Demenz und die Konzepte der Hilfen für Erkrankte zu integrieren.

6.1   Emotionen bestimmen das Gedächtnis

Das revolutionierte Verständnis des Gedächtnisses hat weitreichende Folgen für das Verständnis der demenziellen Erkrankungen. Insbesondere zwei Grundannahmen haben sich als unhaltbar erwiesen: die Auffassung, dass sich das Gedächtnis Jahresringen ähnlich während einer demenziellen Erkrankung zurückbildet, sowie die Isolierung des kognitiven Gedächtnisses. Auf beide Grundannahmen und deren Alternativen wird in Kapitel 3 des Teils II genauer eingegangen. Zuvor ist es notwendig, die Ergebnisse moderner Hirnforschung zumindest soweit darzulegen, dass sie für das Verständnis der Demenz und insbesondere der Gedächtnisveränderungen während der demenziellen Erkrankung nutzbar gemacht werden können (vgl. Baer 2005).

Um zu verstehen, was im Gehirn geschieht, wenn Menschen Erinnerungen verlieren, muss man sich zuerst einmal damit beschäftigen, wie Menschen Erinnerungen erwerben, wie sie lernen. Jedes Lernen beginnt mit einer Sinneswahrnehmung: Eine Information, ein Ereignis, ein Eindruck tritt über Sinneswahrnehmungen an das Gehirn heran. Die sinnlichen Wahrnehmungen, seien es Impulse des eigenen Körpers, seiner Umgebung oder anderer Menschen, werden auf biochemischem Weg in elektrische Impulse umgewandelt.

Diese Impulse durchlaufen verschiedene Filter und Regulatoren. Diese sortieren den Hauptteil der Sinneseindrücke aus. Ein psychischer Zusammenbruch wäre die Folge, würden sämtliche Sinneseindrücke ungefiltert auf das menschliche Gehirn einstürzen.

An der Auswahl sind mehrere Bereiche des menschlichen Gehirns beteiligt, vor allem das Limbische System. Das Limbische System setzt sich aus dem Mandelkern (Amygdala), dem Hippocampus und Teilen des Thalamus im Zwischenhirn zusammen. Der Hippocampus ist Organisator des Wissensgedächtnisses, die Amygdala erzeugt zusammen mit den Teilen des Thalamus und anderen Hirnstrukturen (z. B. Hypothalamus) Gefühle und Antrieb (s. Roth 1996, S. 36). Diese Verbindungen zwischen dem Limbischen System und der Großhirnrinde sind wesentlich und nicht zufällig. Die Teile des Limbischen Systems stufen zusammen mit dem Gedächtnis „alles, was die Sinneszentren registrieren, nach den Kategorien ‚bekannt-neu‘ bzw. ‚wichtig-unwichtig‘ ein. Dies geschieht innerhalb von Bruchteilen von Sekunden und ohne, dass wir uns dessen bewusst sind.

Wir können uns das so vorstellen: Das meiste innerhalb unserer primären, unbewussten Wahrnehmung ist *neu* und *unwichtig* oder *bekannt* und *wichtig* und dringt deshalb gar nicht oder nur schwach in unser Bewusstsein und hat keine weiteren Folgen. Wenn etwas als *bekannt* und *wichtig* eingestuft wurde, dann werden in unserem Gehirn bestimmte Verhaltensprogramme aktiviert, ohne dass wir darauf besondere Aufmerksamkeit richten. Wir haben davon höchstens ein diffuses, begleitendes Bewusstsein. Dies gilt für das Allermeiste, was wir in jeder Sekunde tun: Es wird vom Automatischen, Eingeübten und Routinemäßigen beherrscht.

Einiges aber von dem, was unser Wahrnehmungssystem registriert, ist *neu* und *wichtig* (...). Diese Dinge können wir nur mit Aufmerksamkeit und Konzentration tun und diese muss um so stärker ausfallen, je schwieriger die gestellte Aufgabe ist." (Roth 1996, S.37f)

Halten wir fest: Jede Sinneswahrnehmung ist ein Bewertungsprozess, eine Entscheidung, ob eine Information bzw. ein Sinneseindruck als wichtig oder unwichtig eingestuft wird. Es gibt keine „neutrale" Wissensspeicherung, keine von der Emotionalität isolierte kognitive Wissensakkumulation. Schon der Zugang der Information zum Gehirn unterliegt einer bewertenden Regulation. Limbisches System und

Hypothalamus, also die Teile des Gehirns, die für die Emotionalität „zuständig" sind, sind Kern dieses Regulationssystems.

Finden Sinneseindrücke den Weg in das Gehirn, durchlaufen sie also die ersten Filter, sind sie damit noch lange nicht gelerntes Wissen. Sie werden zuerst in einer Art „Arbeitsspeicher" gelagert. Dort werden neuronale Verbindungen aktiviert, die die gewonnenen Informationen und Eindrücke repräsentieren. Dieser Arbeitsspeicher ist im Vergleich zum Neocortex relativ klein. Den Neocortex kann man am ehesten mit einer permanent aktiven Festplatte vergleichen. Das, was früher Kurzzeitgedächtnis genannt wurde, umfasst all die Informationen, die sich im Arbeitsspeicher befinden. Das Kurzzeitgedächtnis wird mittlerweile von den Neurowissenschaftlern als Arbeitsgedächtnis bezeichnet. Das, was länger behalten werden soll, muss im Neocortex gespeichert werden. Der Transfer geschieht aus dem Arbeitsspeicher auf die Festplatte, vom Arbeitsgedächtnis in den Neocortex. Dies geschieht überwiegend nachts. Dann aktivieren sich die neuronalen Repräsentationen im Arbeitsgedächtnis, während parallel gleiche Repräsentationen im Neocortex entstehen. Dadurch werden Informationen, Eindrücke usw. aus dem Arbeitsspeicher in den Neocortex übertragen.

Nur ein kleiner Teil der Informationen wird in den Neocortex übermittelt und damit dem Langzeitgedächtnis zugänglich gemacht. Auch hier gibt es ein Bewertungs- und damit Regulationssystem, auch in diesem Prozess sind entscheidend das Limbische System sowie der Hypothalamus als Regulatoren beteiligt.

Beim Lernen sind Emotionen also nicht nur am Rande beteiligt, sondern entscheiden darüber, was wie gelernt wird. „Eine wesentliche Komponente für Aufmerksamkeit, Verarbeitungstiefe und Motivation stellen emotionale Prozesse da, wozu der emotionale Zustand bzw. Gehalt der Lernsituation, der Person als auch der zu erlernenden Information zählen … Akute emotionale Erregung kann zum besseren Behalten von Gedächtnisinhalten führen. Wer einmal nachts überfallen wurde, wird sich an jedes Detail der Situation noch nach Jahren sehr genau erinnern können. Auch manche Episoden der ersten Liebschaft sind den meisten Menschen noch deutlich im Gedächtnis verhaftet." (Roth 1996, S. 69)

Die Gedächtnisforschung zeigt: „Menschen lernen Geschichten, nicht Fakten, sie interessieren Schicksale, nicht Daten, und sie kümmern sich um andere Menschen, nicht um leblose Sachverhalte." (a. a. O., S. 82)

Besonders wird von den Neurowissenschaftlern auf die Bedeutung der Emotionen für die Erinnerungsfähigkeit und die Auswahl der Erinnerungsinhalte verwiesen:

„Informationen, denen das Limbische System (…) einen emotionalen Stempel aufgedrückt hat, graben sich besonders tief ins Gedächtnis ein – und besonders dauerhaft. Während sich bloßes Wissen oft rasch verflüchtigt, bleiben Gefühle lange erhalten. Das Gehirn macht sich das zunutze, indem es verschiedene Gedächtnisinhalte mit derselben Gefühlstönung verknüpft. Diese wird später beim Lernen wieder

aktiv und erleichtert es, Elemente einer neuen Situation in das vorhandene Netz ein-
zugliedern. Emotional gefärbte Informationen finden aber nicht nur einfacher den
Weg ins Langzeitgedächtnis, sondern bleiben auch abrufbereiter. Selbst wenn das
Schulenglisch längst vergessen zu sein scheint – allein die Melodie des Lieblingshits
von den Rolling Stones zu hören genügt, auch den Text wieder ins Bewusstsein zu
bringen." (Friederich u.a. 2002, S. 68)

Das Primat des „kognitiven Gedächtnisses" und dessen Isolierung ist folglich falsch
und damit wankt eine Grundannahme der bisherigen Definition der Demenz. Die
philosophische Trennung zwischen Vernunft und Gefühl, wie sie von Descartes vorgenommen wurde, hat seit dem Zeitalter der Aufklärung enorme Fortschritte in Wissenschaft und Technologie ermöglicht. Sie hat aber auch zu einer Vorstellung geführt,
nach der im Gehirn Vernunft bezogene und emotionale Systeme voneinander
getrennt sind. Diese vorgebliche Trennung zwischen Fühlen und Denken entbehrt
jeden Bezugs zur neuronalen Realität. „Bewertungs- und Gedächtnissysteme hängen
untrennbar zusammen, denn Gedächtnis ist nicht ohne Bewertung möglich und jede
Bewertung geschieht aufgrund des Gedächtnisses, das heißt früherer Erfahrungen
und Bewertungen. Es gibt massive auf- und absteigende Verbindungen zwischen
Neocortex und Limbischem System und es ist ein Rätsel, wie diese Verbindungen von
Papez und MacLean (Vertreter des Modells dreier getrennter Gedächtnissysteme,
Anm. d. Verf.) übersehen werden konnten." (Roth 1997, S. 198)

6.2   „Die Seele atmet durch den Körper und Leiden findet im Fleisch statt."

Trennungen des Denkens und Fühlens sowie die Isolierung körperlicher Vorgänge
vom Denken und Fühlen sind gedankliche Konstruktionen, die in manchen
Kontexten sinnvoll sind, jedoch nicht mit der Realität verwechselt werden dürfen.
Jeder Akt des Denkens und des Fühlens ist auch ein körperlicher Prozess. Emotionen spielen, auch wenn sie schwer zu messen oder zu beschreiben sind, eine wesentliche Rolle als Regulator neuronaler Wahrnehmungs-, Bewertungs- und Entschei-
dungsprozesse. Diese Zusammenhänge sind so komplex und vielfältig, dass sie sich
jeder vereinfachenden Darstellung entziehen. Selbst von „Zusammenhängen" zu
reden, ist eigentlich eine unzulässige Vereinfachung, denn diese Bezeichnung setzt
voraus, dass es etwas Getrenntes gibt, das zusammenhängen kann. „Körper",
„Gefühle" und „Denken" sind begriffliche Konstrukte, die eine Eigenständigkeit
unterstellen, die in der Wirklichkeit so nicht vorhanden ist. Das Gehirn z. B. ist als
Teil des Körpers all seinen Stoffwechsel- und sonstigen -Prozessen unterworfen. Es

gibt keine Sinneswahrnehmung und keinen Denkprozess, an dem nicht auch die Teile des Gehirns beteiligt sind, die für die Gefühle „zuständig" sind.

Die komplexen Zusammenhänge werden ansatzweise deutlich, wenn Sie sich vorstellen, Sie befänden sich nachts allein auf dem Weg nach Hause und Sie hören Schritte hinter sich. Was passiert?

—   Sie hören die Schritte hinter sich mit Ihrem Hörsinn. Dies wird von Ihrem Bewusstsein als so wichtig bewertet, dass Sie es registrieren. Wären Sie beim Winterschlussverkauf in der Einkaufszone, würden Sie die Schritte hinter sich nicht registrieren, sie würden als unwichtig ausgefiltert.
—   In Ihrem Gehirn entstehen Vorstellungen: Da ist jemand hinter mir, der oder die mir folgt! Alle als bedeutsam eingestuften Sinneseindrücke sind mit Vorstellungen verbunden, bewussten und halbbewussten oder unbewussten.
—   Gleichzeitig oder von diesen Vorstellungen ausgehend werden Netzwerke im Cortex aktiviert. Je nachdem, welche Erfahrungen Sie haben, werden Ihre Vorstellungen bewertet und rufen unterschiedliche Signale hervor. Falls Sie schon einmal überfallen wurden, werden diese Signale sicherlich andere sein, als wenn Sie eine solche Möglichkeit nur aus dem Fernsehen kennen und nicht als eine Möglichkeit in Betracht ziehen, die Sie persönlich treffen könnte.
—   Signale, die aus den Vorstellungsbildern erwachsen, werden an Teile des Limbischen Systems weitergeleitet und dort mit den erworbenen Gefühlserfahrungen abgeglichen. Ob Sie eine hohe Angstbereitschaft haben oder gute Erfahrungen damit haben, sich erfolgreich gegen Angriffe oder Belästigungen zur Wehr gesetzt zu haben, wird mit einfließen.
—   Gleichzeitig gibt es eine „Querverbindung" zu einem besonderen Teil des Limbischen Systems, der Amygdala, in dem die Vorstellungen daraufhin abgeklopft werden, ob sie primäre, archaische Gefühle hervorrufen. Ist dies der Fall, werden aus der als existenziell empfundenen Bedrohung Impulse zu Erstarrung, Flucht oder Aggression entstehen.
—   Zur selben Zeit rufen „die neuronalen und chemischen Aspekte der Reaktion des Gehirns (…) eine tief greifende Veränderung in der Arbeitsweise von Gewebezellen im ganzen Organsystem hervor. Die Verfügbarkeit von Energie und die Stoffwechselrate des gesamten Organismus wandeln sich, ebenso die Reaktionsbereitschaft des Immunsystems." (Damasio 1997, S. 298)
—   Das autonome Nervensystem wird aktiviert.
—   Die Skelettmuskeln ziehen sich zusammen, die Körperhaltung verändert sich, das Gesicht wird angespannt.
—   Das biochemische Profil des gesamten Organismus verändert sich.
—   Signale dieser Veränderungen werden an das Gehirn zurückgeschickt, „einige auf neuronalem Wege, einige auf chemischem Weg über den Blutfluss, so dass der sich

von Sekunde zu Sekunde verändernde Zustand des Körpers im engeren Sinne neuronal und chemisch an verschiedenen Eingriffsorten auf das zentrale Nervensystem einwirkt." (a. a. O., S. 298)

– Signale dieser Veränderungen gehen wieder an die Amygdala und andere Teile des Limbischen Systems, um dort weitere Erfahrungen abzurufen und

– gleichzeitig an die Neocortex, um dort gespeicherte Erfahrungen abzugleichen, auch Erfahrungen mit Bewältigungsstrategien ähnlicher Situationen.

– Daraus erwachsen neue Vorstellungen, die in unterschiedliches Verhalten münden können, z. B. dazu, dass man flieht oder dass man sich umdreht und die Herkunft der Schritte überprüft oder ... Der Prozess geht weiter.

Antonio Damasio fasst die Komplexität von Vorstellen und Verhalten, von neuronalen und biochemischen Prozessen, von Denken, Fühlen usw. zusammen: „Die Seele atmet durch den Körper und Leiden findet im Fleisch statt, egal ob es in der Haut oder in der Vorstellung beginnt." (Damasio 1997, S. 19)

Innerhalb dieses komplexen Geschehens, in dem biochemische, neuronale, emotionale und weitere Faktoren sich wechselseitig beeinflussen, haben die Gefühle eine besondere Funktion. Sie sind zuständig oder beteiligt bei der Bewertung und Einordnung von Erfahrenem und Erlebtem und sind wesentlich für die Regulation und Selbstbewertung der Person in der erlebten Umwelt. Die besondere Funktion der Gefühle für die Selbstbewertung bestätigt der Neurowissenschaftler Gerhard Roth: „Wir werden im Folgenden sehen, dass Großhirnrinde und Limbisches System eine unauflösliche Einheit bilden und dass Kognition nicht möglich ist ohne Emotion, dem erlebnismäßigen Ausdruck des Prozesses der Selbstbewertung des Gehirns." (Roth 1997, S. 178)

Die medizinische Definition der Demenz, die die Veränderungen dieser Funktion ganz ignoriert (wie der DSM-IV) bzw. auf die „Verringerung" emotionaler „Kontrolle" reduziert, greift zu kurz. Der demenzielle Vorgang als Störung dieses Regulationssystems ist ein Prozess, in dem nicht nur die „Kontrolle" der Gefühle beeinträchtigt wird, sondern der die Gefühle selbst und ihr Wirken tief greifend betrifft und verändert.

7

Schlussfolgerungen für neue Fragestellungen und Blickrichtungen

Die vorgenommene Bestandsaufnahme ergibt drei hauptsächliche Ergebnisse: Erstens: Die Auffassung, Demenz sei ausschließlich organischen Ursprungs, ist beim gegenwärtigen Forschungsstand nicht aufrechtzuerhalten.

So wichtig die Grundlagenforschung zur Demenz vor allem im neurologischen Bereich ist, so haben ihre Ergebnisse bislang weder zu Heilungsmöglichkeiten noch zu einer Verständnis ermöglichenden Gesamtschau der Demenz geführt. Die von Kitwood und anderen vorgetragene Kritik an den seit den 70er-Jahren vorherrschenden Standardparadigmen zum Verständnis der Demenz, insbesondere der Alzheimer-Demenz, ist vor allem in drei Argumenten schlüssig:

– Es gibt keine Erklärung dafür, dass ein hoher Prozentsatz Erkrankter keine hirnrorganischen Veränderungen aufweist bzw. dass andere Menschen mit solchen nach ihrem Tod nachgewiesenen neuropathologischen Veränderungen keine Demenzsymptome gezeigt haben.
– Die definitorische Bezeichnung des Umstands, dass manche Menschen mit den klinischen Symptomen der Demenz ihre verlorenen Fähigkeiten wiedergewinnen, als „Pseudodemenz" unterstreicht die diagnostische Unsicherheit. (s. Morton 2002, S. 125)
– Die allmählich verlaufende neuropathologische Veränderung erklärt nicht die vielfach zu beobachtende jähe Veränderung in „Demenzschüben" nach krisenhaften Veränderungen im Leben älterer Menschen, z. B. durch den Tod von Partner oder Partnerin, Verlust der Wohnung, Verletzungen.

Jede psychische bzw. psychosoziale Veränderung hat ein organisches Substrat, das erkundet werden sollte. Die psychosoziale Veränderung in der Demenz-Erkrankung kann aber nicht auf die vermuteten organischen Substrate reduziert werden. Es ist sinnvoll, an einem Verständnis der Demenz zu arbeiten, das die hirnorganischen Veränderungen einschließt, aber offen dafür ist, psychische, soziale und körperliche Faktoren zu berücksichtigen.

Zweitens: Die Beschränkung der Definition der Demenz im Wesentlichen auf kognitive Störungen ist ebenfalls unzureichend. Es gibt keine von den Emotionen getrennten kognitiven Prozesse des Gehirns, wie die Neurowissenschaften zeigen, folglich auch keine isolierten kognitiven Störungen. Der Gedächtnisbegriff muss erweitert und die Spaltung zwischen den kognitiven Störungen und den ein Schattendasein fristenden psychosozialen „Begleiterscheinungen" sollte zu Gunsten eines Ansatzes, der eine Gesamtschau ermöglicht, aufgegeben werden. Das Verständnis der Demenz muss die Weiterungen, die durch die modernen Neurowissenschaften vorgenommen wurden, berücksichtigen und folglich den Blick von den kognitiven Störungen auf die Gesamtschau der kognitiven, emotionalen, sozialen und sonstigen Aspekte des Erlebens und Verhaltens Demenzkranker erweitern.

Drittens: Diese Gesamtschau muss berücksichtigen, dass die Demenz ein Prozess des Erlebens ist. Phänomene des Erlebens wie Gefühle, Stimmungen, Befinden, Erregung usw. müssen in die Diagnostik und die beschriebenen Konzepte erlebensbezogener Pflege einfließen. Diese sind noch nicht Allgemeingut in der Pflege und Behandlung an Demenz erkrankter Menschen, auch wenn sie bereits seit einigen Jahren in Pflege und Therapien präsent sind. Der Augenschein der Demenz zeigt, dass sie auch ein intensiver Erlebensprozess ist, für die Betroffenen und für die Menschen ihrer Umgebung. Dies ruft nach einem umfassenderen Verständnis der Demenz, das sowohl die medizinischen Forschungsergebnisse einbezieht als auch die Alltagserfahrungen aus dem Umgang mit demenzkranken Menschen berücksichtigt.

Um Demenz zu verstehen, bedarf es der Erweiterung eines auf Störungen biochemischer Prozesse reduzierten Krankheitsbegriffs. Der Behauptung, dass die psychosozialen Veränderungen demenzkranker Menschen „Begleiterscheinungen" der Erkrankung sind, könnte die These entgegengehalten werden, dass die biochemischen Veränderungen als „Begleiterscheinungen" der psychosozialen Wandlungen demenzkranker Menschen zu verstehen sind. Doch auch dies wäre eine müßige Diskussion, die einer Reduktion nur eine andere gegenüber stellt. Das Verständnis der Demenz braucht keine Einengungen, sondern Blickwinkel, die den gesamten Prozess demenzieller Veränderung erfassen helfen. Daraus ergibt sich als nächste Fragestellung, welches Verständnis von Krankheit (und Gesundheit) einen solch weiten Blickwinkel ermöglicht und dem subjektiven Erleben der Menschen mit Demenz einen gebührenden Stellenwert einzuräumen vermag.

Teil II

Krankheit als Erlebensprozess:
Innenwelten

1

Theoretische Zugänge zur Krankheit als Erlebensprozess

1.1   Anthropologische Medizin

Viktor von Weizsäcker sagte: „Es gibt keine Krankheiten, es gibt nur kranke Menschen." Aus dieser Grundhaltung heraus begründete er die anthropologische Medizin, mit der er einen wichtigen Beitrag nicht nur zur Psychosomatik, sondern zum grundlegenden Krankheitsverständnis leistete. Am bekanntesten sind seine Hinweise zur Verbindung biografischer Erfahrungen und Krankheit. Zum speziellen Krankheitsbild Demenz hat er keine Hinweise gegeben. Dennoch ist sein Ansatz für den Zugang zum Verständnis von Erkrankungen wie der Demenz hilfreich und es lohnt sich, sich mit von Weizsäckers Menschenbild und Betrachtungsweise der Erkrankungen des Menschen zu beschäftigen.

In seinem Konzept der „Anti-Logik" widerspricht er einseitig naturwissenschaftlich-medizinischen Sichtweisen des Menschen, wie sie zu seiner Zeit gebräuchlich waren. Ein Satz der naturwissenschaftlichen Logik muss unabänderlich gelten und ist damit, wie Weizsäcker sagt, „unhistorisch" (Weizsäcker 1923, S. 300). Leben aber ist nicht nur Sein, sondern auch Werden. Der Widerspruch, dass etwas ist und sich gleichzeitig verändert, ist konstitutiv für das Menschsein. „Immer ist das Lebendige ein veränderliches Gleichbleibendes – wie der Mensch." (Weizsäcker 1987b, S. 50) Deshalb entwickelt er ein erkenntnistheoretisches Konzept, das Gleichzeitigkeit zulässt. Statt eines Entweder-Oder postuliert seine Anti-Logik ein Sowohl-als-Auch. Durch die Weiterentwicklung der naturwissenschaftlichen Modelle v. a. der Quantenphysik hat sich diese Gegenüberstellung im logischen Denken weiter Bereiche der Naturwissenschaften aufgelöst, was sich allerdings nicht in allen Bereichen der Medizin wiederspiegelt.

Für die Untersuchung des Erlebens der Demenz eröffnet der Grundgedanke der anthropologischen Medizin einen Zugang, mit dem die einseitig neuropathologische Definition und Ätiologie der Demenz erweitert und aufgehoben werden kann. In der Demenz begegnen wir ständig dem Sowohl-als-Auch: dem Unabänderlichen und den

Veränderungsmöglichkeiten, dem neuropathologisch Erklärbaren und dem, was diesen Erklärungssträngen widerspricht, dem Diffusen und der Klarheit, dem Vergessen und dem Erinnern usw. Bei an Demenz erkrankten Menschen gilt es, wie bei allen Erkrankungen, den Blick auf die Pathogenese zu richten, aber auch auf die Salutogenese, die Entwicklung der Heilungsfaktoren und Ressourcen der erkrankten Person. Die Beispiele der späteren Kapitel werden zeigen, dass in jeder an Demenz erkrankten Person solche Faktoren auffindbar sind und für würdigende Hilfen genutzt werden können. Gesunde und kranke Elemente bewegen sich nebeneinander, jeder ausschließende Blick auf das Pathologische übersieht dieses Sowohl-als-Auch. Gesunde und kranke Elemente sind nicht statisch, sondern in Bewegung, befinden sich in einem stetigen Veränderungsprozess. Dieses offene prozessuale Herangehen an Krankheit ist insbesondere hilfreich bei der Untersuchung der Demenz, die sich in einem langwierigen Prozess entwickelt.

Viktor von Weizsäcker begründete die Einführung des Subjekts in die Medizin. Das Subjekt gilt es dementsprechend auch in die Definition und das Verständnis der Demenz einzuführen. Demenz ist ein zutiefst subjektives Erleben. Eine Veränderung körperlicher Prozesse wird zur Krankheit dadurch, dass ein Mensch sie subjektiv als Krankheit erlebt und als Krankheit definiert. Für Viktor von Weizsäcker ist von diesem Standpunkt aus die Frage nach dem Vorrang des Körperlichen oder des Seelischen bei der Erklärung von Krankheiten überflüssig: „Es gibt keine Methode, um zu entscheiden, was angefangen hat, das Körperliche oder das Seelische. Der Anfang, genauer das Vorher-Nachher, der Vortritt ist *unentscheidbar*. Die Unentscheidbarkeit ist praktisch alltägliche Erfahrung, theoretisch nicht leicht zu nehmen und von großer allgemeiner Bedeutung." (Weizsäcker 1988a, S. 530) Das subjektive Erleben drückt sich in den körperlichen Veränderungen aus und das körperliche Geschehen im seelischen Prozess. Für diese kreisartige Verbindung hat er den Begriff „Gestaltkreis" geprägt (1997b).

Wie ein roter Faden zieht sich durch von Weizsäckers Werk das Bemühen, Einseitigkeit und Ideologisierung im Verständnis von Krankheit zu überwinden zu Gunsten einer offenen Haltung, die subjektiv Erlebtes und naturwissenschaftlich Messbares ebenso einschließt wie biografische Erfahrungen und soziale Feldeinflüsse. Weizsäcker geht davon aus, dass der Mensch sich in einem ständigen Prozess des Werdens befindet, der sowohl durch das „Gegeben-Pathische" als auch durch die Entscheidungsfreiheit des Menschen gekennzeichnet wird. Der Mensch verfügt über Wahlfreiheiten. „Im Verluste dieser Freiheit aber entsteht Krankheit. So wird das Pathische pathologisch." (Weizsäcker 1987b, S. 81) Ein solcher Krankheitsausbruch wird von ihm oft als Krise bezeichnet, in der sich Wendepunkte biografischer Entwicklung ausdrücken. Ich werde auf die Bedeutung der Kategorie des Krisenerlebens für die Demenz in Kap. II-2.1 zurückkommen.

In seinem diagnostischen Herangehen forderte Viktor von Weizsäcker, die Vielzahl von Einzelphänomenen zu beachten, in denen sich körperliche Symptome, Denken, Stimmungen, Gefühle usw. zeigen, und diese untereinander und mit dem Kontext in Verbindung zu setzen (s. a. Rorarius 1991, S. 83). Ziel ist das „Begreifen": „Umfassendes Begreifen ermöglicht eine Begegnung mit dem Subjekt im Objekt, ist Umgang mit dem subjekthaltigen Objekt. Während das Erklären als Objektives den Kranken von mir entfernt und während das Verstehen ihn auf sich beruhen lässt, ohne ihn zu verändern, also ihn ebenfalls in sich zurückwirft, ist allein das Begreifen ein Umgang mit ihm, der umgreifend ihn in mich hineinzieht, um ihn mit mir zu verändern, zu wandeln, zu gestalten ..." (Weizsäcker 1988b, Bd. 9, S. 533)

In der Biografie sieht er den gemeinsamen Boden, auf dem sich geistige, seelische und körperliche Aspekte einer Person verknüpfen. Seine Verknüpfung von Biografie und Krankheit hat sich in vieler Hinsicht als fruchtbar erwiesen (s. z. B. Hanses 1996, Bräutigam u. a. 1992). Zentraler Begriff für dieses Konzept der Biografik wurde der Begriff des „ungelebten Lebens". Er wurde vor ihm in der Literatur mehrfach verwandt und von Jaspers in die Psychopathologie eingeführt. Viktor von Weizsäcker geht darüber hinaus und nutzt ihn, um sein Krankheitsverständnis auszuführen. Der Begriff des „ungelebten Lebens" kann in der Untersuchung des Erlebens demenzkranker Menschen einen Zugang zum Verständnis des Sinnes im vermeintlichen „Unsinn" mancher ihrer Lebensäußerungen eröffnen. „Das Faktische der Vergangenheit ist eben nicht die einzige Wirklichkeit. Auch das ungelebte Leben wirkt und strukturiert eine Wirklichkeit, die immer noch offen ist." (Keil 1999, S. 93) Bei vielen Menschen mit Demenz wird in der Krankheit ungelebtes Leben sichtbar. In einem Altenpflegeheim gingen auf den Namen einer demenzkranken Frau hohe Rechnungen aus Cafés und Restaurants ein. Die Leitung des Heimes und die Angehörigen konnten sich dies zuerst nicht erklären, da die Frau als vornehm, zurückhaltend, wenig freigiebig und gesittet bekannt war. Die Nachforschungen ergaben: Die Frau holte in ihrem Lebenswandel offenkundig ungelebtes Leben nach. In verschiedenen Cafés und Restaurants war sie bekannt dafür, dass sie jüngere Männer einlud und freigiebig Lokalrunden ausgab ... (eigene Beobachtung).

Die biografischen Erfahrungen und das individuelle Wechselspiel zwischen Pathischem und den Wahlmöglichkeiten des Einzelnen ergeben im Weizsäckerschen Verständnis eine Ordnung, die in der Erkrankung gestört wird. Demenz ist eine Störung dieser Ordnung, ja, mehr noch, sie ist ein Ordnungszerfall. Das Zerfallen der Ordnung zeigt sich in allen Bereichen des Lebens und Erlebens der erkrankten Person. Um diesen Veränderungsprozess beschreiben zu können, bedarf es zusätzlicher Begrifflichkeiten und Kategorien. Diese finden sich in der leibphänomenologischen Philosophie.

1.2 Leibphänomenologische Philosophie

Wenn man das Erleben der Demenz untersuchen und beschreiben möchte, muss man sich auf Theorien beziehen, die für das Erleben Begrifflichkeiten und Modelle bereitstellen. Dies leistet die leibphänomenologische Philosophie, kurz Leibphilosophie genannt. Die Worte „Leib", „Leben", „Erleben" haben den gleichen Wortstamm: „lib" oder „lip" (Kluge 1999). Leib – das ist das, was der Mensch erlebt, der lebende und erlebende Mensch. Der Leib ist die philosophische Kategorie des lebendigen und erlebenden Menschen, Ausgangspunkt aller Leibregungen. Leib ist kein Konstrukt unseres Bewusstseins und Leib ist mehr als Körper. Da Leib gelegentlich als altertümliche Bezeichnung für Körper gebraucht wird, wird in der Leibphilosophie oft die Unterscheidung beider Begriffe betont. Annegret Stopczyk beschreibt zum Beispiel, dass man Augen, Mund und andere Körperteile von außen betrachten, messen, analysieren kann („Körper"), man kann sie aber auch von innen spüren. „Dieses ‚Innensein' ist es, was ich mit dem Wort ‚Leib' umschreibe und vom Wort ‚Körper' unterscheide." (Stopczyk 2000, S. 289)

Die philosophische Tradition der Leibphänomenologie hat den Leibbegriff zum Ausgangspunkt ihres Denkens genommen und weist ihm eine zentrale Bedeutung zu: „Leiblichkeit ist die grundlegende Weise des menschlichen Erlebens."(Fuchs 2000, S. 15) Und: „Der Leib ist in der Welt wie das Herz im Organismus." (Merleau-Ponty 1966) Diese philosophische Tradition beginnt Anfang des 20. Jahrhunderts. Zuvor bestimmte in Folge der Aufklärung die Spaltung des Denkens vom Körper das Philosophieren. Descartes hatte im 17. Jahrhundert den Geist aus den mittelalterlichen Fesseln befreit und gleichzeitig mit seinem „Ich denke, also bin ich" den Körper und das Erleben, das als Seele damals dem Herzen zugeordnet worden war, aus der Philosophie vertrieben. Er vertrat die Auffassung, „dass ich eine Substanz bin (...), deren Natur darin besteht zu denken und die zum Sein keines Ortes bedarf, so dass dieses Ich (...)völlig verschieden ist vom Körper." (zit. n. Fuchs 2000, S. 30)

Mit Beginn des 20. Jahrhunderts wurde der Leib allmählich in die philosophische Anthropologie eingeführt (s. Waldenfels 1992/2001). Edmund Husserl beschäftigte sich in seiner Phänomenologie vor allem mit dem Bewusstsein und gestand den Empfindungen zu, dass sie auch unabhängig vom Denken existierten und sich in eigenständigen Phänomenen äußerten (u. a. 1993). Ludwig Klages benutzte den Begriff des „Erlebens" und betonte in seiner Ausdruckphilosophie, dass an jeder Wahrnehmung auch innere Bilder, Empfindungen und Bewegungsimpulse beteiligt sind (u. a. 1988). Max Scheler führte den Begriff „Leib" für die innere Wahrnehmung und den Begriff „Milieu" für die „als wirksam erlebte" Lebensumwelt ein (u. a. 1994). Erwin Straus untersuchte die sinnlichen Wahrnehmungen und erklärte das Empfinden als eigene, vom Erkennen unterscheidbare Qualität des Erlebens, über das Menschen mit der Welt in Kontakt treten (u. a. 1969).

Merleau-Ponty schuf schließlich die systematischen Grundlagen einer Phänomenologie des Leibes (s. a. Bermes 1998). In seiner „Phänomenologie der Wahrnehmung" analysierte er zum Beispiel, dass Wahrnehmung ein leiblicher Akt ist, der vor dem Bewusstsein liegt und von eigener Qualität ist: „„Ich sehe einen Baum', ist mehr als die Reizung von Sinneszellen. Der Anblick einer brennenden Kerze ist für das Kind ein anderer (...), nachdem es sich einmal daran verbrannt hat." (Merleau-Ponty 1966, S.75) Auf die Frage, ob biografische Erfahrungen in gegenwärtiges Erleben hineinwirken, kann es für Merleau-Ponty nur eine selbstverständliche Antwort geben, denn „jede Sinneserfahrung enthält einen Anteil an früherer Leiberfahrung" (a. a. O., S.268).

„Nichts Menschliches ist ganz und gar unleiblich." Diese Erkenntnis war Grundlage und Ergebnis Merleau-Pontys Denkens, das sich vor allem auf die Wahrnehmung und damit das Hinausgreifen des Leibes in den Raum, in die Lebenswelt konzentrierte. Hermann Schmitz (1969 u. 1964 ff) führte die phänomenologische Leibanalyse fort und entwickelte ein differenziertes Begriffssystem leiblichen Spürens und leiblicher Kommunikation. Bollnow (z. B. 1963), Waldenfels (z. B. 1992, 1994) und andere veröffentlichten Teilstudien und Übersichtsbeiträge. Annegret Stopczyk hat vor allem historische Studien zu einer Leibphilosophie „aus weiblicher Sicht" vorgelegt (2000).

Die Entwicklung der Leibphilosophie war also in der ersten Hälfte des 20. Jahrhunderts durch eine allmähliche (Wieder-)Entdeckung verschiedener leiblicher Qualitäten gekennzeichnet, die schließlich in der Grundlegung des Leibbegriffs durch Merleau-Ponty ihren Höhepunkt fand. In den letzten Jahrzehnten ging es dann nicht mehr um die Begründung des Verständnisses vom Menschen als erlebendem Wesen, sondern um die weitere Ausdifferenzierung des leibphänomenologischen Denkens, was die Voraussetzung dafür schuf, dass dieses Denken auf andere Lebensbereiche und Theorien übergriff.

Die Entwicklung der Leibphänomenologie hatte einen großen Einfluss auf das Verständnis psychischer Erkrankungen. Waren psychisch kranke Menschen im Mittelalter „vom Teufel besessen", bekamen sie im Zeitalter der Aufklärung das Etikett „Geistes"krankheit. Wurde ihre Erkrankung im 20. Jahrhundert oft als bloßes Ergebnis biochemisch-stofflicher Störungen angesehen, so öffnete die phänomenologische Methode die Türen, alle Phänomene des Erlebens der erkrankten Menschen ernst zu nehmen und in die Betrachtung der Erkrankung einzubeziehen. Thomas Fuchs ist dies beispielhaft gelungen. Er hat einerseits als Philosoph eine grundlegende Zusammenfassung leibphänomenologischen Denkens geschaffen (Fuchs 2000) und andererseits als Psychiater mit diesen Kategorien u. a. Depressionen und Wahnerkrankungen alter Menschen untersucht (Fuchs 2001).

Die phänomenologische Methode besteht im Kern darin, alle Phänomene leiblichen Erlebens ernst zu nehmen und nach inneren Zusammenhängen und sich wiederholenden Mustern leiblicher Regungen zu suchen. So können Phänomen-komplexe wie das Erleben der Demenz unter Würdigung ihres subjektiven Charak-ters verstehend untersucht und im Weizsäckerschen Sinn „begriffen" (s. o.) werden. Der Leibbegriff bietet ein Menschenbild, das den Menschen in seiner Komplexität erfasst. Der leibphänomenologische Zugang kann folglich die in Teil I formulierte Forderung unterstützen, sich einer Gesamtschau der Demenz zu nähern, statt den zahlreichen unverbundenen Einzelheiten weitere hinzuzufügen.

Die Leibphänomenologie hat ferner Begrifflichkeiten (Fuchs 2000) und Modelle entwickelt, die ihre Fruchtbarkeit in Klinik und Therapie erwiesen haben (Baer/Frick-Baer 2001a, Baer/Frick-Baer 2001c, Fuchs 2001 und 2002). Kategorien wie Richtungs-Leibbewegungen (z. B. rückwärts- und vorwärtsgewandtes Erleben, Gerichtetsein ...) und Konstitutive Leibbewegungen (z. B. gespannt sein bzw. gelöst, s. Kapitel 2.3 und 4.2 des Teils II) sind unmittelbare Entwicklungen aus der Phä-nomenologie leiblicher Regungen. Raumerleben (jedes Erleben greift in den Raum hin-ein, s. Kapitel 4.1 des Teils II) und Resonanz (das Miteinander-Schwingen zweier Personen, s. Kapitel 5.2 des Teils II) sind ebenso leibliche Begriffe wie das Leibge-dächtnis (s. Kapitel 3.1 des Teils II). Auch die Untersuchung der Bedeutung von Kri-sen (s. Kapitel 2 des Teils II), Gefühlen und Stimmungen (s. Kapitel 3.2 des Teils II) und Erregungsverläufen (s. Kapitel 2.2 des Teils II) im Erleben der Demenz ist von leibphänomenologischem Verständnis geprägt oder beeinflusst.

Kernbestandteil leibphilosophischen Denkens ist, dass Erleben immer räumlich ist, also in den Raum hinein, in das soziale Feld hinein stattfindet und umgekehrt von ihm beeinflusst ist. Dieser Aspekt, der für die Untersuchung des Erlebens demenzkranker Menschen eine bedeutende Rolle spielt, kann auf eine weitere theo-retische Tradition zurückgreifen, die Ökologische Psychologie und die Sinnes-forschung.

1.3 Ökologische Psychologie und Sinnesforschung

Nach der Weltwirtschaftskrise Ende der 20er-, Anfang der 30er-Jahre wurde Ärztin-nen und Ärzten und anderen therapeutisch Tätigen deutlich, dass viele psychische Probleme mit den sozialen Lebensbedingungen ihrer Patientinnen und Patienten zusammenhingen.

Viktor von Weizsäcker betonte in seinen Studien zur Krankheit die Wechsel-beziehung zwischen Organismus und Umwelt. Er forderte, fußend auf seinen Erfahrungen in der Arbeitsmedizin, eine „Situationstherapie", die das Spannungs-verhältnis zwischen Person und sozialer Umwelt einschließt (Weizsäcker 1986b, S. 40) und verwendete erstmals den Begriff „soziale Therapie". Jakob von Uexküll

(1973) benutzte, um in der Biologie die Wechselbeziehungen zwischen Lebewesen und ihrer Umgebung, in ihren Lebensräumen zu beschreiben, den Umweltbegriff, den Ernst Haeckel erstmals als Ökologie eingeführt hatte: „Unter Oecologie verstehen wir die gesamte Wissenschaft von Beziehungen des Organismus zur umgebenden Außenwelt, wohin wir im weitesten Sinne alle Existenzbedingungen rechnen können." (Haeckel 1866, S. 286) In den Sozialwissenschaften und der Psychologie prägte vor allem Kurt Lewin (1943, 1982) den Begriff des psychischen Lebensraums und des „Feldes". Er untersuchte und verbreitete ihn in zahlreichen Studien und Veröffentlichungen. Seine Schüler untersuchten zeitlich und räumlich abgegrenzte Milieus und nannten sie „Settings". Auch in der Anthropologie, fußend vor allem auf der Symbolischen Interaktion Georg H. Meads (Mead 1975), wurden die Wechselbeziehungen zwischen Mensch und Umwelt immer mehr zum Thema. Die Leibphilosophie beschäftigte sich an Lewin anknüpfend eingehend mit dem Lebensraum der Menschen (s. Fuchs 2000, S. 304 ff).

Unter der Bezeichnung „Ökologische Psychologie" (s. Miller 1984, 1986) summierte sich ab den 70er-Jahren ein Großteil dieser Forschungen. Die Deutsche Forschungsgemeinschaft organisierte 1974 zum ersten Mal öffentliche Diskussionen und Veröffentlichungen über psychologische Konzepte des Raumes. Im Schwerpunktprogramm „Ökologische Psychologie" der DFG heißt es: „Als Forschungsrichtung innerhalb der psychologischen Wissenschaften untersucht die Psychologische Ökologie das Erleben und Verhalten von Individuen und Gruppen innerhalb ihrer jeweiligen sozialen, technischen, kulturellen und geografischen Lebensbedingungen. Ihr Ziel ist die Beschreibung, Erklärung und Optimierung der erlebnis- und verhaltenswirksamen Bedingungen."(DFG o. J., S. 1)

In einer Fülle von Veröffentlichungen wurden Stressfaktoren wie Enge z. B. beim Wohnen und in anderen Lebensbereichen sowie der Begriff und die Bedeutung der Privatsphäre untersucht. Auch wenn die Definitionen nicht alle identisch sind, wird doch übereinstimmend zwischen natürlichem und privatem sowie zwischen privatem und öffentlichem Raum unterschieden (s. Baer/Frick-Baer 2001a, S. 268 ff).

Anfang der 90er-Jahre wurde begonnen, die aus der Ökologischen Psychologie sowie der Leibphilosophie entnommenen Konzepte der Bedeutungsräume für die therapeutische Arbeit mit an Demenz erkrankten Menschen zu nutzen (Baer 1995). Mittlerweile wurde dieser Ansatz weiter differenziert (u. a. Baer/Frick-Baer 2001, S. 267 ff). Das Modell der Bedeutungsräume ist ein theoretisches Modell, mit dem die Bedeutung innerer wie äußerer Räume im Erleben der Menschen beschrieben werden kann. In Kapitel 4.1 des Teils II wird darauf Bezug genommen und dieses Modell zum Verständnis der Desorientierung und Entscheidungsunsicherheit von an Demenz erkrankten Menschen herangezogen.

Wer sich mit den Wechselwirkungen zwischen Menschen und ihrer Umgebung beschäftigt, muss den Sinnen Aufmerksamkeit schenken. Die Sinne sind die Brücke zwischen den Menschen und ihrer Umgebung, mittels der Sinneswahrnehmung wird Umgebung wahrgenommen. Bereits 1932 veröffentlichte Erwin Straus seine leibphänomenologische Untersuchung „Vom Sinn der Sinne". Er betonte nicht nur die Bedeutung der Sinne für den Austausch des Menschen mit seiner Umwelt, sondern stellte Sinneswahrnehmung in einen qualitativen Zusammenhang damit, wie Menschen sich und die Welt erleben. Gegen die Vereinzelung der Sinne in der physiologischen Forschung arbeitete er die Erkenntnis heraus, dass wir Menschen, selbst wenn wir nur über einen einzelnen Sinn angesprochen werden, immer einen ganzen Eindruck empfinden und so ein Bild etwa als „weitend" oder „klar" sehen, einen Klang als „öffnend" oder „eindringlich" hören.

In den 70er-Jahren griffen Rudolf zur Lippe und Hugo Kükelhaus diese Beobachtungen auf, erweiterten sie theoretisch und forderten, der „fortschreitenden Ent-Sinnlichung" (Kükelhaus u.a. 1982, S.14) Erfahrungsfelder zur „Entfaltung der Sinne" entgegenzusetzen. Während Rudolf zur Lippe in immer neuen Bezügen und Fragestellungen die Bedeutung der Sinne theoretisch analysierte, entwickelte Kükelhaus verschiedene Geräte und Modelle zur Sinneserfahrung, die erstmals 1967 bei der Weltausstellung in Montreal gezeigt wurden. In den Jahren danach erweiterte er dies zu einem breiten Ensemble der praktischen Sinneserfahrung, das seitdem in Wanderausstellungen gezeigt wird und in zahlreiche Parks und Spielanlagen Einzug gehalten hat.

Den Bemühungen, der kognitiven Welterfahrung eine sinnliche zur Seite zu stellen, war zumindest teilweise Erfolg beschieden: Gegen Ende des Jahrhunderts wurde die Beschäftigung mit den Sinnen „in". Literarische Welterfolge wie „Das Parfüm", Filme wie „Chocolat", zahlreiche Ausstellungen wie zum Beispiel „Vom Sinn der Sinne" 1997 in der Kunst- und Ausstellungshalle der Bundesrepublik Deutschland zeugen von einer breiteren und intensiveren Beschäftigung mit den Sinnen und ihrer Bedeutung. Wie der Verfasser einer „Geschichte der Sinne" meint, lässt sich „mit der Wiederentdeckung der Sinne mittlerweile trefflich Gewinn machen" (Jütte 2000, S.9).

In den Alltag des Gesundheitswesens und der Pflege und Betreuung von Menschen mit Demenz hat die „Entfaltung der Sinne" allerdings nur in beschränktem Umfang Einzug gehalten. In keiner Untersuchung der Demenz wird behauptet, dass die durch die Demenz hervorgerufenen Veränderungen die sinnlichen Fähigkeiten einschränken. Dies ist Grund genug, die skizzierte Tradition der Sinnesforschung aufzugreifen und zu untersuchen, welche Bedeutung dem Sinneserleben in der demenziellen Erkrankung zukommt und inwieweit die „Entfaltung der Sinne" Kontaktmöglichkeiten mit an Demenz erkrankten Menschen fördern kann (s. Kapitel 5 dieses Teils).

1.4   Vom Befund zur Beschreibung des Befindens

Wie lässt sich das Erleben von an Demenz erkrankten Menschen erfassen? Wenn der Befund „Demenz" nicht ausreicht, muss über das Befinden befunden werden, muss das Befinden demenzkranker Menschen, ihr Erleben und damit ihre „Innenwelt" empirisch beschrieben werden. Demenzkranke Menschen unterliegen durch ihre Erkrankung Einschränkungen ihrer Ausdrucksmöglichkeiten. Dies ist zu berücksichtigen, wenn empirisches Material für die Untersuchung herangezogen wird. Als empirische Materialien wurden für die folgenden Kapitel des Teils II vorrangig narrative Interviews, modifiziert auf die Kommunikationsmöglichkeiten demenzkranker Menschen, sowie Leitfaden-Interviews (Flick 2002) Pflegender und Erfahrungsberichte Betroffener und Angehöriger herangezogen.

Das Forschungsverfahren „Narratives Interview" hat sich vor allem in den 90er-Jahren an deutschen Universitäten etabliert. Es hat seine Fruchtbarkeit in Soziologie und Sozialpädagogik (Schütze, Glinka u. a.) und in der auf Gesundheit und Krankheit bezogenen Biografieforschung (Keil, Hanses u. a.) erwiesen. Hanses bezeichnet es als Erhebungsverfahren, das „die Erzählung von Geschichten hervorlocken kann" (Hanses 1996, S. 155).

Das narrative Interview ist offen angelegt. Der Interviewer schildert die Absicht, die er mit dem Interview verbindet, und versucht dann, ein spontanes Erzählen hervorzulocken. Der möglichst offene Einstieg ist wichtig für den Fortgang des Interviews, er wird „Erzählstimulus" genannt (Glinka 1998, S. 132). Die folgende Haupterzählung wird möglichst nicht durch Fragen unterbrochen. Erschöpft sich die Stegreiferzählung, wird versucht, ein zusätzliches Erzählpotenzial auszuschöpfen, indem Nachfragen gestellt werden (s. Glinka 1998, S. 141), um Lücken in der Erzählung zu schließen, Plausibilität zu überprüfen und anzuregen, dass Angedeutetes weiter ausgeführt wird.

In einer Altenpflegeeinrichtung in Recklinghausen habe ich drei narrative Gespräche mit an Demenz erkrankten Frauen geführt (ID). Die Erfahrungen in den Interviews deuten darauf hin, dass sich narrative Interviews mit an Demenz Erkrankten von den in der Literatur beschriebenen narrativen Interviews unterscheiden:

– Für Interviews kommen ausschließlich Erkrankte des ersten Stadiums bis hin zum Übergang zum mittleren Stadium (s. Teil I-1) in Frage. Im weiteren Fortschreiten der Erkrankung ist kein Gespräch mehr zu führen. Kommunikationsmöglichkeiten mit im fortgeschrittenen Stadium erkrankten Menschen erfolgen überwiegend nonverbal bzw. transverbal, so dass sich die Untersuchungsform des narrativen Interviews erü-brigt.

– Es war bei keiner der Befragten möglich, einen Erzählfluss in Gang zu setzen. In der Regel versandeten die Äußerungen nach ein bis drei Sätzen, es bedurfte zahlreicher Bestätigungen des Interviewers und Wiederholungen des bisher Gesagten, um die Verbindung zur Befragten zu halten. Darüber hinaus waren weitaus mehr konkrete Nachfragen notwendig, als sonst in narrativen Interviews üblich oder gefordert sind. Diese Interviews sind trotz dieser Modifizierungen als narrative Interviews zu bezeichnen. Ihr Ergebnis sind nicht nur die einzelnen Aussagen der Interviewten, sondern auch die Art und Weise, wie sie zu diesen Aussagen kamen. Die Stockungen des Erzählflusses sind als ein Symptom der beginnenden Demenz-Erkrankung zu betrachten. Narrative Interviews setzen einen wechsel-seitigen Bezug zwischen Interviewer und Interviewten voraus. Diese Vorausset-zung ist im Interview mit demenziell erkrankten Menschen nicht gegeben. Es galt, den wechselseitigen Bezug im Gespräch überhaupt erst herzustellen bzw. immer wieder neu zu schaffen, wenn er wieder verloren ging. Auch dies ist, wie die Untersuchung zeigen wird, eine der Grundherausforderungen im Umgang mit an Demenz erkrankten Menschen: Der wechselseitige Bezug muss in der Bezie-hungs- und Resonanzarbeit immer wieder hergestellt werden.

Es bedurfte zahlreicher Nachfragen und einer Art des Umherstreifens in der Bio-grafie der Befragten. Das einfühlende Interesse des Interviewers schuf die für das Interview notwendige Vertrauensgrundlage. So konnten Bereiche der Biografie berührt werden, denen im Erleben der Interviewten eine besondere Bedeutung zukam. Ein Beispiel aus dem Interview mit Frau G., die ein Pflichtjahr und den Arbeitsdienst erwähnt (nach jeder Äußerung von Frau G. entstand eine Pause):

U.B.: „Und Pflichtjahr, war das damals Arbeitsdienst?"

Frau G.: „Gleich mit 14 Jahren musste ich weg."

U.B.: „Das hat meine Mutter auch gemacht! Und wie war das? Wissen Sie das noch?"

Frau G.: „Das war schon anstrengend."

U.B.: „Viel Arbeit? Oder?"

Frau G.: „Ja."

U.B.: „Was mussten Sie denn machen?"

Frau G.: „Ich musste erstmal so viel spülen, da war immer so viel zum Spülen. Dann wieder Tisch decken für alle."

U.B.: „Also Küchenarbeit."

Frau G.: „Und nachmittags ab zum Feld."

U.B.: „Auf dem Feld richtige Bauernarbeit gemacht? Ernten, Säen und so etwas?"

Frau G.: „Ich bin dann mit einem Herrenfahrrad losgefahren, eine Harke meistens noch so drauf. Oh. Ich habe ein bisschen gewackelt, und wenn dann ein Feldweg kam und das ein bisschen schmal für mich war, da habe ich gewackelt. Das pas-ste mir erst gar nicht, aber ich musste ja. Och, die waren auch mit mir zufrieden. Erst hat mal jemand gemeint, als ich ankam, dass ich viel zu schwach bin. Vor mir war eine große Stämmige da aus Celle. Die war stabil und stark und da haben sie gesagt, sie wollen mal sehen, was aus mir wird. Och, die waren zufrieden. Ich habe das gemacht, was ich konnte. Und auf dem Feld dann Gabeln, das habe ich auch gelernt. Ja, da hat mir das Dienstmädchen, das war nur ein paar Jahre älter als ich, die hatte schon immer Feldarbeit gemacht und die hat gesagt, wie es geht, dass wir uns entgegenkommen. Es ist dann ganz egal gewesen, wie viel man bindet, man kommt sich entgegen und dann sieht man ja."

U.B.: „Schön, das haben Sie auch geschafft, das Jahr."

Frau G.: „Ja, und natürlich Hühner und Gänse und Enten versorgen musste ich da. Das habe ich gerne gemacht."

Hier klang Stolz auf, eine solche Herausforderung bewältigt zu haben und das noch unter schwierigen gesundheitlichen Bedingungen. Wenn Frau G. von der Zufriedenheit der anderen erzählte, strahlte sie über ihr ganzes Gesicht.

– In den Interviews wiederholen sich Schlüsselsätze, manchmal ganze Abschnitte. Frau W. z. B. vergaß während des Gesprächs, was sie schon gesagt hatte, und wiederholte mehrmals, dass sie „sieben Jahre als Modistin, drei Lehrjahre, vier Gesellenjahre" gearbeitet habe. Auch ihr Schlüsselsatz: „Da hat man viel mitgemacht, zwei Weltkriege, zwei Väter beerdigt, zwei Männer beerdigt", wird mehrmals wiederholt. Hier wird kein Stegreiferzählfluss hörbar, deutlich werden eher dessen Störungen.

Ob die Interviews mit den an Demenz erkrankten Frauen noch als narrative Interviews im klassischen Sinn bezeichnet werden können, mag zu diskutieren sein. Der Erzählfluss und der Verlauf sind – krankheitsbedingt – ein anderer als üblich. Mit narrativen Interviews gemeinsam ist die offene und neugierige Haltung des Interviewers und das Bemühen, einen offenen Erzählfluss anzuregen. Ich habe mich in meinem Nachfragen und in sonstigen Interventionen bemüht, nahezu ausschließlich Äußerungen und Regungen der Interviewten aufzugreifen. Kleine Einblendungen mit persönlichen Bezügen waren notwendig, um die Verbindung zur Interviewten zu halten. Dass ich im obigen Auszug Frau G. gegenüber erwähnte, dass auch meine Mutter Arbeitsdienst leisten musste, schien ihr so viel Sicherheit zu geben, dass sie etwas für sie besonders Wichtiges mitteilte. Trotz dieser Einschränkungen oder besser gesagt: Modifikationen des narrativen Interviews blieb ihre narrative Qualität erhalten, so dass sie hier weiter als narrative Interviews bezeichnet werden. Sie erwiesen sich meines Erachtens als sehr fruchtbar. Sie haben auf Aspekte hingewiesen, auf die später ausführlicher eingegangen wird:

In jedem Gespräch mit an Demenz erkrankten Menschen gibt es zusätzlich zu dem gesprochenen Text einen Subtext, der häufig bestimmender für den Verlauf der Kommunikation ist als das gesprochene Wort (siehe Kapitel II-3.3).

Ferner zeigte sich in jedem Interview eine unterschiedliche Art und Weise, wie die jeweilige Frau auf ihre Erkrankung reagierte, verschiedene Bewältigungsstrategien wurden deutlich (s. Kapitel II-6).

Die drei Gespräche fanden in einem Souterrainraum eines Altenpflegeheims in Recklinghausen statt. Die Einrichtung verfügt über ein Stockwerk, das etwas tiefer als das Erdgeschoss gelegen ist, aber gleichzeitig durch Fenster zur oberen Hälfte hin mit dem Tageslicht verbunden ist. Hier befindet sich das „Stübchen", in dem Gruppenangebote stattfinden und das den befragten Bewohnerinnen sehr vertraut war. Die Bewohnerinnen wurden nacheinander von einer Mitarbeiterin der Einrichtung in dieses Stockwerk gebracht, wo ich sie am Fahrstuhl abholte. Alle drei Damen fragten unabhängig voneinander vorher die Betreuerin, ob ich denn da sei, um mir eine Frau zu suchen. Das Gespräch fand in einem Raum statt, in dem ich mich allein mit der betreffenden Bewohnerin aufhielt. Dieses Setting rief offenkundig entsprechende Reaktionen hervor. Als die Mitarbeiterin zu einer Bewohnerin sagte, ich sei verheiratet, antwortete diese: „Das kann aber nicht glücklich sein, sonst würde der doch nicht mit mir in den Keller gehen." Offenkundig ist die Interviewsituation nicht neutral, sondern schafft ein Setting, das das Leibgedächtnis (s. Kapitel II-3) anspricht. Das Setting – ein Mann allein mit einer Frau in einem tiefer gelegenen Raum – hat im Erleben der Betreffenden die Bedeutung einer Szene, die ihr Leibgedächtnis mit Annäherung und Heiratsinteresse verbindet. Über das gesprochene Wort hinaus ergab das situative Geschehen Material zum Verständnis der Innenwelten demenzkranker Menschen.

Zusätzlich zu den Interviews mit den demenziell erkrankten Menschen führte ich drei narrative Interviews mit Menschen durch, die an Demenz Erkrankte beruflich bzw. privat begleitet hatten (INB1 bis INB3). Die Ergebnisse habe ich in verschiedenen Teilen der Kapitel II-2 und II-3 verarbeitet. Vor allem im Blick auf die anschließend folgenden Kapitel habe ich vier Leitfaden-Interviews mit drei Pflegefachkräften und einer sozialpädagogischen Fachkraft in der Arbeit mit an Demenz Erkrankten durchgeführt (IB1 bis IB4). Diese Interviews hatten vier Themenschwerpunkte:

Wie verändert die Demenz das Erleben der Erkrankten?
Welche Resonanzen rufen Demenzkranke hervor?
Was hilft nicht?
Was hilft?
Auf einige ihrer Äußerungen habe ich auch in Kap. II-2 Bezug genommen.

Zu Themenaspekten des emotionalen Erlebens von Menschen mit Demenz habe ich Teilnehmerinnen und Teilnehmer einiger Fortbildungsseminare befragt, ausschließlich Fachkräfte mit langjährigen Erfahrungen in der Begleitung demenzkranker Menschen. Die Fragestellungen finden sich im Anhang.

Eine weitere wesentliche Quelle empirischen Materials waren Erfahrungsberichte. Über die narrativen Interviews hinaus suchte ich nach Selbstzeugnissen von Menschen mit Demenz und nach Berichten Angehöriger, wie sie die Entwicklung ihrer an Demenz leidenden Partnerinnen und Partner oder Eltern beobachteten und erlebten.

Die Selbstzeugnisse kranker Menschen sind spärlich, da die Symptome der Erkrankung wie Vergesslichkeit und Desorientierung einem schreibenden Festhalten entgegenstehen. Immerhin sind zwei Buchpublikationen mit Selbstzeugnissen erschienen (McGowin 1994, Rose 1997). Zitate habe ich als ED, Erfahrungsberichte demenzkranker Menschen, gekennzeichnet. Erstaunt war ich über die Fülle von Büchern und anderen Beiträgen, in denen Angehörige ihre Erfahrungen und Resonanzen festhielten (Zitate sind als EA, Erfahrungsberichte Angehöriger, gekennzeichnet).

Das Niederschreiben dieser Berichte war häufig von dem Bestreben geleitet, andere Angehörige von den eigenen Erfahrungen profitieren zu lassen und ihnen so Hilfestellungen zu geben. Da die demenzielle Entwicklung einer geliebten Person für die Betreuenden eine große Belastung und Herausforderung ist („Angehörige von Dementen sind eine Hochrisikogruppe für die Entwicklung von Depressionen.", Göpel 2001, S. 47), war das Schreiben für manche eine therapeutische Hilfe.

Zusätzlich fand ich mehrere literarische Verarbeitungen der Demenz, v. a. der Alzheimer-Demenz. In dem Roman „Small World" von Martin Suter wird die Alzheimer-Erkrankung eines Mitte 60-jährigen Mannes eingebettet in eine Kriminalgeschichte beschrieben. Der Roman Margaret Forsters, „Ich glaube, ich fahre in die Highlands", hat vielen Leserinnen und Lesern die Entwicklung einer Alzheimer-Erkrankung und die Auswirkungen in der Familie nahe gebracht. Auch andere Romane von Leonore Suhl, „Frau Dahls Flucht ins Ungewisse", die „Korrekturen" Jonathan Franzens und Michael Ignatieffs „Die Lichter auf der Brücke eines sinkenden Schiffs" kreisen um das Erleben einer fortschreitenden demenziellen Erkrankung. Die eher literarischen Texte zeigen zwar, dass sie auf unmittelbaren oder vermittelten Erfahrungen beruhen. Da sie aber literarisch bearbeitet sind, habe ich sie nicht als Material zu dieser Untersuchung herangezogen, sondern sie nur vereinzelt zitiert, wenn in ihnen in besonders treffender und poetischer Weise manche Aussagen formuliert waren. Diese Stellen sind mit LIT gekennzeichnet.

2

Innenwelten:
Das Krisenerleben und die Folgen

2.1 Krisenerleben: „Meine Welt um mich herum zerbröselte in Stücke.“

„... dass die Leute in Weinkrämpfen zusammenbrechen, das habe ich mehr als einmal erlebt, also auch physisch.“ (IB 3) Ein Altenpfleger berichtet, dass demenzkranke Menschen, die mit ihren Problemen konfrontiert werden, oft krisenhaft zusammenbrechen und dies sowohl psychisch als auch physisch geschieht: „Das sind richtige Zusammenbrüche. Sie schildern ganz realistisch und ganz real ihre Angst und sagen: ‚Ich merke, dass Sachen nicht mehr zurückkommen, die Lücken, die ich habe, immer größer werden.‘ Sie haben keinen Zutritt mehr. So dass wirklich sich das wie bei einem Blackout immer weiter fortsetzt. Also ganz dramatisch finde ich, wenn die Leute wirklich in einem fortgeschritten dementen Stadium sind, dass es da zu Kreislaufkollapsen kommt.“ (IB 3)

Eine demenzielle Erkrankung ist eine Krise und wird als Krise erlebt. Innere Ordnung und Orientierung der Person werden brüchig und brechen schließlich zusammen, die Brücken zur Umwelt werden nicht mehr als zuverlässig erfahren, der innere Boden, auf dem stehend sich Menschen erleben, beginnt zu schwanken und ihre Entscheidungsfähigkeit geht verloren. All das sind Phänomene der Krise.

Krisen sind Situationen oder Lebensphasen, die von Menschen als existenzielle Bedrohung ihrer Person bzw. ihrer Lebenswelt erlebt werden (Aguilera 2000, Kast 2003, Schnyder u. a. 2000). Entscheidendes Merkmal einer Krise ist, ob ein krisenhafter Lebensumstand als existenziell bedrohlich von dem betroffenen Menschen erlebt wird – unabhängig davon, ob dies von außen betrachtet bzw. mehr oder weniger objektiv beurteilt ebenfalls so eingeschätzt wird.

Manchmal bricht die Krise plötzlich über die Betroffenen herein, manchmal werden sie ihrer schleichend gewahr. Im Höhepunkt einer Demenzerkrankung, wenn der Verlust vieler grundlegender Lebensfähigkeiten als unausweichlich erfahren wird, bricht bei vielen Erkrankten das Krisenerleben in verzweifelten Ausbrüchen hilflosen Zorns heraus (s. Kapitel I-3.2.3). Doch bereits der Beginn der Erkrankung wird häufig als Krise erlebt. Die zunehmende Verbreitung des Wissens um Demenz oder

Alzheimer-Erkrankung ist einerseits positiv, da es zu frühzeitigen medizinischen Interventionen, die bei einigen Betroffenen das Fortschreiten der Erkrankung verlangsamen kann, und zu psychosozialen Interventionen führen kann. Für die Betroffenen bedeutet dieses Wissen allerdings: Ich bin unheilbar krank. Es ruft also eine Krise hervor.

Diana Friel McGowan schrieb, dass sie, nachdem sie ihre Diagnose gehört hatte, „wie betäubt" gewesen sei. (ED: McGowin 1994, S.51) Larry Rose hörte nach dem Arztbesuch von seiner Freundin den Satz: „Mach dir keine Sorgen." Seine Reaktion: „Richtig. *Mach dir keine Sorgen.* Das ist, wie wenn man einem Gefangenen auf dem Weg in die Gaskammer einen schönen Tag wünscht. Meine Welt um mich herum zerbröselte in Stücke. Ich spürte keinen Boden mehr unter den Füßen. Ich war endgültig an meine Grenzen gekommen. Ich war im Begriff, verrückt zu werden. Ein Irrer. Das war ich schon." (ED: Rose 1997, S. 30)

Das Verständnis der demenziellen Erkrankung als Krisenerleben ist wichtig, um die Tiefe der leiblichen Umwälzung und das Ausmaß der Not zu verstehen. Die Diagnose „Alzheimer" oder „Demenz" beinhaltet zumeist das Urteil „unheilbar". Sie erschüttert bis in die Grundfesten. Wer an Demenz erkrankte Menschen (und deren Angehörige) therapeutisch, pflegend oder auf andere Art und Weise begleitet, muss sich auf diese Erschütterung einstellen und einlassen. Sich nur auf einen kleinen Ausschnitt des Krisenprozesses wie z. B. die kognitiven Beeinträchtigungen der Interaktion mit an Demenz erkrankten Menschen zu beschränken, hieße, wesentliche Inhalte des Erlebensprozesses zu ignorieren und die Kranken bzw. ihre nahen Angehörigen damit allein zu lassen.

Im Verlaufe einer demenziellen Erkrankung durchleben Menschen mehrere kleinere oder größere Krisen, die aus Folgeerscheinungen des Älterwerdens und nicht nur oder hauptsächlich aus der Demenz-Erkrankung entstehen. Das Auftreten körperlicher Erkrankungen oder Gebrechen wird als krisenhaft erlebt, da mit ihm ein Verlust von Fähigkeiten und Lebensmöglichkeiten verbunden ist. Der Verlust der eigenen Wohnung und damit vertrauten Umgebung durch einen Krankenhausaufenthalt oder den Umzug in ein Heim wird ebenfalls häufig als Krise erfahren. Auch anderes Krisenerleben ist meist mit dem Verlust von Vertrautem und von Geborgenheit verbunden, so zum Beispiel der Tod naher Angehöriger. Viele Mitarbeiterinnen und Mitarbeiter von Alteneinrichtungen berichten, dass solche Krisen zu Verwirrungsschüben bei Menschen, bei denen bislang keine Demenzsymptome festgestellt wurden, führen und bei anderen die Erkrankung schubhaft intensivieren. Eine Frau reagiert auf den Einzug in das Heim mit Verwirrungszeichen. Eine andere ist nachts aus dem Bett gefallen und hat sich das Hüftgelenk gebrochen. In den Tagen darauf erkennt sie ihre Angehörigen nicht mehr. Offensichtlich gibt es zwischen der Demenz-Erkrankung und anderen krisenhaften Ereignissen eine komplexe Wechselwirkung (die leider bislang nicht wissenschaftlich untersucht wurde).

Die Erkrankung selbst ist eine Krise und wird als solche erlebt – und gleichzeitig können Krisen in die Demenz führen bzw. die Demenz abrupt und schubweise verstärken.

Beobachtungen Angehöriger bestätigen diese These.

„Die Belastungssituation, durch den Krankenhausaufenthalt verursacht, verstärkte die ersten Symptome der Alzheimer-Krankheit, die ‚vergessliche Phase‘.“ (EA: Schoene 1998, S. 26)

Später, nachdem die Krankheit weiter fortgeschritten war, erlitt die Erkrankte einen Knochenbruch, der im Krankenhaus operiert werden musste. Der erneute Krankenhausaufenthalt verschärfte die Situation: „Von diesem Zeitpunkt an baute Mami ab, unaufhaltsam und erschreckend.“ (EA: a. a. O., S. 108)

Auch die Tochter eines anderen Kranken beschreibt die krisenhaften Auswirkungen von Ortswechseln: „Die Verzweiflung kenne ich von ihm vor allem, wenn Pfeiler der räumlichen und menschlichen, personellen Orientierung entzogen werden. Die räumlichen Wechsel haben zu einem ganzen Stück Selbstaufgabe geführt.“ (INB 2) Der Ortswechsel „war dramatisch, war ganz furchtbar. Er hat laut durchs Krankenhaus geschrien und sich geklammert und wollte nur noch da raus, da raus, da raus. ‚Ich will da raus, nimm mich mit, ich will nach Hause.‘“(INB 2)

Was brauchen Menschen, die an Demenz erkranken, in ihrem krisenhaften Erleben? Ich habe dazu 32 Seminar-Teilnehmerinnen und -Teilnehmer, die mit an Demenz erkrankten Menschen arbeiten, befragt (Fragebogen siehe Anhang). Die Antworten lassen sich in drei Komplexe gruppieren:

– *Halt*
Menschen in der Krise und damit Menschen, die an Demenz erkrankt sind, brauchen Halt. Alles, was Sicherheit gibt, hilft. Rituale und Zuverlässigkeit sind wichtig. Die Klarheit, die nicht mehr oder nur noch eingeschränkt von innen kommen kann, muss nun von außen dargebracht werden.
Halt geben kann die Erlaubnis zur Schonung, auch die Erlaubnis zum Rückzug, zu Pausen, die Entpflichtung. Halt geben kann aber auch die Verpflichtung bzw. die Ermutigung, sinnvolle Arbeiten zu übernehmen.

– *Begegnung*
Der wichtigste Halt, den Menschen in Krisen erfahren können, ist die einfühlende Begegnung mit anderen Menschen. Sie wollen ernst genommen werden, sie brauchen Vertrautheit, Verständnis, die Erlaubnis, so sein zu dürfen, wie sie sind, und Zuwendungen jeder Art. Wenn diese Qualität des Begegnens gesucht wird, hat der Satz, dass „Begegnung heilt“, nirgendwo eine größere Existenzberechtigung als für Menschen, die sich in einer Krise erleben.

– *Sinn*

Viele Krisenerfahrungen rufen Auseinandersetzungen mit Sinn-Fragen hervor: Was ist der Sinn meines Lebens? Hat mein Leben überhaupt noch einen Sinn? Wo gehe ich hin? Was kann ich aus meinem Leben noch machen? Welchen Sinn kann ich der Erkrankung für mich geben? Macht mein Leben noch Sinn für andere? Werden Menschen mit Demenz auf diese Sinnfragen angesprochen und erfahren sie in ihrer Suche Gehör und Unterstützung, dann mildert sich häufig ihr Krisenerleben.

2.2   Erregungsverläufe: „... oft wie aufgedreht"

Wenn Menschen sich als in einer Krise befindlich erleben, beeinflusst dies ihre Gesamtverfassung, ihr Grundgestimmtsein, das als Befinden bezeichnet wird. Das Befinden eines Menschen ist dessen leiblicher Gesamtzustand.

Das Befinden der Menschen wird in der leiborientierten Diagnostik und Therapie mit den Begriffen konstitutive Leibbewegungen und Erregungsverläufe bzw. -konturen beschrieben (Baer/Frick-Baer 2001a, 2001c, 2004). Beginnen wir mit den Erregungsverläufen, die sich für die Beschreibung des Erlebens an Demenz erkrankter Menschen als am wichtigsten gezeigt haben. Jeder Mensch hat die Erfahrung gemacht, dass ein Krisenerleben seine Erregung steigert, manchmal so intensiv, dass er „nicht mehr herunterkommt". Bei manchen wird sich die hohe Erregung in spontanen Ausbrüchen zeigen, bei anderen in einem lange Zeit stetig hohen Erregungsniveau. Hier zeigen sich auch Besonderheiten der Erregungsverläufe, die bei jedem Menschen unterschiedlich sind und zu den Eigenheiten seiner Persönlichkeit gehören. Manche Menschen befinden sich häufig auf einem hohen Erregungsniveau, andere eher auf einem niedrigen. Der Verlauf einer Erregung kann sich abrupt ändern oder sich stetig vollziehen, Erregungen können ansteigen oder abfallen, flüchtig sein oder explosiv usw. Wenn die Erregungsverläufe eines Menschen sich wiederholen und zu Mustern verfestigen, ja den Menschen manchmal in ein Korsett von immer gleichen Abläufen zwingen, werden sie zu seinen Erregungs*konturen*. Erregungsverläufe sind transkonkret, sie wiederholen sich also jenseits des konkreten Anlasses und Inhaltes der Erregung. Mit Bezug auf die Ergebnisse aus der Säuglingsforschung beschreiben Stern (1992) und Dornes (1993), dass sich solche sich wiederholende Erregungsverläufe als erste Muster, als Gestalten und schließlich Konturen im Gehirn der Säuglinge repräsentiert werden. In der Säuglingsforschung werden sie v. a. „Vitalitätsaffekte" genannt. Sie sind das früheste und grundlegendste Element menschlicher Musterbildung.

Die demenzielle Erkrankung ist von Veränderungen der Erregungsverläufe begleitet und führt zur Herausbildung spezifischer Erregungskonturen. Eine professionelle Begleiterin sagte im narrativen Interview:

„Also die Erregung finde ich sehr stark bei vielen, Erregtsein, das merkt man auch an der Körperspannung, die ja sehr hoch ist, oft sehr verkrampft. So erlebe ich das. Bei vielen ist in die Ruhe zu kommen sehr schwer. Entspannung ist sehr schwierig, die wirken oft wie aufgedrehte Motörchen. Und es ist sehr schwer, Ventile zu finden." (INB1)

Häufig wird das Befinden als ein gleich bleibendes hohes Erregungsniveau beschrieben, das sich in Unruhe äußert. Einige Beispiele:

- „Durch ihre Unruhe, ihre Tätigkeiten bei Tisch waren kontinuierliche Gespräche bei Tisch nicht möglich." (EA: Schoene 1998, S. 20)
- „Die Krankheit raubte ihr die Ruhe. Da war keine Muße, keine Gelassenheit mehr, nur diese schreckliche Rastlosigkeit, die ihr verwehrte, das, was sie begonnen hatte, zu beenden." (a. a. O., S. 100)
- „Greifen wir willkürlich einen Tag im Vorsommer 1993 heraus. Zwischen fünf und sechs Uhr wird Marianne, anders als früher, unruhig. Sie beginnt zu reden. Im Halbschlaf –? Träumend –?
  ‚Wo bist du?'
  Oder: ‚Wo bin ich?'
  ‚Ich will nach Haus.'
  Ihre Hände tasten. Will sie sich vergewissern, wo sie sich befindet? Die Unruhe nimmt zu. Vielleicht lässt sie sich auf ein Gespräch ein: ‚Hast du gut geschlafen?'
  Ein langes Verstummen ist die Antwort. Sie hat die Frage nicht überhört – weiß sie keine Antwort?
  ‚Ich hätte Lust, heute einen Besuch zu machen. Du auch?'
  Dieses Mal kommt eine Antwort. ‚Bei wem?', fragt sie.
  ‚Nun, vielleicht bei Emmi. Wir können anrufen und fragen, ob es ihr passt.'
  ‚Ja, bitte.'
  Für einige Minuten ist die Unruhe verflogen. Ist es Vorfreude auf den in Aussicht genommenen Besuch, welche die Stimmen verscheucht, die zuvor in ihr rumorten? Dann, plötzlich, strampelt sie die Bettdecke beiseite. Sie will aufstehen. Aber sie merkt, dass es schwer fällt, sich aus eigener Kraft aufzurichten, und lässt sich sogleich auf den Vorschlag ein: ‚Bleib bitte noch liegen. Lass mich zuerst aufstehen.' Aus dem Badezimmer muss ich in Abständen laut rufen.
  ‚Ich putze mir gerade die Zähne.'
  Oder: ‚Jetzt bin ich bald fertig.'
  Ohne die ständige Vergewisserung, dass ich nahebei bin, kommt die Unruhe wieder auf." (EA: Funke 1998, S. 26f)

– „Die innere Unruhe vertreibt sogar die Freude an den Schönheiten der Natur, die sie früher in vollen Zügen genoss." (a. a. O., S. 46)
– „Nach einem Unfall wurde mein rechter Arm eingegipst, und ich konnte Mami nur am Wochenende besuchen. Nervös, aufgeregt wirkte sie am Telefon, dramatisierte Nichtigkeiten." (EA: Schoene 1998, S. 29)

Der Erregungsverlauf vieler an Demenz erkrankter Menschen lässt sich mit den diagnostischen Begriffen für die Erregungskonturen als „stetig" und „hoch" beschreiben. Ein Abfallen des hohen Erregungsniveaus ist häufig durch Nähe möglich, wie zahlreiche Äußerungen zeigen: „Meine unmittelbare Nähe linderte offensichtlich ihre unruhigen Empfindungen." (EA: Funke 1998, S. 49)

Auf die Frage, was denn gegen die hohe Erregung vieler Erkrankter helfe, antwortete eine professionelle Begleiterin:

„Worüber es wirklich gut geht, ist über Musik. Das finde ich immer faszinierend, über das Singen. Singen entspannt."

U.B.: „Wie erklärst du das?"

Begleiterin: „Meistens sind das Themen aus der Kindheit. Ich singe auch Kinderlieder, etwas Vertrautes, etwas, woran man sich festhalten kann. Und es kommt aus dem Bauch. Sie singen sehr inbrünstig und auch wieder gefühlsbetont. Und es kommt mir vor, als haben diese Lieder einen Rahmen. Diese Lieder geben ja Halt. Dann darf es gefühlsbetont sein, ohne dass es überschwappt. Dann darf man auch weinen oder lustig sein." (INB 1)

Die Interviewte führt als weitere Möglichkeit, die hohe Erregung Erkrankter zu reduzieren, an, dass man ihnen Gelegenheit gibt, sich zu bewegen. „Wenn man die wirklich rennen lassen kann, dann sind sie irgendwann platt. Das ist wirklich so. Sie sind irgendwann müde und können dann auch entspannen. Dadurch, dass das in vielen Einrichtungen aber nicht geht, kann man diesem Bewegungsdrang keinen Raum geben."

U.B.: „Was würdest du dir wünschen?"

B.: „Irrgärten zum Beispiel. Weite, weite Wiesen und Gärten, wo man sie wirklich laufen lassen könnte, mit der Gewissheit, es passiert nichts. Dann wäre das Personal entspannt und die Leute wären auch entspannter." (INB 1)

Die interviewte Pflegefachkraft setzte die hohe Erregung demenzkranker Menschen auch in Verbindung mit deren mangelnden Gelegenheiten, sinnliche Erfahrungen zu machen. „Ich würde mir Räume wünschen, in denen auch nicht ständig so gemäkelt wird, wie man isst, in denen halt egal wäre, ob man mal einen Klecks auf der Hose hat. Vieles scheitert auch an solchen Regeln von außen. Räume, in denen auch gemanscht wird. Sinnlichkeit ist ja auch ganz wichtig. Dafür ist oft viel zu wenig Raum vorhanden. Das Hygieneverhalten ist in Pflegeheimen oft drastisch. Hygiene ist ganz wichtig, desinfizieren, Sauberkeit – und das widerspricht oft den Bedürfnissen."

U.B.: „Woran bemerkst du das?"

B.: „Woran merke ich sie? Weil sie es immer wieder tun! Im Essen manschen, im Blumentopf herumwühlen, draußen in der Erde herumwühlen, wir haben einen kleinen Teich, zum Wasser gehen … Das ist ganz offensichtlich, finde ich! Oder wenn ich dann schon einmal Sand anschleppe oder Muscheln oder Steine, die werden befühlt, die werden betastet, der Wunsch ist da. Oder wenn ich mit ihnen Gemüsesuppe koche, Gerüche, was anfassen dürfen ... Da sind mir die Regeln oft zu eng. Oder die Ansprüche."

U.B.: „Was passiert, wenn sie das dürfen?"

B.: „Dann werden sie entspannter. Also die Menschen brauchen mehr Freiräume." (INB1)

Ohne Nähe und ohne solche Freiräume, in denen sich Erregung ohne Gefährdung ausagieren kann, wechselt der stetige Erregungsverlauf oft zu abrupten Veränderungen.

„Ihre Stimmungen veränderten sich ganz plötzlich. Mal schien sie ruhig, mit allem zufrieden, dann brauste sie auf, beschimpfte mich und stieß die übelsten Schimpfworte aus. Oft tat es ihr hinterher Leid, und immer war dieser fragende, hilfesuchende Ausdruck auf ihrem Gesicht, als erwarte sie von mir eine Erklärung für ihr Verhalten." (EA: Schoene 1998, S. 86 f)

Die plötzlichen, abrupten Veränderungen stehen oft in Verbindung mit großer Unruhe: „Die Krankheit hatte ihr die Ruhe geraubt. Davor war sie ein Mensch, der zwar lebhaft und temperamentvoll, aber voller Ruhe und Bedächtigkeit gewesen war. Alles, was sie jetzt tat, brach sie ab – den Satz, das Telefonat. Sie konnte die Dinge ihres Lebens nicht mehr zu Ende bringen. Ging sie spazieren, trieb sie irgendeine Macht nach kurzer Zeit zurück. Sie trank ihr Glas nur zur Hälfte, aß meistens ihr Essen nicht auf. Schubladen, Schränke, Lichtschalter, Wasserhähne, selbst der Telefonhörer – während sie damit umging, vergaß sie es. Ihr Körper war von einer schrecklichen Unruhe erfüllt. Wenn ich sie bat, sitzen zu bleiben, zu entspannen, wollte sie das auch. Doch nach kurzer Zeit stand sie auf und musste irgendetwas tun." (EA: Schoene 1998, S. 101)

Das erhöhte bzw. sich erhöhende Erregungsniveau verstärkt die Schlaflosigkeit, von der alle Angehörigen und Begleitenden berichten. „'Er ist nachts so unruhig', sagte Gwen zu mir. (…) Vater schien oft etwas zu bedrücken, wenn er schlief. Manchmal wachte er dann abrupt auf und stellte eine zusammenhanglose und besorgte Frage wegen Geld oder einem Haus oder anderen Dingen, die ihn zu beschäftigen schienen." (EA: Taylor 1996, S. 34)

Die Schlaflosigkeit kann wiederum die Gedächtnisstörungen verstärken, da der Schlaf notwendig ist, damit neuronale Verbindungen, die Erfahrungen des Tages repräsentieren, während des Schlafes in die Neocortex übertragen werden können.

Es ist also für Therapie und Begleitung wichtig zu versuchen, das Erregungsniveau zu verringern sowie Spannungen und Unruhe in Richtung lösendes und ruhiges Befinden zu verändern. Kurz gesagt: Alles, was der Beruhigung und Entspannung dient, alles, was die Erregung verringert, ist hilfreich, alles, was sie erhöht, schadet.

Das Erleben der Demenz-Erkrankung als Krisenentwicklung hat immer Auswirkungen auf die Erregungsverläufe bzw. -konturen. Im Unterschied zu anderen Krisen ist das Krisenerleben demenzkranker Menschen durch eine Besonderheit gekennzeichnet: Es gibt keine Hoffnung, dass „es besser wird", dass die Krise vorbei geht. Die Krise der meisten Menschen mit Demenz-Erkrankungen, zumindest mit denen vom Alzheimer-Typus, ist irreversibel. Nicht die Krise endet, sondern in der Schlussphase der Erkrankung reduziert sich die Fähigkeit, die Erkrankung und ihre Folgen bewusst wahrzunehmen. Diese Veränderung zeigt sich oft in einem Nachlassen der dauerhaften Hocherregung.

2.3   Spannung, Unruhe und andere konstitutive Leibbewegungen: „Ich will nach Haus!"

In den Berichten der Angehörigen war mehrfach von der Unruhe der demenzbetroffenen Menschen die Rede. Damit wird die zweite Kategorie, mit der das Befinden eines Menschen und damit das Krisenerleben an Demenz Erkrankter beschrieben werden kann, erwähnt: die konstitutiven Leibbewegungen (s. a. Baer/Frick-Baer 2001a, S. 165 ff). Konstitution ist die Verfassung, die Befindlichkeit eines Menschen, sein Zustand, sein leibliches So-Sein, die Qualität seines Erregungsverlaufes, seine Erregungskontur. Konstitutive Leibbewegungen sind die Bewegungen des Erlebens, in denen sich das Befinden äußert, z. B. sich anzuspannen oder sich zu lösen. Oft sind konstitutive Leibbewegungen gar nicht „in Bewegung", sondern erstarrt, z. B. bei Menschen, die sich aus irgendeinem Anlass angespannt haben und in dieser Hochspannung verbleiben. Dann gilt es, diese Menschen darin zu unterstützen, sich aus der erstarrten Spannung zu lösen, sie auf dem Weg hin zu einer Leibbewegung des Spannens und Lösens zu begleiten.

Es gibt zahlreiche Arten dieser Leibbewegungen. Als diagnostische Hilfestellung werden sie in Gegensatzpaaren angeführt, um, wie zum Beispiel bei „gespannt – gelöst", zwei Pole zu benennen, innerhalb derer sich das Erleben bewegt, meist pulsiert (a. a. O.). In der Befragung von Seminarteilnehmerinnen aus der Altenpflege wurde auch danach gefragt, welche Leibbewegungen sie am häufigsten bei an Demenz erkrankten Menschen beobachtet haben. Am meisten genannt wurden die Paare (in der Reihenfolge der Häufigkeit):

unruhig – ruhig
gespannt – gelöst
diffus – prägnant
In-sich-Wohnen – Sich-fremd-Sein

Das normale Wechselspiel zwischen Unruhe und Ruhe, innerhalb dessen sich das Befinden eines jeden Menschen bewegt, ist bei Menschen mit Demenz einseitig zur Unruhe hin gewichtet, ja oft in der Unruhe eingefroren. Bewegung zur Ruhe hin vollzieht sich nur über Nähe, über persönlichen Kontakt. Ebenso helfen sinnliche Eindrücke wie Musik und Bilder, vor allem solche, die die Vertrautheit fördern (s. u.):

„Musik hat Vater schon immer beruhigt und zu dieser Zeit lief im vierten Programm morgens die Sendung ‚Heimatmelodien', in der man Musik hören und Landschaftsaufnahmen von den Bergen bis zum Meer sehen konnte. Wenn wir davon Videoaufzeichnungen machten, konnten wir sie später, wenn Vater aufwachte und allein im Schlafzimmer war, abspielen und das brachte viel Ruhe für ihn. Strandkonzerte, vertraute Szenen wie die Fahnenparade an einem staatlichen Feiertag, das königliche Reitturnier, Filme voller Licht und Farbe und mit Kindern wie Mary Poppins – all das sah er sich friedlich an. Es war etwas ganz anderes für ihn, als sich gezwungenermaßen Dinge anzusehen, die ihn verstörten oder irritierten, weil er keinen Sinn in ihnen erkannte." (EA: Taylor 1996, S.36f)

Die konstitutiven Leibbewegungen „gespannt – gelöst" treten in der Demenz-Erkrankung zumeist als erhöhte Grundspannung der Erkrankten auf:

„Gegen Mittag begann Lucie mit den Vorbereitungen für das Mittagessen. Augenscheinlich hatte sie sich wieder beruhigt, doch es lag spürbar Spannung in der Luft. Umso mehr, da ich schon seit einiger Zeit die Angewohnheit angenommen hatte, ab und zu in der Küche zu erscheinen und nachzusehen, ob auch alles gut ging. Lucie hatte mich sofort durchschaut. Misstrauen ist ein scharfer Beobachter." (EA: Vilsen 2000, S.55)

Larry Rose beschrieb, wie er sich selbst unter Spannung setzte:

„Ich sagte zu mir selbst: ‚Denk doch, Larry, denk. Du darfst nicht abschalten, keinen einzigen Augenblick.' Ich kann gar nicht sagen, was für Dummheiten ich alles machen könnte." (ED: Rose 1997, S.78)

Die Spannung äußert sich häufig auch im Grübeln:

„Ich kann mich sehr gut an solche Augenblicke erinnern, wo er dasaß und ich den Eindruck hatte, jetzt werden noch mal die letzten grauen Zellen in Bewegung gesetzt, und er grübelt, er sucht in seinem Hirn nach Lösungen, kommt dann mit Fragen wieder raus nach einiger Zeit und sucht dann wieder, ja und findet dann entweder etwas oder, also in den Situationen, die ich mitgekriegt habe, sucht durch hilfesuchende Blicke zu uns, insbesondere zu seiner Frau – bis jetzt zuletzt, er ist jetzt schon der

Wirklichkeit sehr weit entrückt, aber die H., unsere Mutter, ist seine absolut sicherste, tief sitzendste Orientierung. Die sind jetzt 62 Jahre verheiratet und wenn H. nicht da ist, dann gab es eine ganze Zeit lang Panik, Suchen …, sie durfte keine Viertelstunde weg sein." (INB 2)

Statt „diffus" werden für diese konstitutive Leibbewegung häufig Bezeichnungen wie „durcheinander", „wie im Nebel" oder „verwirrt" benutzt. Statt „prägnant" als polarer Bezeichnung werden auch Begriffe verwendet wie „klar" oder „eindeutig". Häufig zeigt sich die diffuse Leibbewegung auch noch in anderen Bezeichnungen:

„In ihrem Bemühen, uns alles recht zu machen und längere Gespräche zu vermeiden (es sei denn über die Katze), wirkte sie nervös, fahrig." (EA: Schoene 1998, S. 21)

Wenn die Welt immer verwirrender wird, kann das bis zu Auflösungsvorstellungen führen:

„Meine Welt löste sich in ihre Bestandteile auf und ich bekam keinen festen Fuß mehr auf den Boden." (ED: McGowin 1994, S. 87)

Sobald in dem diffusen Befinden Druck ausgeübt wird, ergreift die Verwirrung die Betreffenden völlig:

„Mein Mann verhielt sich manchmal überhaupt sehr verwirrend und frustrierend für mich. Hin und wieder bat er mich, bestimmte Dinge zu erledigen, die meine schwindenden Fähigkeiten auf eine harte Probe stellten, und wenn ich dann versuchte, ihm lang und breit zu erklären, hatte er es sich angewöhnt, mir mit einer Handbewegung – ‚jetzt komm, mach schon' – anzudeuten, dass ich mich gefälligst beeilen sollte. Allein der Anblick dieser Handbewegung reichte aus, dass ich auf der Stelle zu stammeln und stottern anfing und vollends den Faden verlor." (ED: McGowin 1994, S. 123/4)

In sich zu wohnen bedeutet, sich seiner selbst und seines Platzes in der Welt relativ sicher zu sein. Der Gegenpol ist das Sich-fremd-Sein, ein Zustand, mit dem das Befinden an Demenz erkrankter Menschen häufig beschrieben wird. Diana Friel McGowin erlebte, dass sie „jeden Tag ein kleines Stückchen weniger als noch am Vortag vorhanden" ist (a. a. O. 1994, S. 49).

Eine Tochter gibt die Stimme ihrer erkrankten Mutter wieder:

„Es ist alles so fremd geworden. Ich meine, früher war es anders." (EA: Funke 1998, S. 46)

Erkrankte Menschen bekommen den Eindruck, nichts mehr richtig machen zu können. Larry Rose spürt, wie fremd er sich geworden ist und wie fremd ihm die Welt geworden ist, nachdem er aus dem Haus gegangen war und vergessen hatte, die Herdplatte abzustellen:

„Ich brauchte nicht allzu lange, um die ganze Bescherung aus dem Weg zu schaffen, das Haus zu lüften und eine kalte Bratwurst zu essen. Ich schwor mir, nie und nimmer Stella von diesem Vorfall zu erzählen. Sie würde sicher meinen, ich hätte nicht mehr alle Tassen im Schrank. ‚Ich muss mich stärker auf das konzentrieren, was ich gerade tue‘, sagte ich mir. Zum ersten Mal in meinem Leben rührten sich tief in meinem Inneren Zweifel. Das war beunruhigend und nervend und eine Zeit lang verspürte ich die Unsicherheit eines Menschen, der zum ersten Mal in seinem Leben einen Hurrikan oder Tornado erlebt: das schreckliche Gefühl, das einen überkommt, wenn man feststellt, dass etwas, was fest und solide sein sollte, unversehens brüchig geworden ist und man sich darauf nicht mehr verlassen kann.“ (ED: Rose 1997, S. 18)

Häufig spüren die erkrankten Menschen über die Aktionen und Reaktionen anderer ihre Unfähigkeit, sich in der Welt zurecht zu finden, „richtig“ zu sein: „Sagte ich zum Beispiel: ‚Heute Mittag machen wir Pommes frites. Schneide die Kartoffeln bitte nicht durch‘, wurden sie ständig doch wieder in Stücke geschnitten. Die kommunikative Wahrnehmung ging nicht weiter als bis zur Netzhaut oder zum Trommelfell. Ich wusste nicht, wie ich darauf reagieren sollte, außer schließlich alles selbst zu machen. Und ich sah auch, dass Lucie immer seltener selbst die Initiative ergriff. So war es unvermeidlich, dass Lucie allmählich der Eindruck überkommen musste, dass sie sich ihrem eigenen Haus entfremdete.“ (EA: Vilsen 2000, S. 56)

Zum In-sich-Wohnen gehört die Sicherheit zu wissen, wer man ist und in welcher Umgebung man sich befindet. Geht diese Vertrautheit verloren, tritt Sich-fremd-Sein an die Stelle des In-sich-Wohnens (s. a. Baer/Frick-Baer 2003). An Demenz erkrankte Menschen suchen Vertrautheit und machen sich auf den Weg „nach Hause“, in die Heimat. Eine Tochter beschrieb ihre Mutter: „In ihren unberechenbar auftretenden Vorstellungen wiederholte sich eine immer wieder: ‚Ich will nach Hause gehen.‘

Für diesen Weg nach Hause, der über 800 Kilometer lang war und der über zwei Grenzen führte, für deren Überquerung ein wochenlang vor dem Grenzübertritt zu beantragendes Visum nötig war, gab es nur eine bestimmte Richtung, die sie einschlug, die ins Stadtteilzentrum. Zunächst auch zu unserer vorherigen Wohnung, dann weiter bis zur Kirche. Diese war der Punkt, an dem sie umkehrte, erkannte, dass sie jetzt in einer anderen Wirklichkeit lebte. Bis auf wenige Ausnahmen.

Ich höre diesen Satz: ‚Ich will nach Hause gehen‘ in ihren verschiedenen Stimmungen. Traurigkeit, mit Tränen in den Augen. Trotz, auch Zorn, wenn man nicht sofort begriff, dass man sofort aufzustehen hatte, um sie zu begleiten. Unsicherheit, ob es denn diesen Weg tatsächlich geben würde … Doch am häufigsten strahlende Freude, dass sie bald zu Hause sein könne, bei ihren Eltern, bei ihrer Mutter. ‚Ich will nach Hause gehen.‘ Diese Worte ließen keine Gewöhnung zu.“ (EA: Demski 1997, S. 55f)

Als ihre Mutter ihre vertraute Umgebung durch einen Krankenhausaufenthalt verlor, verlor sie die Vertrautheit in der Beziehung zur Tochter: „Die drei Tage nach der Operation, die sie im Krankenhaus bleibt, ist es so, als ob es eine Glaswand zwischen uns gäbe und diese sich von Stunde zu Stunde verstärkt, als lebte sie in einer ganz eigenen Welt, in die sie sich immer weiter entfernt, zu der wir keinen Zugang mehr haben." (a. a. O., S. 79)

Nach der Rückkehr löste sich das Fremdsein wieder: „Als unsere Mutter aufwacht, gibt es nicht mehr die Wand zwischen ihr und uns. Ein Satz bestätigt uns in Tonfall und Inhalt ihre Rückkehr, über die sie erleichtert ist: ‚Ich bin wieder zu Hause!' Schon am nächsten Tag reicht die Wohnung für ihren Bewegungsdrang nicht mehr aus." (a. a. O., S. 81)

Nach Hause gehen – das wird zur Bezeichnung eines Befindens, das durch stetige Suche gekennzeichnet ist. Ist es die Sehnsucht nach den Gefühlen der Kindheit, nach einem Ort, der vertraut ist und Schutz bietet, nach einem Erlebensraum, der Ordnung bietet und in der krisenhaften Verunsicherung Halt gibt? Vielleicht von allem etwas. Immer aber scheint diese Suchbewegung ein Zeichen dafür zu sein, dass sich die Suchenden nicht als in sich wohnend oder gar geborgen erleben.

„Dann ist da noch ein Satz, den sie ein um das andere Mal ausspricht: ‚Ich will nach Haus!' Sie sagt es tagsüber und nicht selten auch während der Nacht. Was denkt sie sich dabei? ‚Du bist doch zu Hause', antworten wir ihr. ‚Sieh doch, wir sind beide im Wohnzimmer.' Sie sieht mich erstaunt an: Kann ich dir glauben? Manchmal senkt sie ungläubig den Kopf; manchmal schmiegt sie sich an und schweigt. Ahnt sie, dass der Satz ‚Ich will nach Haus', so wie sie ihn jetzt ausspricht, etwas ganz anderes beinhaltet als im normalen Sprachgebrauch? Vermutlich meint sie: Alles um mich herum ist mir fremd geworden. Ich bin mir selbst fremd geworden. Ich weiß nicht mehr, wo ich bin und wer ich bin." (EA: Funke 1998, S. 47)

Um dem Sich-fremd-Sein entgegenzuwirken, kann es hilfreich sein, dass die Erkrankten Tätigkeiten durchführen, die ihnen vertraut sind. Alltagstätigkeiten, die aus der Biografie bekannt sind, können ein Befinden des „zu Hause" unterstützen, Routine ist vertraut und gibt Halt. (s. a. EA: Alex 1999, S. 109)

„Nach Hause" – von diesem symbolhaften Ausdruck als Sehnsucht nach In-sich-Wohnen und Vertrautheit berichtet auch Corry F.M. Bosch (1998) in ihrer Studie „Vertrautheit – Studie zur Lebenswelt dementierender alter Menschen". Sie berichtet, dass der selbstverständliche Charakter der Wirklichkeit für die erkrankten Menschen immer mehr verschwindet und damit ihre Fähigkeit, das Erfahrene einzuordnen: „Dadurch entgleitet dem dementierenden Menschen das Vertrautheitsgefühl: Das vertraute Ich, das vertraute Andere, die vertraute Umgebung und die vertrauten Dinge verschwinden nach und nach. Das tägliche Leben, das größtenteils ein Netz von Vertrautheit war, wird immer unvertrauter." (a. a. O., S. 114) Sie stellt in ihrer Untersuchung geschlechtsspezifische Unterschiede in der Art und Weise, wie Vertrautheit gesucht wird, fest. Das Vertraute, das die meisten an Demenz erkrankten Frauen suchen, ist das private Zuhause, die häusliche Situation mit Mann und Kindern, manchmal auch das elterliche Haus. Sie äußern zum Beispiel (a. a. O., S. 60):

- „Schauen Sie, meine Söhne warten zu Hause auf mich."
- „Er (ihr Mann) hat jetzt nichts zu essen und zu trinken."
- „Ich kann ein Kind von sieben doch nicht mit einem kranken Mann allein lassen."
- „Ich gehe jetzt, sonst wird es für die Jungen zu spät."

Und dann gehen sie los, begeben sich auf den Weg „nach Hause". Einen Höhepunkt in der von Bosch untersuchten Alten-Pflegeeinrichtung hat dieses Bedürfnis nachmittags gegen 17.00 Uhr, dem Zeitpunkt, an dem normalerweise der Ehemann oder die Kinder nach Hause kamen.

Die meisten der von Bosch beobachteten Männer suchen ihre Vertrautheit weniger im privaten als vor allem in ihrem beruflichen „Zuhause". Zwei Beispiele aus ihren Interviews mit Pflegenden:
- „Ein Mann bei uns auf der Station war Bauer. Er redet ständig vom Markt in seiner Heimatstadt und von den Kühen und Pferden. Ich finde es schön, ihm zuzuhören … Wir haben auch einen Bauern, der hier alles als seinen Bauernhof betrachtet. Herrlich, das mitzumachen! Die Kissen sind das Heu. Er legt die Kissen auf den Flur, genau wie im Stall von anderthalb Metern. Die Zivildienstleistenden legen sie dann wieder auf die Betten. Dann sagt er: ‚Was fressen die Kühe heute doch viel!'" (a. a. O., S. 77 f)
- „Viele Männer reden von ihrer Arbeit. Ein Mann redet häufig von der Fabrik, in der er gearbeitet hat. Wieder ein anderer denkt, dass die Station die Fabrik ist und dass er sich um alles kümmern muss. Manchmal muss man lachen. Wir haben hier auch einen Mann, der Schulleiter war. Wenn er in den Aufenthaltsraum kommt, wo all die Menschen sitzen, denkt er, dass eine Versammlung stattfindet. Dann klatscht er in seine Hände und sagt: ‚Damen und Herren, einen Moment Ruhe, bitte! Wir eröffnen die Versammlung mit einem christlichen Gruß.' Herrlich!" (a. a. O.)

Demenzkranke Menschen suchen Vertrautheit und damit Halt und Reste des In-sich-Wohnens in ihrer Berufswelt, in ihrer Familie, in Orten der Heimat, in gewohnten Tätigkeiten usw. Worin jeweils das Vertraute besteht, ist Ausdruck biografischer Erfahrung.

Innenwelten: Vom Erinnern und Fühlen

3.1   Das Gedächtnis des Leibes

3.1.1   Erinnern ist Erleben: „nichts mehr wie gewohnt"

An Demenz erkrankte Menschen beginnen sich in dem Maße als in einer Krise befindlich zu erleben, in dem sie realisieren, dass mit ihrem Gedächtnisverlust ihre persönliche Identität gefährdet wird. Einschränkungen des Gedächtnisses, wie sie Teil der Demenz-Erkrankung sind, sind kein isoliertes Ereignis, sondern haben wichtige Auswirkungen auf das Erleben der persönlichen Identität.

Wenn ein Gedächtnis nichts mehr hinzufügen kann, ist die persönliche Lebensgeschichte eines Menschen zu Ende. Neue Erfahrungen können nicht mehr zugeordnet werden, also verlieren sich nicht nur Teile der persönlichen Geschichte im Irgendwo, die Geschichte setzt sich nicht fort. Es geschieht nichts Neues mehr, außer, dass Verluste erfahren werden. Die Verbindungen zur Umwelt schwächen sich ab und verlieren ihre Bedeutung. Dieser Prozess hat, wie Neurowissenschaftler beschreiben, auch Folgen für die Art und Weise, wie schon gespeicherte Erinnerungen verfügbar sind: „Erinnerungen (und Erfahrungen und dann auch Weltwissen) sind ja nicht gewissermaßen Abruf bereit irgendwo gespeichert, wie wir etwas in einer Schublade ablegen. Das ist eine zwar gängige, aber völlig falsche Vorstellung von der Arbeitsweise unseres Langzeitgedächtnisses. Eine einzelne Erinnerung wird jeweils neu (dabei aber in mehr oder weniger gleichartiger Weise) produziert (und eben diese gleichartige (Re-)Produktion führt häufig zu der Täuschung, es würde sich um dieselbe Erinnerung handeln)." (Schecker 1999, S. 97)

Die Produktion alter Erinnerungen, die innere Repräsentation gespeicherter Gedächtnisinhalte, geschieht dann, wenn neue Erfahrungen gemacht und in Bezug zu früheren Erfahrungen gesetzt werden. Verringert sich die Fähigkeit, neue episodische Spuren anzulegen, ist das Ergebnis „eine schleichende (und deshalb anfangs nicht bemerkte) Einschränkung der Verfügbarkeit des Altgedächtnisses, und das heißt nicht zuletzt: der eigenen Vergangenheit und historischen Kontinuität und Identität. Mit dem Verfall der eigenen Kontinuität und historischen Identität aber verfällt auch die Fähigkeit, in Exploration der Vergangenheit zu planen; es ist für die Patienten zunehmend schwieriger, Zusammenhang zu sehen und Sinn zu erschließen und zu entwerfen, Motivation zu entwickeln, sich zu arrangieren; das emotionale Erleben verflacht; die Aktivitäten der Selbsterhaltung gehen zurück." (a.a.O., S.97)

Aus diesen komplexen Zusammenhängen lassen sich auf dem Hintergrund der schon beschriebenen neurowissenschaftlichen Einsichten drei Thesen herauskristallisieren, die für das Verständnis des Demenzerlebens wesentlich sein können:

– Erstens: Störungen des Gedächtnisses haben einschneidende Folgen für das Erleben des gesamten Systems, das einem Menschen eigen ist. Wer dem Gedächtnis keine neuen Erfahrungen hinzufügen kann, verarmt in seiner gesamten Erlebenswelt.
– Zweitens: Die in der Demenz-Erkrankung auftretenden Störungen der Erinnerung an Geschehnisse der jüngeren Vergangenheit können aus der Verringerung der Fähigkeit erklärt werden, neue Erfahrungen aus dem „Arbeitsspeicher" des Gedächtnisses dem Langzeitgedächtnis hinzuzufügen.
– Drittens: Es gibt kein isoliertes oder isolierbares kognitives Gedächtnis. Das kognitive Erinnern ist eingebunden in ein Erleben. Es wäre falsch, in der Beschreibung des Erlebens der Demenz dem isolierten kognitiven Gedächtnis ein emotionales Gedächtnis gegenüberzustellen, das würde, wie schon früher betont, die vorhandene Spaltung nur aufrechterhalten. Ich schlage deshalb, gestützt auf den Leibbegriff der Leibphänomenologie, die Verwendung des Wortes „Leibgedächtnis" vor. Das Leibgedächtnis ist das Gedächtnis des Erlebens, in ihm vereinen sich bildhafte Erinnerungen mit dem akustischen Gedächtnis, dem atmosphärischen Gedächtnis, dem Körpergedächtnis, dem kognitiven Gedächtnis, dem Gedächtnis des Geschmackes und dem anderer Sinne und Leibregungen.

Daran, wie an Demenz Erkrankte ihre Gedächtnisstörungen erleben, wird die Existenz und die Bedeutung des Leibgedächtnisses sichtbar.

Im Bericht von L. Rose, einen an Demenz Erkrankten, wird deutlich, dass im Langzeitgedächtnis nichts mehr aus dem Arbeitsgedächtnis gespeichert wurde und offensichtlich auch die generelle Fähigkeit des Arbeitsgedächtnisses, Erfahrenes festzuhalten, reduziert wird:

„Ich versuchte immer wieder zu lesen, aber ich konnte nicht sehr lange den Faden behalten. Immer wieder las ich eine Seite zwei- oder dreimal hintereinander und wusste immer noch nicht, was ich gerade gelesen hatte.

Das Gleiche war es mit dem Fernsehen. Fast immer, wenn Stel und ich abends vor dem Fernseher saßen, konnte es sein, dass sie sagte: ‚Larry, die Show haben wir doch schon gesehen.'

‚Nein, ich nicht. Ich habe sie noch nie gesehen. Du musst sie allein gesehen haben, als ich schon im Bett war oder als ich in Arkansas war', gab ich dann gewöhnlich zur Antwort. In Wirklichkeit hatte ich sie wahrscheinlich schon gesehen. Ich konnte Tag für Tag ein und dasselbe Programm anschauen und es immer noch interessant finden. Wiederholungen machen mir gar nichts aus.

Ich erzählte den Burschen im Café, was passiert war. ‚Bei mir daheim gibt es nie Wiederholungen', sagte ich grinsend. Sie brachen alle in Gelächter aus." (ED Rose 1997, S. 48 f)

In der Funktionsweise des Arbeitsgedächtnisses existiert ein Nebeneinander von Erinnertem und Vergessenem: Das Gelesene wird nicht gespeichert, während der Umgang mit dem Fernsehprogramm offenbar so im Gedächtnis bleibt, dass er Freunden mitgeteilt werden kann. L. Rose weiß von dem Aussetzen seines Gedächtnisses, weil seine Freundin ihn darauf aufmerksam macht.

Oft beschreiben Betroffene oder Begleitende, dass der Gedächtnisverlust wie das Auftreten von Lücken erfahren wird. Manchmal werden diese Lücken kaum oder gar nicht bemerkt:

„Wir fuhren zum Einkauf in die Hauptgeschäftsstraße. Dort fanden wir einen Parkplatz in Sichtweite zu dem Laden, in welchem Marianne einkaufen wollte. Der Einkauf war rasch erledigt, eine Tragetasche in der Hand trat sie wieder auf den Bürgersteig. Statt jedoch zurückzukehren und auf das Auto zuzugehen, wandte sie sich nach rechts in das Getümmel der Fußgänger.

Sie war beim ersten dieser Erlebnisse rasch eingeholt und zurückgeleitet. Seltsam nur: Sie schien nicht gemerkt zu haben, was sie tat. Ihr war kein Verwundern über den Irrtum anzumerken; nur ein erfreutes Lächeln, dass der Ehemann ihr wieder zur Seite war. Solche Erlebnisse wiederholten sich ein ums andere Mal." (EA: Funke 1998, S. 11 f)

Werden diese Lücken bemerkt, dann werden sie als „Aussetzer", als „Leere", als ein „Nichts" erlebt. Dies ist etwas anderes als eine bloß episodenhafte Disfunktion des Gedächtnisses. Wenn ich meinen Schlüssel suche und nicht finde, dann weiß ich, dass ich einen Schlüssel hatte. Dieses Wissen fehlt den demenzkranken Menschen, an seine Stelle tritt ein Nichts:

„Ich muss dann ungefähr eine Stunde gefahren sein, als ich merkte, dass nichts mehr wie gewohnt aussah. Ich war diese Straße schon mehrere Jahre gefahren und ich kannte sie wie meine Hosentasche.

Als ich schließlich wieder die Orientierung fand, war ich kurz vor Shreveport, mehr als 100 Meilen ab von meinem Weg. Ich musste zwei Stunden gebraucht haben, um so weit zu fahren. Was war passiert? Wo war ich nur diese ganze Zeit mit meinem Kopf gewesen? Das Letzte, an das ich mich noch genau erinnerte, war meine Kaffeepause in Alexandria gewesen." (ED Rose 1997, S. 16)

Manchmal führen die Leerstellen zu Situationen, die man mit einem Schmunzeln betrachten kann. Die Mitarbeiterin eines Altenheimes beschrieb zum Beispiel folgende Situation:

„Im Altenheim gibt es einen Neuzugang, eine Dame Anfang 70, auch mit der Diagnose Alzheimer. Sie setzt sich an den Tisch, an dem eine andere Dame sitzt, die ebenfalls an Alzheimer erkrankt ist. Da sagt die neue Dame: ‚Ich bin hier, weil ich habe so eine Krankheit, Alzheimer.' Worauf die andere antwortet: ‚Oh, Gott, das tut mir aber Leid, wie äußert sich das denn?'" (Gahlen 2003)

Häufiger bedeutet das Gewahrwerden von Leerstellen eine Konfrontation mit der eigenen Krankheit, führt zu Entsetzen, Erschrecken und Angst. Eine Frau beobachtete an ihrem Vater:

„Das Schwierigste in diesem Prozess fand ich immer wieder, finde ich auch heute noch, obwohl es nicht mehr so oft auftritt, sind die Situationen, wenn er selber merkt, dass etwas nicht stimmt. Wenn er mitkriegt, dass er die Orientierung in der Zeit, am Ort nicht mehr hat. Wie entsetzt er dann ist! (…) Das löste aber am Anfang ganz fürchterliche Angst aus, die Augen wurden weit aufgerissen, das Gesicht fiel schlagartig zusammen, die Gesichtszüge drückten nur noch Angst und Entsetzen aus, Kopfschütteln und Äußerungen wie: ‚Ich verstehe überhaupt gar nichts mehr.' Und: ‚Wie kann das denn sein', völlig ratlos und hilflos uns anguckend und suchend …" (INB 2)

Angst und Entsetzen sind schwer auszuhalten. Dies gilt vermutlich vor allem dann, wenn das Geschehen für den Menschen unerklärlich ist. Also versuchen die Erkrankten, die Leerstellen zu füllen, indem sie sich das, was sie erleben, irgendwie erklären.

„1. Dezember 1994. Wir saßen beim Adventsfrühstück in Haan, als das Telefon klingelte. Es war eine Nachbarin meiner Mutter. Sie fragte aufgeregt, was sie tun sollte. Durch die Wände höre sie meine Mutter jämmerlich um Hilfe schreien. Der Nachbar, der einen Schlüssel zu der Wohnung besaß, war verreist.

Da wir eine dreiviertel Stunde brauchten, um dorthin zu gelangen, baten wir die Frau, den Notarzt und die Feuerwehr anzurufen, um die Wohnung aufzubrechen. Vielleicht ging es um Minuten.

Sofort fuhren wir nach Düsseldorf. Krankenwagen und Feuerwehr standen schon auf der Straße.

Sie hing auf einem Sessel, von einer Decke eingehüllt, eine schlaffe stumme Gestalt, die Wangen eingefallen, ohne ihr Gebiss – greisenhaft. Sanitäter kümmerten sich um sie. Die Wohnung und besonders die Gästetoilette waren in einem chaotischen Zustand. Regale waren aus den Halterungen gerissen, auf dem Boden lagen verstreut Handtücher, Papierrollen, Seifenschale usw.

Sie erkannte uns, als wir uns über sie beugten. Fiebrig glänzten ihre Augen.

‚Gut, dass ihr da seid', jammerte sie. ‚Ich hab' doch um Hilfe geschrien, aber ihr kamt nicht. Die ganze Nacht musste ich gegen die ankämpfen.'

‚Gegen wen, Mami?'

‚Es waren viele, und die haben mich eingeschlossen und die Wände zusammengeschoben und mir die Balken runtergeworfen.'

‚Aber Mami, da war niemand, und die Bretter werden sich gelöst haben, als du daran gerüttelt hast, beruhige dich, alles ist vorbei.'

‚Ja, Gott sei Dank, ich bin so fertig, und ich bin so froh, dass ihr da seid. Jetzt können die mir nichts mehr tun.'" (EA: Schoene 1998, S. 33)

Wie die neurowissenschaftlichen Forschungsergebnisse zeigen, werden Erinnerungen nicht abgerufen, sondern neu konstruiert. Das Erinnern ist ein Prozess, der darin besteht, dass Verbindungen hergestellt werden. Wenn die Fähigkeit eingeschränkt oder abhanden gekommen ist, neu Erfahrenes mit Altem in gewohnter Weise zu verbinden, versucht das Gehirn offensichtlich, andere sinnstiftende Verbindungen herzustellen.

Viele Wahnelemente, die demenzielle Erkrankungen begleiten, können so erklärt werden. An Demenz erkrankte Menschen können nicht erklären, was mit ihnen geschieht, sie können ihre Umgebung nicht in „stimmiger" Weise mit ihren Erinnerungen in Verbindung setzen. Also schaffen sie neue „Stimmigkeiten". Diese Stimmigkeiten sind geprägt von Gefühlen, in diesem Fall von der Angst und Not der erkrankten Frau.

Im folgenden Beispiel teilt ein Ehemann seiner Frau mit, dass sie an fortgeschrittener Alzheimer-Krankheit leidet. Offensichtlich kann sie diese Information nicht mit Erinnertem verbinden oder aber eine solche Verbindung wäre für sie so schrecklich, dass sie sie vermeidet. Also wird eine andere Ersatzverbindung und damit eine Ersatz-„Stimmigkeit" hergestellt:

„Nun hatte ich A gesagt und musste auch B sagen. Also sagte ich ihr mit einfachen Worten die bittere Wahrheit über ihre Alzheimer-Krankheit, die sie schon die ganze Zeit über hatte, dass sie deshalb oft so vergesslich und so unsicher geworden sei, dass sie mit der Zeit immer mehr verlernen würde, nichts mehr alleine machen könnte und – dass diese Krankheit nicht heilbar sei.

Janne schien das gar nicht mehr richtig zu begreifen, dass sie damit gemeint war. Jedenfalls fragte oder sagte sie nur: ‚Eigentlich hat doch keiner in unserer Familie so etwas, nur meine Mutter …. Und meine große Schwester hatte Zucker', meinte sie nachdenklich und fügte beinahe froh hinzu: ‚Da bin ich aber froh, dass ich das nicht habe.' Zufrieden ergriff sie meine Hand. Ich drückte sie in der meinen und sagte nichts mehr dazu." (EA: Heinrich 2003, S. 104)

Realitätsverlust und Verdrängung kennzeichnet die Reaktion dieser Frau. Beide Phänomene sind aus der Forschung über Reaktionen auf existenziell wichtige Verluste bekannt (Kast 2000, Kübler-Ross 2001). Entsetzen, Wahn oder Verdrängung – die Erfahrung von Leerstellen im Gedächtnis ist eine erschütternde Krisenerfahrung, die das gesamte Erleben betrifft.

3.1.2 Demenz als Störung der neuronalen Regulation: „Wollen Sie meinen Mann küssen?"

Das Gedächtnis wird durch Wichtigkeiten, durch Bedeutungen geleitet (s. Kap. I-6) und dieses Erinnern ist immer auch ein emotionaler Prozess. Demenzkranke Menschen erinnern sich häufig an Begebenheiten, die ihnen besonders wichtig sind. Zahlreiche Episoden aus Erfahrungsberichten Angehöriger oder selbst Betroffener bestätigen dies.

Die Tochter einer an Demenz erkrankten Frau ist überrascht, dass ihre Mutter großes Interesse an einem gegenüberwohnenden alten Herrn zeigt, sie, die so vieles vergisst und den Kontakt zu so vielem und so vielen verliert:

„Einmal hatte dieser alte Herr mit einem gelungenen Kompliment meine Mutter ganz verwirrt. Sie sähe aus wie eine echte Aristokratin, eine Gräfin vielleicht, hatte er gemeint. Seitdem schaute Mami öfter nach drüben, in der Hoffnung, ihn zu entdecken.

‚Du musst etwas tun!' rief sie. ‚Der hat den ganzen Tag noch nicht seine Fensterläden aufgemacht. Da ist was passiert!'

‚Vielleicht ist er verreist. Er hat doch Angehörige, die ab und zu nach ihm schauen. Nun mach dir keine Sorgen. Der taucht wieder auf.'

‚Nein, nein, glaub mir doch, da ist was Schlimmes passiert.'

‚Komm, lass uns noch bis morgen warten. Wenn dann immer noch die Fensterläden geschlossen sind, gehe ich rüber, einverstanden.'

Der alte Herr war tatsächlich für ein paar Tage verreist.

Mir hatte dieser Vorfall gezeigt, dass bestimmte Bereiche, die früher für sie wichtig gewesen waren (z. B. Interesse am anderen Geschlecht), immer noch ihre Aufmerksamkeit erregten." (EA: Schoene 1998, S. 90)

Hier besteht eine Verbindung zwischen Altem und Neuem, zwischen leiblichem Gedächtnis (Interesse an Männern) und neuer Erfahrung (Interesse am gegenüberwohnenden alten Herrn, der ihr Komplimente macht). Die Verknüpfung von Bedeutungszuordnungen zu kennen, ist wesentlich, um das Verhalten an Demenz erkrankter Personen zu verstehen.

Eine andere Tochter berichtet von ihrer Mutter:

„Frau H. erzählte ihr: ‚Ich habe als Sekretärin in der Eckardtsheimer Kanzlei Ihren Mann kennen und schätzen gelernt.' ‚Wollen Sie meinen Mann küssen?', war die spontane Reaktion." (EA: Funke 1998, S.63)

Auch hier wird etwas neu und für die Betreffende stimmig verknüpft, nämlich: „den Mann schätzen" mit „meinen Mann küssen".

All diese Beobachtungen lassen erkennen, dass nicht einfach Erinnerungen im Sinne von Kenntnissen bei den an Demenz Erkrankten verloren gehen. Der Prozess ist komplexer. Die Berichte zeigen, dass die Verbindung neuer Erfahrungen mit vorherigen gestört ist und dass dies mit Bedeutungen, mit der Zuordnung von Wichtigkeiten verbunden ist. Generell bestätigt dies die Ergebnisse moderner Neurowissenschaften zu den Gedächtnisleistungen, wie sie in Kap. I-6 vorgestellt wurden. Wenn demenzieller Gedächtnisverlust nicht als bloße Unfähigkeit zu verstehen ist, Schubladen, in denen Erinnerungen gespeichert liegen, zu öffnen, dann muss das Modell, mit dem die Gedächtnisstörung beschrieben wird, korrigiert werden. Im Folgenden wird davon ausgegangen, dass der kognitive Gedächtnisbegriff zu einem Begriff des Leibgedächtnisses erweitert, Gedächtnisstörungen als Teil des gesamten Erlebensprozesses verstanden und das Augenmerk auf die Verknüpfung neuer Erfahrungen mit bislang gespeicherten Erfahrungen gelegt werden muss.

Wenn die Gedächtnisstörungen nicht bloß als Verlust kognitiver Fähigkeiten verstanden werden, sondern als Störung eines komplexen Prozesses, in dem Abspeichern neuer Erfahrungen, Erinnern, Wiedererleben und Bewerten nach Wichtigkeit ineinander greifen, dann gerät nicht nur der Neocortex als „Speicherfestplatte" in das Blickfeld, sondern auch das Limbische System und dessen Zusammenwirken mit anderen Teilen des Gehirns. Die Neurowissenschaften betonen, dass ein wesentlicher Regulator neuronaler Prozesse die Wichtigkeit von Erfahrungen ist und dass, um diese festzustellen, im Gehirn auf die emotionalen Prozesse des Limbischen Systems zurückgegriffen wird. Bei der Mehrzahl derjenigen, die an der Alzheimer-Demenz erkranken, bilden sich Plaques und werden neuronale Verbindungen abgebaut. So der medizinische Forschungsstand. Nicht diskutiert und in die Modellbildung über Demenz einbezogen wurde bislang der Umstand, dass dieser Prozess der Verplaquung im Limbischen System beginnt und sich dann über den Hypothalamus allmählich zum Neocortex fortsetzt. Die Fokussierung des Verständnisses der Demenz auf kognitive Gedächtnisstörungen würde jedoch eher nahe legen, dass der Verplaquungsprozess im Neocortex beginnt. Werden aber die vorgestellten komplexen Prozesse neuronaler Gedächtnisbildung berücksichtigt, kann eine neue These zum Verständnis der Demenz aufgestellt werden: Demenz ist eine multifaktoral bedingte Störung des neuronalen *Regulation*ssystems. Multifaktoral bedingt meint, dass unterschiedliche vaskuläre, biochemische, vermutlich auch psychosoziale und andere Faktoren ursächlich zum Entstehen einer Demenz beitragen können. Störung des neuronalen Regulationssystems meint, dass vor allem das System der Verknüpfung neuer Erfahrungen mit alten gestört ist und in dieser Störung das Limbische System und damit die v.a. emotionale Bewertung und Gewichtung der Erfahrungen eine besondere Rolle spielt.

Mit der Definition der Demenz als Störung des Regulationssystems wird plausibel, dass die Plaquenbildung im Limbischen System und Hypothalamus beginnt, also den Hirnregionen, die von den modernen Neurowissenschaften als entscheidende Regulations- und Bewertungsinstanzen für die Wahrnehmungsspeicherung und Speicherung von Informationen identifiziert wurden. Wenn ein Mensch, der an Demenz zu erkranken beginnt, nicht mehr oder nur noch unzureichend auf dieses Regulationssystem zurückgreifen kann, kann er keine neuen Informationen und Sinneseindrücke mehr bewerten. Er weiß nicht mehr, ob die neue Information, der neue Sinneseindruck neu oder bekannt, wichtig oder unwichtig ist. Die Person, die ihm begegnet, wird als Mensch wahrgenommen, aber diese Wahrnehmung kann nicht mehr bewertet werden und von daher nicht mehr gewichtend mit früheren Wahrnehmungen verknüpft werden. Die Spritze z. B., die von der Pflegerin verabreicht werden soll, wird nicht mit Gesundheit verknüpft sondern mit Schmerz, die leibliche Erfahrung des Schmerzes führt zu Reaktionen wie Abwehr, Flucht oder Aggression.

Die Wiederbelebung früher erlebter „wichtiger" Szenen durch das Leibgedächtnis wird so erklärbar. Neue Szenen können nicht mehr gewichtet werden, also werden einzelne Signale, z. B. ein Geruch oder die mit Schmerz assoziierte Spritze nicht mehr neu verknüpft, sondern es werden alte Verknüpfungen reaktiviert. Die kognitiven Störungen wie Vergesslichkeit werden in diesem Modell nicht gering geschätzt, sie sind lediglich ein Symptom unter mehreren.

Bevor in den weiteren Kapiteln die unterschiedlichen Formen des Erlebens von Menschen mit Demenz beschrieben und modelltheoretisch überprüft werden, ist es notwendig, das hier vorgestellte Verständnis der Demenz mit einem Gedächtnis-Modell zu vergleichen, das in der Arbeit mit demenzkranken Menschen verbreitet ist und auf den ersten Blick Plausibilität beansprucht.

3.1.3 Jahresringe oder Vorrang für Bedeutung – die innere Struktur der demenziellen Gedächtnisstörung

In Kapitel 5 des Teils I wurden einige vor allem aus der Pflege entstandene Konzepte vorgestellt, nach denen versucht wird, für die an Demenz erkrankten Menschen Umgebungen zu schaffen, die sie aus ihrer frühen Kindheit kennen. Das diesen Konzepten zu Grunde liegende Modell geht davon aus, dass in der Demenz das Gedächtnis Schicht um Schicht, Jahrgang um Jahrgang rückwirkend von der Gegenwart an ausgelöscht wird, bis nur noch die frühesten Phasen des Langzeitgedächtnisses zugänglich sind. Zu vergleichen wäre dies mit den Jahresringen eines Baumes, die von außen nach innen abgeschält werden.

Dieses Modell scheint plausibel, da sich die meisten an Demenz erkrankten Menschen lange Zeit besser an frühere Geschehnisse erinnern können als an solche, die erst kurze Zeit zurückliegen. Die modernen Neurowissenschaften zeigen allerdings, dass das Gedächtnis der Menschen nicht in Jahresringen organisiert ist. Auch der früher häufig benutzte Vergleich mit einer Bibliothek, in der Bücher in Regalen archiviert und wieder hervorgeholt werden können, ist falsch. Die Informationen im Gehirn haben die Form von Verbindungen zwischen Neuronen. Also werden sie auch als Verbindungen gespeichert. Zur Verdeutlichung stelle man sich eine Rasenfläche in einem Park vor, auf der Menschen umhergehen, mal hierhin, mal dorthin. Der einzelne Weg einer einzelnen Person hinterlässt keine Spuren. Aber wenn mehrere Menschen wiederholt die gleiche Strecke begehen, entsteht eine Spur, ein „Trampelpfad". So „lernt" das Gehirn: Aus häufig benutzten Verbindungen, aus diesen „Trampelpfaden", entstehen Karten, netzwerkartige Landkarten. „Immer dann, wenn zwei miteinander verbundene Neuronen gleichzeitig aktiv sind, (wird) die Verbindung zwischen ihnen stärker." (Spitzer 2000, S. 44)

Die Entwicklung dieser Karten erfolgt über die Kriterien Häufigkeit und, wie beschrieben, Wichtigkeit. Die Wichtigkeit entscheidet, ob ein Weg beschritten wird, die Häufigkeit, wie deutlich sich eine Verbindung herausbildet. „Häufige Eingangssignale nehmen einen größeren Raum ein als seltene. Ähnliche Signale liegen nah beieinander." (Spitzer 2001, S. 18)

Je häufiger Menschen Erfahrungen machen und je wichtiger diese für einen Menschen sind, desto größer sind die neuronalen Netzwerke, die im Gehirn für den jeweiligen Erfahrungsbereich entstehen. Der Bereich des Sehens, Hörens, Riechens und Schmeckens ist beim Menschen z. B. so groß wie der der Erfahrungen mit dem gesamten Rumpf des Körpers, weil Erfahrungen dieser Sinnesorgane häufiger im Gehirn gespeichert werden als Körpererfahrungen des Rumpfes. (Im Gehirn der Katzen etwa nehmen die sinnlichen Erfahrungen, die mit den Schnurrbarthaaren gemacht werden, ein besonders großes Areal ein, weil sie besonders häufig genutzt werden und für die Katzen besonders wichtig sind.) Je mehr Erfahrungen ein Lebewesen mit einem bestimmten Organ oder einer bestimmten Tätigkeit macht, desto mehr wachsen die entsprechenden Hirnareale.

Der Ausbau von alten und die Entwicklung von neuen neuronalen Verknüpfungen geschieht auch noch im hohen Alter, also auch in der Lebensspanne, in der gehäuft Demenz-Erkrankungen auftreten. Entgegen früheren Vorstellungen, dass die Repräsentanzen im Gehirn bis zum Eintritt in das Erwachsenenalter wachsen und dann ein starres, geschlossenes System bilden, zeigt eine große Anzahl von Forschungsergebnissen, dass auch im Erwachsenenalter Veränderungen möglich sind (Lehr 2003).

– Bei Musikerinnen und Musikern, die über viele Jahre hinweg intensiv ein Instrument spielen, dehnen sich die Cortex-Areale, die für die Finger zuständig sind, im Vergleich zu anderen Bereichen aus.

– Bei einem Patienten, der durch einen Unfall seine Hände verloren hatte, verlagerte sich die Region der für die Motorik zuständigen Hirnrinde, die bei einer vorgestellten Fingerbewegung aktiv ist, in Richtung des Bereichs der Rinde, der für das Gesicht zuständig ist. „Sechs Monate, nachdem er (der Arzt) dem Patienten erfolgreich neue Hände transplantiert hatte, konnten sie (die Forscher) eine Rückverlagerung in Richtung des ursprünglichen Aktivierungsbereichs feststellen ... Eine ähnliche Reorganisation fand bei den Ellbogenbewegungen sowie den jeweiligen somato-sensorischen Gehirngebieten statt. Damit wurde erstmals der klare direkte Nachweis erbracht, dass corticale Umstrukturierungen keine Einbahnstraßen sein müssen." (Hansa 2002, S. 69)

– Blinde Menschen, die lernen, die Blindenschrift mit ihren Fingerkuppen zu lesen, haben nach einiger Zeit eine deutlich größer und differenzierter ausgeprägte Repräsentanz der Fingerkuppen als andere Menschen.

Die Repräsentanzen z. B. der Benutzung der Fingerkuppen oder anderer Aktivitäten des Menschen sind im Gehirn nicht nur vorhanden, damit die Menschen in der Lage sind, bestimmte Tätigkeiten auszuführen. Auch umgekehrt gilt: Weil Menschen diese Tätigkeiten vollziehen, bilden sich die Repräsentanzen, die Landkarten im Gehirn heraus.

Die Störung des Regulationssystems im Gehirn durch die demenzielle Erkrankung stört offensichtlich als Erstes die Integration neuer Erfahrungen, stoppt also den Prozess, dass sich neue neuronale Verknüpfungen und damit Repräsentationen herausbilden. Mit dem Fortschreiten der Erkrankung werden dann bei den meisten Erkrankten neuronale Verknüpfungen abgebaut. So wie ungenutzte Muskeln verkümmern, bauen sich auch neuronale Verknüpfungen ab, die nicht mehr aktiviert werden.

Wenn man sich vorstellt, dass Informationen aufeinander gestapelt und gespeichert werden, dann kann die Vermutung nahe liegen, dass dieser Stapel von oben her auch wieder abgebaut wird, bis man unten bei den ältesten Erfahrungen angekommen ist und damit bei den Erfahrungen, die in einem frühen Lebensalter gemacht wurden. Diese Vorstellungen der Erinnerungsstapel oder der Jahresringe widersprechen aber den beschriebenen Prozessen, in denen das Gehirn lernt, also neue Erfahrungen den Erinnerungen hinzufügt und Erinnerungen aktiviert. Das Kriterium, nach dem das Gehirn Informationen speichert, liegt nicht im Alter, sondern in der Wichtigkeit und in der Wiederholung. Die gängige Erklärung „first in – last out" ist eine unzulässige Vereinfachung. Wichtigkeit muss gegeben sein, damit eine Information überhaupt gespeichert wird, wiederholen muss sie sich – zumindest auf ähnliche Weise – damit neuronale Verknüpfungen entstehen (bei als existenziell bedeutsam erlebten Erfahrungen, z. B. bei Traumata, reicht die Wichtigkeit).

Wir haben gesehen, dass Verbindungen zwischen Synapsen wachsen, wenn sie häufig benutzt werden. Benutzt werden sie häufig, wenn die damit verbundenen Informationen und Erfahrungen wichtig sind. Das Verständnis der Demenz als multifaktorell bedingte Störung des neuronalen Regulationssystems muss also durch Beschreibungen konkretisiert werden, wie sich die Störung vollzieht. Die beschriebenen neuronalen Prozesse des Lernens bzw. Erinnerns lassen vermuten, dass im Gehirn der demenziell Erkrankten die neuronalen Repräsentationen von Erfahrungen aktiv und dem Erleben zugänglich bleiben, die erstens von herausragender Bedeutung für die betreffende Person sind und zweitens für ihre Aktivierung keine Verknüpfung mit neuen Informationen benötigen, da diese Verknüpfungsmöglichkeit gestört bzw. eingeschränkt ist. Mit dieser These lässt sich erklären, dass viele an Demenz erkrankte Menschen immer „kindischer" werden und in früheren Zeiten ihres Lebens versinken: Szenen werden in ihrem Erleben lebendig, die keiner Verknüpfung mit neuen Informationen bedürfen. Vereinfacht gesagt: Je älter die Erfahrungen sind, desto abgeschlossener, desto weniger irritierbar durch neue Eindrücke und Informationen können sie sein. Mit diesem Modell lässt sich aber auch erklären, dass nicht nur die älteren Erinnerungen von Bedeutung im Erleben der demenziell Erkrankten sind, sondern auch wichtige Erfahrungen aus jüngerer Zeit. Der Tod des Ehemannes vor drei Jahren steht neben längst vergangenen Kriegserfahrungen. Beide sind *wichtig*, beide haben tiefe Spuren im Gehirn hinterlassen und feste Verbindungswege herausgebildet. Erst wenn demenziell erkrankte Menschen in den Dämmerzustand hinübertreten, sind auch diese Verbindungswege kaum noch aktivierbar.

In den Berichten gibt es Hinweise, dass vieles, was im Erleben der Erkrankten wichtig und häufig war, Verknüpfungen herausgebildet hat, die auch bei fortschreitender Demenz lebendig bleiben. In einem Interview mit einer erkrankten Frau wiederholt diese mehrmals, dass sie kontaktfreudig sei. Sie verknüpft ihre berufliche Tätigkeit mit ihrem jetzigen Leben. Diese Lebenserfahrung ist ihr ein so wichtiger Teil ihrer Persönlichkeit, ihres Selbstbildes geworden, dass sie sie mehrmals wiederholt:

„Sieben Jahre als Modistin, drei Lehrjahre, vier Gesellenjahre, Lehrlinge unter mir, bin ich immer mit Menschen umgegangen, ich bin deshalb auch, wie soll ich sagen, ich finde schnell einen Ansprechpartner. Ich bin so gar nicht wie manche anderen, die nur sitzen und brummig gucken. Oh, das kann ich schon gar nicht haben. Ich bin dann so vorweg. Ich denke immer: ‚Du hast das auch gelernt.' Ich bin auch nicht scheu, wenn ich die Menschen nicht kenne oder so." (ID Frau W.)

Einige Minuten später folgt:

„Ich will mal so sagen, ich bin mein ganzes Leben auf Menschen zugegangen, dadurch, dass ich Verkäuferin auch war, ich musste ja Hüte machen und verkaufen, nicht, da hat man Kontakt mit Menschen gekriegt."

Und noch später:

„Und dann erzähle ich auch mal, weil ich ja gerne spreche, ich habe ja Sprechen gelernt, ob man wollte oder nicht und Hüte verkaufen war schwer. Man musste sprechen."

Und schließlich:

„Und sprechen habe ich gelernt, dadurch dass ich verkaufen musste, Hüte und alles, aber ich habe auch Hüte gemacht, ich habe nicht nur verkauft."

Solche Erfahrungen legen die Vermutung nahe, dass nicht nur das betrachtet werden sollte, was erkrankte Menschen vergessen, sondern auch das, was sie nicht vergessen und im Gegenteil besonders betonen, z. B. wiederholen. Darin zeigt sich, was in ihrem Leben wichtig war und ihnen wichtig geblieben ist.

Eine Angehörige berichtet in einem narrativen Interview über ihren Vater:

„Seine Kleidung und unsere Kleidung, dabei muss ich jetzt ein bisschen schmunzeln, das ist etwas, was er immer noch registriert, was immer noch wichtig und von großer Bedeutung ist. Er kriegt ganz viel nicht mit, er weiß nicht, bin ich noch im Bus oder bin ich schon angekommen, aber er kriegt mit: ,Du hast ja einen neuen Mantel an. Wo hast du den denn gekauft?' Und er kriegt mit: ,Meine Anzugjacke ist ja nicht da.' Ich kenne meinen Vater kaum ohne Anzugjacke, das ist egal, wo wir waren und ob 35° im Schatten waren oder nicht, er musste immer seine Anzugjacke haben. Er war also durch und durch Geschäftsmann, emotional durch und durch mit Minderwertigkeitsgefühlen aufgewachsen und geblieben, die Kriegszeiten haben große Narben hinterlassen und seine Anzugjacke war immer etwas, was ihm Sicherheit gab. Förmlich Menschen gegen-übertreten zu können, die Aktentasche in der Hand und seine Anzugjacke, also das ist was. ,Wo ist meine Jacke?', als wir ihn aus dem Kurzzeitpflegeheim abholten und in die Vollzeitpflege brachten, war das die erste Frage. Und Aussehen auch. (...) Man kann ihn waschen und er sagt nichts mehr dazu. Zur Toilette gehen, die Intimpflege und alles lässt er über sich ergehen, ohne Kommentar, aber sein Aussehen, das ist immer noch von Bedeutung. Wichtig ist, dass man gut aussieht." (INB 2)

Hier ist das Achten auf die Kleidung, auf den äußeren Eindruck, den der Vater hervorruft, Zeichen für eine verfestigte neuronale Verbindung, deren Bedeutung sich hält, auch wenn vieles andere zusammenbricht. Die Betonung des äußeren Eindrucks ist biografisch begründet. Wenn die Aufmerksamkeit auf solche persönlichen „Wichtigkeiten" gelenkt wird, können dadurch Ressourcen erkannt werden. Zu wissen, dass die Anzugjacke in Zeiten der Verunsicherung „ihm Sicherheit gab", kann für diejenigen, die mit ihm Kontakt aufnehmen wollen und die ihn betreuen, große Bedeutung haben. Viele Menschen mit Demenz sind z. B. verunsichert, wenn sie einen Arzt aufsuchen müssen. Hier kann die Anzugjacke ein Hilfsmittel sein, das ein wenig Halt gibt und der Verunsicherung entgegenwirkt.

Neben solchen positiven Erfahrungen mit neuronalen Verknüpfungen gibt es die zahlreichen Erfahrungen, die mit traumatischem Erleben und Schrecken verbunden sind.

„Ich erlebe bei dementen Leuten oft, dass solch uralte Themen, die sie geschluckt haben, in einer Purheit zu Tage kommen, Kriegstraumata, schlechte Ehen, Verluste von Angehörigen, also einschneidende Dinge" (INB 1), berichtet die Mitarbeiterin einer Alteneinrichtung. Das, was Menschen erschüttert hat, prägt sich besonders tief in das Gedächtnis ein, ungeachtet der zeitlichen Distanz. Schon einmalige Erschütterungen können sich Menschen tief einprägen. Wiederholten sich solche Erfahrungen wie die Erlebnisse im Krieg, haben sich daraus besonders tief und nachhaltig wirkende neuronale Verknüpfungen herausgebildet, die das Erleben so vieler an Demenz erkrankter Menschen der jetzigen Altengeneration ergreifen. Wie es in einer literarischen Verarbeitung der Demenz-Erfahrung heißt: „Man brauchte nur ein bisschen zu kratzen und schon kam der Krieg zum Vorschein." (LIT Suhl 1996, S. 19)

Bei beginnender Demenz scheint die Wichtigkeit stimmiger Bedeutungsverknüpfungen gelegentlich dazu zu führen, dass Handlungsverknüpfungen entstehen, die für Außenstehende zwanghaft wirken, für die Erkrankten aber stimmig sind.

Ein an Demenz Erkrankter berichtet:

„Doch sollten diese guten Tage nicht lange währen. Stella hatte mich gebeten, ihr etwas dünnen Kupferdraht für eine Fensterglas-Arbeit zu kaufen, an der sie gerade war. Mann, wie sich diese Bitte in meinem Kopf festsetzte! Von da an kaufte ich jedes Mal, wenn ich in die Stadt kam, eine Rolle Kupferdraht. Ich muss schon mindestens zehn Rollen Kupferdraht in ihrer Werkstatt deponiert haben, als sie schließlich merkte, was ich tat. Obwohl sie mir sagte, sie habe jetzt derart viel Kupferdraht, dass sie in absehbarer Zeit keinen mehr brauche, hielt mich das nicht vom weiteren Einkaufen von Kupferdraht ab. Sooft mir ihr damaliger Auftrag einfiel, kaufte ich wieder eine Rolle. Schließlich nahm sie alle überzähligen Rollen ins Hausratgeschäft mit und erhielt mein Geld zurück. Dann sagte sie den Verkäufern, sie sollten mir auf keinen Fall mehr Kupferdraht verkaufen. Ich ging trotzdem immer wieder hin und sie mussten mich jedes Mal aufs Neue davon überzeugen, dass ich keinen mehr brauchte." (ED: Rose 1997, S. 27)

Was sich im Kopf dieses Mannes festsetzte, war die Tatsache, dass seine Freundin ihn um einen Gefallen bat, den er unbedingt erfüllen wollte. Viele Menschen mit Demenz berichten in der Anfangsphase der Erkrankung davon, dass sie sich schuldig fühlen, ihren Angehörigen zur Last zu fallen, und sehr bemüht sind, diesen „als Ausgleich" Gefallen zu erweisen. Eine solche Gelegenheit ergab sich anscheinend für David Rose, als seine Freundin ihn um den Einkauf des Kupferdrahtes bat. Die Wichtigkeit, der Freundin einen Gefallen zu tun, wurde zur Wichtigkeit, Kupferdraht zu kaufen. Der inneren Bewertung nach ist das daraus abgeleitete Handeln folgerichtig, von außen kann es abstruse bis – in anderen Fällen – katastrophale Folgen haben.

Wenn sich das Gedächtnis nach Bedeutungen und Häufigkeit organisiert statt nach Jahresringen, wird auch erklärlich, dass es selbst bei demenziell erkrankten Menschen in den beiden letzten Phasen der Erkrankung ab und zu „Lichtblicke" gibt, in denen zur Überraschung aller Beteiligten plötzlich eine Klarheit der Wahrnehmung und des Verhaltens auftaucht, die „eigentlich" gar nicht mehr vorhanden sein dürfte. Zum Beispiel schreibt der Schriftsteller John Bagley in seinem Bericht über die Demenz-Erkrankung seiner Frau Iris, der auch als Filmvorlage gedient hat, dass seine Frau auch im weit fortgeschrittenen Stadium der Demenz solche „Klarheiten" äußerte, zum Beispiel, dass sie „ins Dunkle reise" oder: „Ich sehe einen Engel" (EA: Bagley 1999, S. 244). „Die klar verständlichen Sätze, mit denen Iris manchmal aufwartet, sind für den öffentlichen Konsum bestimmt, sind sozialer Natur. Sie wirken wie letzte Worte, gesprochen, bevor alle Lichter ausgehen." (a.a.O., S. 245f)

Eine Tochter beschreibt gleich mehrere solcher Begebenheiten mit ihrer Mutter: „Sie bekommt doch nichts mehr mit' – über dieses leichtfertige Geschwätz ärgerte ich mich oft maßlos. Dieser Meinung war ja wohl der Fachmann Neurologe, sonst hätte er in ihrem Beisein nicht vom ‚Vormund' gesprochen. ‚Sie bekommt das nicht mit', meinten die Ärztin und ihr Hausarzt, als sie ins Krankenhaus musste zur Beinamputation. Das Gleiche kam vorher vom Betreuer zu ihrer Heimeinweisung. Und natürlich war das gesamte Heimpersonal davon felsenfest überzeugt. Eine Pflegerin meinte sogar zu wissen, dass alte Menschen allein sein wollten beim Sterben.

Ich war immer überzeugt, dass die Mutter mehr mitbekam, als es den Anschein macht. Für die, die das bezweifeln, nur wenige Beweise: Als sie nach ihrem dritten Besuch beim Orthopäden im Röntgenraum von mir getrennt war – sie formulierte da keine ganzen Sätze mehr und ich glaubte, dass sie mich schon länger nicht mehr als ihre Tochter erkannte – hörte ich sie durch die Tür: ‚Ich muss raus, da draußen ist doch meine Tochter.'" (EA: Imholz 1999, S. 156)

Die Ergebnisse der Nahtod-Forschung und der Untersuchungen über die Relevanz emotional-sozialer Einflüsse auf Menschen im Koma scheinen für Menschen mit Demenz noch weitgehend ignoriert zu werden. Wenn Bewusstlosigkeit die Wahrnehmung nicht ausschaltet, liegt die Vermutung nahe, dass dies auch nicht bei Sprachlosigkeit geschieht. Menschen mit Demenz nehmen wahr, auch wenn sie ihre Wahrnehmungen nicht äußern können. Nur gelegentlich erklingen Bemerkungen, die das vermeintliche Dahindämmern ohne Wahrnehmung als Täuschung oder Ignoranz entlarven.

„Als ihr das Bein amputiert worden war und sie gar nichts mehr sprach, sagte sie zwei Wochen danach zu meiner Schwester völlig überraschend laut und deutlich: ‚Ich habe ja kein Bein mehr.'

Kurz vor der zweiten Amputation begrüßte ich sie im Heim mit den Worten: ‚Ja, Mama, warum hast du denn so kalte Hände?', ich sah, dass sie etwas sagen wollte. Nach einigen Sekunden dann: ‚Das ist … (Pause) die kalte Welt.' Diese Worte werde ich nie vergessen." (EA: Imholz 1999, S. 156)

Hier scheint es eine besondere Art von neuronalen Verknüpfungen zu geben. Neue Informationen und Eindrücke können nicht mehr über das herkömmliche Regulationssystem bewertet und integriert werden, aber vielleicht mehr oder weniger zufällig, vielleicht durch besondere Gewichtung, werden bestimmte sinnliche Eindrücke, ein Klang, eine Körpererfahrung wie Kälte, ein Geruch, eine bestimmte Qualität von Berührung und dergleichen mit Repräsentationen im Gehirn gleichsam „kurzgeschlossen", so dass ein Aufflackern von Klarheit und Bewusstheit ermöglicht wird. Solche Phänomene weisen darauf hin, dass Fähigkeiten nicht zerstört sind, Kenntnisse und Erfahrungen nicht „weg" sind, sondern das Regulationssystem gestört ist, so dass diese Erfahrungen nicht mehr zugänglich sind.

Gegen diese These kann eingewendet werden, dass Menschen mit Demenz ihnen nahe stehende Personen, z. B. den Ehemann oder die eigenen Kinder, nicht wiedererkennen. Die Beziehung zu den Kindern oder zum Lebenspartner ist für die meisten Menschen doch so „wichtig", dass sie relativ lange dem Gedächtnis und dem Erleben der Betroffenen zugänglich sein müsste. Um sich mit diesem Einwand zu beschäftigen, ist eine genauere Betrachtung notwendig, wie Betroffene solche Situationen erleben.

„Bitte, verzeihen Sie mir. Ich weiß, dass ich Sie kenne, aber heute ist einfach so ein Tag, da fällt mir doch glatt Ihr Name nicht ein. Ich werde auch gern ein Wort für Sie einlegen, wenn Sie mir Ihren Namen und andere wichtige Einzelheiten notieren.'

‚Das kapier ich nicht', murmelte er.

‚Ihr Name?' Ich ließ mich nicht beirren.

‚Diana, ich bin dein Cousin Rich', sagte er langsam.

Da traten mir Tränen in die Augen, und ich umarmte meinen Cousin und flüsterte: ‚Ich wollte doch nur vermeiden, dass irgendjemand mit anhört, dass sich ein Verwandter von mir hier um eine Stellung bewirbt. Selbstverständlich werde ich dich in der Personalabteilung empfehlen. Aber natürlich!'

Dabei fiel mir auf, dass ich trotz meines Zustandes – ich vergaß Verwandte, Mitarbeiter und den Weg zur Damentoilette – aber offensichtlich immer noch in der Lage war, schnell genug zu reagieren und mir eine glaubhafte Ausrede einfallen zu lassen." (ED: McGowin, S. 34 f)

Namen von Menschen werden vergessen und die Betroffenen versuchen verzweifelt, dieses Vergessen zu überspielen. Dabei werden von ihnen beachtliche Fähigkeiten entwickelt, über die sie und ihre Angehörigen oft staunen – all dies, um die Coping-Strategie aufrechtzuerhalten, mit der versucht wird, die Selbstachtung und die soziale Akzeptanz zu retten. In dem Zitat wird eine häufige Qualität des

Vergessens Angehöriger beschrieben: Die Person wird wahrgenommen, diese Wahrnehmung aber nicht mir früheren Wahrnehmungen verknüpft.

Manchmal ist nur vage klar, dass man die andere Person kennt, weiß aber nicht, in welcher Beziehung man zu ihr steht. In anderen Situationen ist die Beziehung klar, doch gelingt es nicht, die Verbindung zum Namen herzustellen, wie die gleiche Erkrankte berichtet:

„Eines Tages versuchte ich, die Aufmerksamkeit meines Jüngsten auf mich zu ziehen. In meinem Bemühen, mich an seinen Namen zu erinnern, zählte ich schließlich die Vornamen aller Familienmitglieder und Freunde einschließlich des Familienhundes auf. Ich wusste, das war mein Sohn, mein Baby – mir wollte bloß in drei Teufels Namen nicht einfallen, wie er hieß!" (ED: McGowin 1994, S. 133)

Hier ist der erkrankten Mutter das, was für sie am wichtigsten ist, ihre Beziehung zu ihrem Kind und das Wissen, dass es ihr Sohn ist, ihr klar, nicht aber der Name. Es geht auch hier um ein Verknüpfungsproblem.

In einer anderen Situation wird die Verunsicherung, die sich aus den Verknüpfungsschwierigkeiten ergibt, von einem erkrankten Mann anders zu bewältigen versucht:

„Eines Tages ergab sich eine absurde Situation. Meine Mutter besuchte meinen Vater im Altenheim. Er erkannte sie nicht. Er wurde unruhig und man merkte, dass es in ihm arbeitete. Da sah er eine andere Frau, die er schon mehrmals als seine Ehefrau angesprochen hatte. Er stand auf und ging zu ihr hin und begrüßte sie als seine Frau. Ich weiß nicht, was es war, was ihn dazu führte, diese Bewohnerin zu seiner Frau zu erklären." (INB 2)

In dem Mann „arbeitete" es, wie die Tochter beschreibt. Offensichtlich löst die Begegnung mit der Ehefrau eine emotionale Erregung aus, wohl auch das Wissen, eine Frau zu haben, auch wenn er dieses Wissen und diese emotionale Erregung nicht mit seiner Ehefrau verknüpft. Die Unsicherheit nicht aushaltend schafft der Mann eine neue Verknüpfung und erklärt eine Frau zu seiner Ehepartnerin.

Hier wird deutlich, dass erkrankte Menschen wissen, dass es ihnen wichtige Angehörige gibt, in ihnen sind sie lebendig. Das Problem ist die Verknüpfung dieser Erinnerung mit der neuen Information über die Person, die dem Erkrankten gegenübertritt. Das Neue kann in das Alte nicht mehr eingebunden werden. Der Kranke weiß aber und spürt, dass er eine Ehefrau, einen Cousin, einen Sohn hat und welche Bedeutung diese für ihn haben. Er kann aber die vor ihm stehende Person nicht mehr mit dieser in seinem Gehirn gespeicherten Erfahrung in Verbindung bringen. In dem Wissen aber, dass diese Person wichtig für ihn ist, versucht er, dies irgendwie mit den Informationen, die aus seiner Umgebung hereinströmen, zu verknüpfen. Vielleicht ist in der neuronalen Repräsentation „Ehefrau" in seinem Gehirn eine Information, ein Erleben aus der Zeit gespeichert, als er diese Person kennen

gelernt hat, vielleicht eine bestimmte Art der Kopfhaltung oder ein Geruch. Diese
Information, dieser Geruch oder diese Kopfhaltung, wird nun als Raster an die
Umgebung gelegt. Er findet sie aber nicht in seiner Ehefrau wieder, die mittlerweile
ihren Kopf vielleicht anders hält oder vielleicht anders riecht, sondern in einer anderen Bewohnerin des Altenheims. Nicht die Repräsentation „Ehefrau" ist gestört,
sondern die Verknüpfung der Informationen über seine vor ihm stehende Ehefrau
mit der inneren Repräsentation „Ehefrau" in seinem Gehirn.

3.2   Gefühle und Stimmungen

3.2.1 Mehr als emotionaler Kontrollverlust: „Da ist Angst da, tiefe
Verzweiflung."

„Ich habe mir zur Aufgabe gestellt, meiner Frau das verbleibende Leben so angenehm
wie nur möglich zu gestalten. Eine sprachliche Verständigung ist nicht mehr möglich. Aber über Gestik, Mimik und Zuwendung kann ich sie fast immer in eine
positive Stimmungslage bringen. Ich bin überzeugt, sie verfügt noch wie eh und je
über volle seelische Empfindsamkeit." (EA: Frenzel 1999, S. 264)
     Über das Vorhandensein der „vollen seelischen Empfindsamkeit" ihrer demenz-
kranken Angehörigen berichten viele Begleiterinnen und Begleiter. In keinem der
Berichte gibt es einen Hinweis auf Gefühllosigkeit der Erkrankten. Im Gegenteil, fast
alle Begleitenden äußern ihre Überraschung darüber, wie häufig und wie intensiv die
Erkrankten emotional beteiligt sind, selbst wenn ihre Fähigkeit, neue Informationen
mit vergangenen in Verbindung zu setzen, beeinträchtigt ist. Im Erinnern spielen
Gefühle und Stimmungen folglich eine doppelte Rolle: Sie sind ein Entscheidungs-
kriterium für die Zuordnung von Wichtigkeit beim Abspeichern von Erfahrenem
und sie sind ein grundlegender Teil des leiblichen Gedächtnisses. Beide Faktoren
machen die emotionalen Regungen des Erlebens als wesentliche Bestandteile der
Innenwelten demenzkranker Menschen einer besonderen Betrachtung wert.
     Gefühle verändern sich, wenn den betroffenen Menschen ihre Erkrankung be-
wusst wird, betont die Mitarbeiterin einer Altenpflegeeinrichtung in einem Interview:
     „Ich finde, gerade Demente haben eine tiefe Erlebnisqualität oder Gefühls-
qualität."
     U.B.: „Woran merkst du das?"
     B: „Woran merke ich das? Mir kommt es immer so vor, gerade dadurch, dass die
Schranken der Vernunft weg sind, die Moral, all das, was man nicht tut, was man
nicht darf, ja, was man nicht tun sollte – dass sie dadurch so hemmungslos emotional sind. So würde ich das bezeichnen. Und wenn dann Angehörige oder Personal

mit dieser hemmungslosen Emotionalität nicht umgehen können, dann wird es schwer. Wenn jemand weint, jemand schreit, jemand traurig ist, dann sind viele unsicher. Und die Kranken sind traurig, sie empfinden über ihre Demenz eine abgrundtiefe Traurigkeit. Ich erinnere mich immer an einen Pastor (...) Ich glaube, dass Demenz so ist wie ein Berg: Sie werden erst leicht dement und oben auf der Spitze gehen sie wirklich in die ganz tiefe Verrücktheit und diesen Übergang zu merken, jetzt werde ich verrückt, das ist am schlimmsten. Da tritt oft eine ganz starke Verzweiflung ein. Wenn sie über diese Phase hinweg sind, dann kriegen sie es nicht mehr mit. Sie kriegen dann nicht mehr mit, dass sie so verrückt sind. Und dieser Pastor hat z. B. immer Bücher geschrieben, er war sehr intellektuell, er hat viele Vorträge gehalten, in Afrika … Er war so verzweifelt, er konnte nicht mehr denken, er konnte keine Bücher mehr schreiben. Er hat das so genannt: ‚Ich werde verrückt! Und ich habe Angst!‘ Da ist Angst da, tiefe Verzweiflung.‘‘

U.B.: „Wie äußert die sich?‘‘

B: „Das ist unterschiedlich. Dieser Pastor hat wirklich geweint, der hat Tage und Nächte nur geweint, hat nicht gegessen, nur noch geweint.‘‘ (INB 1)

Gefühle haben eine Funktion, sie dienen der Orientierung und Entscheidung. Gefühle bestimmen und beeinflussen das Bewertungssystem, mit denen Menschen ihrer Umwelt entgegentreten. Sie beeinflussen im hohen Maße scheinbar ausschließlich rationale Entscheidungen und sie dienen vor allem dazu, sich für spontane Handlungen entscheiden zu können. Angst lässt einen Menschen zurückweichen, Freude spontan auf jemanden zugehen. Gefühle sind folglich eine zentrale Hilfe, um sich in der Welt zu orientieren. Der amerikanische Neurologe Antonio R. Damasio bekräftigt dies: „Wenn Sie Ihre emotionalen Zustände finden, das heißt, sich Ihrer Gefühle bewusst sind, so gewinnen Sie damit eine Flexibilität der Reaktionsfähigkeit, die auf der besonderen Geschichte Ihrer Interaktion mit der Umwelt beruht. Zwar brauchen Sie angeborene Mechanismen, um diesen Erkenntnisprozess in Gang zu setzen, doch die Empfindungen bieten Ihnen mehr.‘‘ (Damasio 1997, S. 186)

In Kapitel I-1 wurde dargelegt, dass in den Definitionen der Demenz, die im ICD 10 vorgenommen werden und der medizinischen Forschung und Therapie zu Grunde liegen, Gefühle nur als emotionaler Kontrollverlust erwähnt werden. Der Begriff „Kontrollverlust‘‘ unterstellt unveränderte Gefühle, die nur deswegen stärker zum Ausdruck kommen, weil die Kontrolle verringert ist. Doch die Emotionalität der Erkrankten verändert sich, nicht nur die Kontrolle von deren Ausdruck. Die Gefühle der Menschen mit Demenz müssen sich in der Regel verändern, da die demenzielle Erkrankung eine Krise ist und Menschen auf Krisen mit Gefühlen reagieren. Dass diese Reaktionen häufig heftig sind und manchmal abrupt emotionale Ausbrüche geschehen, ist weniger Ausdruck mangelnder Kontrolle als in erster Linie Ausdruck der Tiefe der Krise und der damit einhergehenden Ängste, Verzweiflung usw. Ferner ist die Intensität und Wechselhaftigkeit emotionaler Äußerungen der Erkrankten ein Teil des hohen Erregungsniveaus, das von abrupten Wechseln begleitet sein kann (s. Kap. II-2.2). Die Verringerung von Kontrolle kann ein Element sein, das das emotionale Verhalten beeinflusst, das emotionale Erleben der Erkrankten geht aber weit darüber hinaus. Um emotionale Äußerungen kontrollieren zu können, müssen sie von der erlebenden Person bewertet werden. Dazu greift das Gehirn auf gespeicherte emotionale Erfahrungen ähnlicher Art zurück, vergleicht sie und verknüpft z. B. das aktuelle Aufleben von Ängsten mit der Erfahrung, dass die Äußerung von Ängsten in Familie und Berufsleben sanktioniert wurde. So entsteht emotionale Kontrolle. Wenn nun das Regulationssystem, mit dem neue Erfahrungen mit vergangenen bewertet und eingeordnet werden, gestört ist, kann dieser Prozess des Abgleichens nicht erfolgen. Also wird häufig auf neue Erfahrungen intensiver („unverfälscht") reagiert, als wenn diese Erfahrungen und die sich darauf beziehenden emotionalen Reaktionen mit früheren Erfahrungen verglichen und entsprechend eingeordnet werden können.

3.2.2 Angst: „Die tröstenden Erinnerungen sind unerreichbar."

Ich habe in Seminaren 32 professionelle Begleiterinnen und Begleiter demenziell erkrankter Menschen befragt, welche drei Gefühle sie am häufigsten bzw. intensivsten innerhalb eines Monats an einer erkrankten Person beobachtet haben. Die drei am häufigsten genannten Gefühle waren Angst, Verzweiflung und Hilflosigkeit. Mit etwas Abstand folgten Wut und Scham und schließlich Trauer und Einsamkeit. Zwar gibt es, wie im Folgenden beschrieben wird, Häufungen einzelner Gefühle in bestimmten Phasen der Erkrankung. Doch ziehen sich die Beschreibungen von Angst, Verzweiflung und Hilflosigkeit durch alle Phasen der Demenz. Zahlreiche Beschreibungen dieser Gefühle finden sich in den Erfahrungs- und Erlebnisberichten sowie den Interviews. Das am meisten erwähnte Gefühl ist die Angst.

„Robert Davis, der selbst an Alzheimer erkrankte, schildert die Schrecken, die auch Christen befallen können, wenn die Alzheimer-Krankheit sie im Griff hat: ,Vielleicht die erste innere Veränderung, die ich bemerkte, war Angst. Ich hatte vorher nie wirklich Angst gekannt. In der Nacht, wenn es vollkommen schwarz um mich herum ist, kommen diese unsinnigen Ängste. Die tröstenden Erinnerungen sind unerreichbar. Die stärkenden Bibelverse sind vergessen (…)' Ich muss mich fragen, ob das endlose Herumgehen der Alzheimer-Patienten nicht einfach ein Versuch ist, aus der Qual ihrer eigenen Ängste herauszukommen." (EA: Taylor 1996, S. 108 f)

Jeder Mensch begegnet in seinem Inneren Ängsten und versucht, ihnen Trost, Halt, Zuversicht gegenüberzustellen. Diese Möglichkeit schwindet bei Menschen mit Demenz. Ihr Zugang zu den „angstfressenden" Ressourcen wird seltener oder geht ganz verloren, so dass ihre Ängste übermächtig werden.

„Aus Angst, wie sie reagieren könnten, versuchte ich meine Krankheit vor meinen Kaffeetisch-Kumpeln zu verstecken." (ED: Rose 1997, S. 37) Die Angst der Erkrankten ist nicht nur eine meist diffuse Zukunftsangst, sondern oft auch eine konkrete soziale Angst. Nicht nur Scham bewegt Menschen mit Demenz dazu, ihre Erkrankung zu verbergen, auch die Angst vor den Reaktionen der anderen.

„Immer öfter spricht sie aus: ‚Ich habe Angst.' Wenn sie sich dabei sachte anlehnt, um Geborgenheit zu empfinden, erfasse ich, aus welchen Tiefen das Wort in ihr aufsteigt. Manchmal sagt sie es etwas anders: ‚Mich will keiner mehr.' ‚Mich hat keiner lieb.' Gleich darauf kann sie fragen: ‚Du bleibst doch bei mir?', oder mich anreden: ‚Du bist doch mein Mann!' Deutet sie damit an, aus welcher Richtung die Angst sie anfällt: Was wird, wenn man mich allein lässt? Gleich darauf äußert sie: ‚Ich bin so hässlich.' Da sind also auch noch andere Gründe für das verwirrende Hin und Her ihrer Gefühle. Sie denkt über sich selbst nach. Es drängt sich ihr eine Selbsteinschätzung auf, der sie sich nicht zu erwehren vermag; und die ist niederdrückend, beängstigend." (EA: Funke 1998, S. 47)

Die Angst vor der Einsamkeit äußert sich auch hier. In den „Tiefen" der Innenwelten der Erkrankten scheint die Gewissheit zu existieren, dass Nähe und Geborgenheit lebensnotwendig sind und dass sie alleine ihre Erkrankung nicht bewältigen können. Um so größer, um so existenzieller wirkt oft die Angst vor der Einsamkeit, die Angehörige beschreiben.

Die Angst wird häufig mit Schrecken und Hilflosigkeit oder Verzweiflung verknüpft:

„Die Aussicht, eines Tages die Kontrolle über mein eigenes Heim, meine eigenen Mahlzeiten, meine eigene Familie und mein eigenes Auto zu verlieren, jagte mir einen panischen Schreck ein. Kurz gesagt, ich fürchtete mich entsetzlich davor, auch noch das letzte Zipfelchen an persönlicher Würde und Selbstverantwortung zu verlieren. Meine Diagnose lieferte mich den Elementen aus. Meine Rechte waren äußerst zerbrechlich und delikat. Sie hatten nur noch so lange Bestand, solange nichts Ungünstiges geschah.

Das versetzte mich in einen Zustand völliger Hilflosigkeit, und wie ein Käfer, der auf dem Rücken lag, war ich den Launen von Familie und Fremden gleichermaßen ausgeliefert.

‚Ich darf ja nicht in Schwierigkeiten kommen, sonst wird man mich zwingen, auf alle Menschenrechte zu verzichten.'" (ED: Mc Gowin 1994, S. 104)

Für viele Menschen ist die Angst, die eigene Würde zu verlieren, ein existenzielles Gefühl. Konkrete Ängste können lästig sein, sind aber durch geeignete Hilfsmaßnahmen gut zu bewältigen. Die davon zu unterscheidende existenzielle Angst ergreift dagegen den gesamten Menschen und bedroht seine Identität und seinen Lebenswillen (Kast 1999, Baer/Frick-Baer 2001b).

„Am Anfang der Krankheit war meine Mutter verzweifelt, äußerte oft Selbstmordabsichten, schüttelte mich an den Schultern: ‚Sag mir doch, was ist los mit mir? Ich war doch eine tüchtige und gescheite Frau.' Ihr erster Satz nach dem Aufstehen war: ‚Ich hab so arg Angst.' Meine Mutter bestand regelmäßig aus Angst." (EA: Imholz 1999, S. 151)

Manche erkrankten Menschen können ihre Angst nicht verbal äußern. Sie zeigt sich in andauernder unruhiger Erregung und in Bildern. Zum Beispiel:

„… ich hoffte immer, dass sich Jannes Schlafgewohnheiten wieder festigen würden. Aber scheinbar ging bei ihr der Rhythmus für die Tag- und Nachtzeiten langsam immer mehr verloren.

Janne musste Angstzustände haben, aber ich bekam nicht viel aus ihr heraus.

‚Ich sehe immer Bäume und lange schwarze Schatten', erzählte sie im Gespräch am Frühstückstisch, als ich sie ausfragte." (EA: Heinrich 2003, S. 53)

Angst, Verzweiflung und Entsetzen nehmen im Allgemeinen mit der demenziellen Erkrankung zu – bis sie sich an einem Kulminationspunkt in Leere und Resignation verwandeln. Dieser Ablauf wird häufig bestätigt:

„Zunächst hatte ich es mit der Angst zu tun bekommen, aber dann trat an ihre Stelle eine kalte, Furcht erregende Leere." (ED: Rose 1997, S. 17)

Und eine Begleiterin berichtet: „Wenn es die existenziellen Grundbedürfnisse betraf, dann kommt immer wieder diese Hilflosigkeit, das Kopfschütteln, wo ich heute weniger Angst erlebe und mehr Resignation, mehr sich aufgeben. Die Schultern hängen, es kommen nicht mehr so viel die Angst, die aufgerissenen Augen, es kommt mehr ein müder, resignierter Gesichtsausdruck und eine nachgiebige, aufgebende Körperhaltung." (INB 2)

3.2.3 Verzweiflung und Hilflosigkeit: „… der Schrei, der aus meiner Kehle aufstieg"

Die Verzweiflung ist eine Steigerung, eine Intensivierung der Angst und elementarer Ausdruck des existenziellen Krisenerlebens der Demenz. Einige Beispiele verdeutlichen das.

„Mein Antrag auf Erwerbsunfähigkeitsrente wurde bewilligt. An dem Tag, an dem der positive Bescheid bei uns im Briefkasten steckte, zerbrach meine Welt in Trümmer. Den ganzen Nachmittag über verbrachte ich mit Weinen und Grübeln, was nun aus mir werden sollte." (ED: McGowin 1994, S. 93)

Mit der Rentenbewilligung wird ein Zerbrechen der beruflichen Identität und eine Bedrohung der sozialen Zugehörigkeit verbunden.

Auch die wachsende Kluft zwischen dem Außen und dem Innen, die fehlende Übereinstimmung zwischen der äußeren und der inneren Selbstwahrnehmung rufen

Gefühle der Verzweiflung hervor: „Eines Tages stellte ich mich vor die großen, verspiegelten Schranktüren, die eine ganze Wand meines Schlafzimmers einnahmen. Kritisch betrachtete ich mein Spiegelbild. Ich sah makellos aus. Unberührt. Niemand konnte allein von meinem Aussehen darauf schließen, dass ich nicht mehr makellos war. Plötzlich durchlief mich ein Krampf. Ich schlug die Hände fest vor den Mund, um den Schrei zu ersticken, der aus meiner Kehle hochstieg und sich in den stillen Raum ergießen wollte." (ED: McGowin 1994, S. 95)

Das Selbstwertgefühl wird durch die Erkrankung bedroht, parallel steigen die Befürchtungen, dass sich auch die Bewertung durch andere von „Anteilnahme" zur Behandlung als „menschlichem Abfall" verändert: „Was würde aus mir werden, wenn mein Zustand sich verschlechterte? Würde man mich pflegen, mich liebevoll und mit Anteilnahme behandeln? Würde man mir noch erlauben, ein Minimum an Würde und Lebensqualität aufrechtzuerhalten? Oder würde man in mir nur menschlichen Abfall sehen, ohne Wert und Gefühle?" (Ed: Mc Gowin 1994, S. 130)

Solche Befürchtungen, nicht mehr oder nicht immer in Würde behandelt zu werden, haben eine reale Berechtigung. Viele Situationen in der Pflege wirken entwürdigend, rufen tiefe Ängste hervor: „Verzweiflung, das ist spürbar an Gefühlen und sichtbar gewesen, als er ins Krankenhaus kam. Da war es ganz schlimm. Wenn ich so an sein Erleben denke, ist es auch ganz schlimm, da ich seine ältesten Ängste kenne, seine Klaustrophobie. Ganz schlimm für ihn war das Gefühl vom Eingesperrtsein im Krankenhaus, was vorher keine große Rolle gespielt hatte. Bei Transporten oder so war das kein Problem, aber im Krankenhaus die Gitterseite hoch und ich kann nicht mehr alleine aus dem Bett, das war ganz furchtbar für ihn." (INB 2)

Die Hilflosigkeit wird von vielen Betroffenen zumindest in der Anfangsphase ihrer Erkrankung zu verstecken versucht. Allzu oft haben sie Erfahrungen damit machen müssen, dass, wenn sie Hilfe suchten, sie diese nicht oder nicht so bekamen, wie sie sie brauchten:

„,Jack, wann haben die denn das neue Einkaufszentrum unten an der Kirkman Road gebaut? Komisch, dass ich mich nicht mehr erinnern kann, wann es gebaut wurde, und dabei hat es doch schon offen.'

Jack runzelt besorgt die Stirn und schüttelt den Kopf. Ich fuhr fort: ,Außerdem bin ich recht froh um die neue Feuerwache neben der Einfahrt. So kann ich mich besser orientieren.'

Jetzt lachte Jack und schüttelte erneut den Kopf.

,Diana, diese Feuerwache war schon immer da', meinte er vorwurfsvoll. ,Noch bevor mein Büro hier errichtet wurde!'

Plötzlich wurde ich richtig zornig. Ich ließ den Wagen an und startete mit einem Satz, so dass mein Mann überrascht zur Seite sprang.

,Hey! Warum hast du es plötzlich so eilig?', rief er.

Ich trat auf die Bremse und schaute mich verwirrt um. Wo war die Ausfahrt? ‚Jack‘, fragte ich zitternd, ‚wie komme ich hier wieder raus?‘

Jack schüttelte sich mittlerweile vor Lachen. ‚Diana, reiß dich doch zusammen! Du hast vielleicht Ideen! Neue Einkaufszentren, neue Feuerwachen, und jetzt weißt du nicht mehr, wie du von dem Parkplatz herunterkommst!‘

Tränen der Enttäuschung traten mir in die Augen, als ich Jack anschrie: ‚Lach mich nicht aus! Sag mir lieber, wie ich von hier wegkomme!‘

Jack verbeugte sich formvollendet und deutete an meinem Wagen vorbei geradeaus auf die Straße hinaus.

Ohne ein weiteres Wort gab ich Gas und fuhr vom Parkplatz.“ (ED: McGowin, S. 20)

Unsicherheit und Hilflosigkeit zu zeigen, ist für erkrankte Menschen riskant. Oft wird darauf mit Beschämungen geantwortet. Also versuchen die Menschen mit Demenz, sie zu verbergen. Dies gelingt allerdings zumeist nur in der ersten und teilweise in der zweiten Phase der Demenz und wird im Fortschreiten der Erkrankung zunehmend unmöglich.

Wenn wirklich Hilfe angeboten wird, führt dies zur Erleichterung. Als eine Tochter ihrem an Demenz leidenden Vater durch einen Rechtsakt alle Verantwortung für seine finanziellen und sonstigen Geschäfte abgenommen hatte, reagierte er erleichtert:

„Als wir durch die Gänge des Supermarktes gingen, fiel mir auf, dass er ungewöhnlich lebhaft war. Er kam mir so kindlich und verspielt vor. Ich fragte ihn, wie er sich fühle, und er antwortete, er sei sehr glücklich. Er fügte hinzu, dass er wüsste, dass ich ihm helfen würde und mir wirklich etwas an ihm läge. Mir wurde ganz warm ums Herz. Er sagte, er liebe mich. (…) Es war, als wäre ihm eine Riesenlast von den Schultern genommen worden. Er hatte die Verantwortung einem anderen übertragen. Meiner eigenen Gefühle war ich mir nicht ganz sicher. Einerseits fühlte ich mich geehrt, andererseits war die Last der Verantwortung groß … und das machte mir Angst.“ (EA: Avadian 1999, S. 61)

Im Fortschreiten der Demenz wird die Hilflosigkeit dann manchmal rein und pur geäußert. Sie wird zu einer Grundstimmung, deren Lautwerden keinen Anlass braucht:

„‚Hilf mir doch!‘, ruft sie ein ums andere Mal, obschon kein direkter Anlass dazu besteht.‘“ (EA: Funke 1998, S. 46)

3.2.4 Wut und Trauer: „... kann spüren, wie ich diesen rutschigen Abhang hinuntergleite"

Häufiger aber wird die Hilflosigkeit nicht direkt, sondern auf dem Umweg über die Wut ausgedrückt. Nicht mehr so zu können, wie man möchte, die Welt nicht zu verstehen, sich selbst nicht zu begreifen – das macht wütend:

„Die Wut kommt so schnell, wie sie wieder vergeht.

Ich denke, gelegentlich kann Wut gerechtfertigt sein. Es ist normal, auf die Alzheimer-Krankheit eine Wut zu haben. Sie ist ein Dieb, ein Mörder, ein Zerstörer unseres Geistes." (ED: Rose 1997, S. 61)

Im Alltag der Angehörigen und der professionell Pflegenden begegnen diese regelmäßig Aggressionen alter demenzkranker Menschen, mit aggressiven Gefühlen und Handlungen, alle Berichte sind voll davon. „Aggressives Verhalten tritt im Verlauf der Demenz bei zerebrovaskulärer Krankheit und bei Alzheimer Krankheit in einem Prozentsatz von rund 50 bis 60 % auf. Nicht selten können diese Verhaltensstörungen täglich bestehen, sie sind eine erhebliche Belastung für die primäre Bezugsperson." (Hirsch u. a. 2000, S. 182) Trotz dieser hohen Verbreitung ist festzustellen, „dass zur Aggression im Alter fast keine Studien vorliegen" (a. a. O., S. 139). Im Rahmen dieser Untersuchung des Erlebens an Demenz erkrankter Menschen sollen einige Situationen, in denen die Erkrankten aggressive Gefühle erleben, phänomenologisch untersucht werden, um Zusammenhänge und unterschiedliche Qualitäten der Wut und anderer Gefühle herauszuarbeiten.

Anforderungen des Gesundheitssystems wie diagnostische Tests konfrontieren die Betroffenen mit ihren Unzulänglichkeiten und Verlusten statt mit ihren Ressourcen. Als Larry Rose in einem Test seine krankheitsbedingten Grenzen erfährt, wird er hilflos. Diese Hilflosigkeit äußert sich in Wut:

„Dann kamen wir zur Schere. ‚Wie heißt das?'

Mir fiel das Wort nicht ein. Ich wusste, was es war; bloß kam mir einfach nicht das Wort dafür. ‚Etwas zum Schneiden', sagte ich.

‚Ja, aber wie nennt man das?', fragte sie mich. Schweigen.

‚Nun sagen Sie schon. Wie sagt man dazu?'

‚Einer von uns beiden vergisst, warum ich hier bin', sagte ich kühl. ‚Machen wir mit etwas anderem weiter.'

Kaum hatte ich die Worte gesprochen, wünschte ich mir, ich wäre nicht so barsch gewesen. Doch sie nahm es ganz sachlich und machte mit dem Test weiter. Sie gab sich sehr professionell.

Das weitere Verfahren verlief ohne Zwischenfall. Ich hatte einen Widerwillen dagegen, alle diese Dinge zu benennen, weil mich das ständig an meine Hilflosigkeit erinnerte. Es gab eine Zeit, da konnte ich binnen weniger als einer Minute in meinem

Kopf zehn sechsstellige Zahlen addieren. Jetzt überforderte mich schon die einfachste Rechenaufgabe.

Ich spüre einen Zorn, eine Wut in meinem Kopf. Sie ist nicht zielgerichtet, hat keinen genauen Gegenstand – sie lässt sich nicht auf etwas Bestimmtes fixieren. Diese Wut richtet sich weithin gegen mich selbst." (ED: Rose 1997, S. 59 f)

Jeder Ärger, jede Wut beinhaltet ein potenzielles Gerichtetsein (Baer/Frick-Baer 2005). Findet die wütende Person kein Objekt oder entschuldigt und schützt sie das ursprüngliche Objekt, richtet sich die Wut gegen sie selbst. Die aus der Hilflosigkeit entspringende Wut wird oft selbstzerstörerisch, da zumindest in der Phase 1 der Demenzerkrankung die Beteiligten wissen, dass die Wut nicht oder nur zu einem Teil zu den Angehörigen, Pflegenden oder anderen Behandelnden gehört. In späteren Phasen, wenn die Angehörigen und anderen helfenden Personen nicht mehr in ihrer Bedeutung erkannt werden, werden auch sie zum Wut-Objekt.

In einem narrativen Interview beschrieb eine Mitarbeiterin, wie ein Mann dement wurde und mit rasender Wut reagierte. Grund seiner Wut war „das Gefühl zu verhungern" (INB1). Die Eheleute hatten keine liebevolle Ehe geführt. Als ihr Mann demenzkrank wurde, wusste die Frau nicht, wie sie ihn emotional erreichen könnte. Das, was zwischen den beiden immer schon gefehlt hatte, wurde nun so offenkundig, indem der Mann mit solch starken Wutausbrüchen reagierte, dass das Paar getrennt werden musste. „Sonst hätten sie sich erschlagen." (INB1) Die Demenz hat das „ungelebte Leben" (von Weizsäcker) zu Tage gebracht. Der krankheitsbedingte Kontrollverlust und die kumulierte Belastung hatte die emotionale Brüchigkeit ihrer Beziehung deutlich gemacht und verstärkt.

Wut kann auch die natürliche Reaktion auf das Verhalten der Umwelt sein. Larry Rose berichtet zum Beispiel:

„Eines Abends erhielt ich den Anruf eines Bekannten, der wusste, dass ich in meiner Hütte war. Er erzählte mir, wie anstrengend für ihn dieser Tag im Geschäft gewesen sei; es war ein umtriebiger Tag gewesen, und er hatte mehrere Fehler gemacht. ,Wenn du Alzheimer hast, muss ich sie zweimal haben', sagte er.

Ich spürte, wie in mir die Wut hochstieg. ,Vergisst du etwa die einfachsten Wörter oder gebrauchst ganz falsche, die deine Sätze unverständlich machen? Machst du dir etwas zum Essen und vergisst nicht bloß, dass du es gemacht hast, sondern auch, dass du es essen wolltest? Stellst du deine Pfanne in den Kühlschrank oder legst deinen Geldbeutel in die Zuckerdose, um sie erst viel später wieder zu finden und dich zu fragen, was in der Welt eigentlich mit dir los ist? Verirrst du dich in deiner eigenen Straße oder im Einkaufszentrum und weißt plötzlich nicht mehr, wo du bist und wie du heimfinden sollst? Vergisst du, wie man sich anzieht, und trägst manchmal drei oder vier Hemden auf einmal? Mähst du deinen Rasen drei- oder viermal am Tag? Und wenn du in deinem Telefonverzeichnis blätterst, kennst du dann plötzlich überhaupt nicht mehr die Zahlen und weißt nicht mehr, was du mit ihnen anfangen sollst? Befällt dich zehnmal am Tag grundlos plötzlich Verwirrung oder Angst? Und vor allem: Kriegst du eine Wut, wenn jemand so dumm daherschwätzt wie du gerade?'

,Nein, das nicht.'

,Dann hast du nicht Alzheimer', sagte ich und hängte auf. Ich wurde hasserfüllt und widerwärtig." (ED: Rose 1997, S.79f)

Der Erkrankte reagiert auf die Ignoranz der Mitwelt, die sich in flapsigen Alzheimer-„Diagnosen" äußert. Doch die Intensität des Ärgers geht über den Anlass hinaus, wird zu einer vernichtenden Form der Wut, zu Hass, wie ihn Larry Rose selbst benennt. Die Quelle der aggressiven Gefühle sind vermutlich Angst und Hilflosigkeit. Solche Ausbrüche führen oft zu nachträglichen Schuldgefühlen (Baer/Frick-Baer 2005), zumindest dann, wenn die Hassenden zu solchen fähig sind. Die Schuldgefühle führen dann wieder zu Selbstabwertung, die Hilflosigkeit verstärken und sich wiederum in Wut- und Hass-Attacken entladen kann. Ein Kreislauf, der unterbrochen werden muss, um das Leid der Erkrankten und ihrer Umgebung nicht unerträglich werden zu lassen. Anknüpfen kann solche unterbrechende Hilfe viel eher dort, wo Hass und Wut gespeist werden, bei der Angst und der Hilflosigkeit, als bei der Wut und dem Hass selbst.

Die Trauer kommt häufig so still daher, dass sie im Gegensatz zu den aggressiven Gefühlen leicht übersehen werden kann.

„(...) erlebten wir Gefühlsausbrüche. Nicht laut. Nicht vehement. Keine wortreiche Klage. Marianne weinte still vor sich hin. Die Tränen flossen kaum sichtbar aus den Augen. Wenn man sich jetzt zu ihr setzte, konnte man zu hören bekommen: ,Wenn ich doch sterben könnte!'" (EA: Funke 1998, S.41)

Trauer ist das Gefühl des Loslassens (Worden 1999). Menschen, die an Demenz erkranken, müssen vieles loslassen. Stehen am Anfang der Erkrankung oft Scham, Angst und Abwehr im Vordergrund, tritt die Trauer zumeist in der zweiten Phase der Erkrankung auf. Die Menschen spüren, dass sie viele ihrer Fähigkeiten verlieren, sie also loslassen müssen. Da dieser Prozess allmählich fortschreitet, wird die Trauer häufig von Angst vor der weiteren Entwicklung begleitet.

„Sie schaute mit einer Traurigkeit zu mir hoch, dass es mir weh tat. ,Was ist mit mir los? Das passierte doch früher nicht. In Düsseldorf war alles in Ordnung. Oh Gott, warum bin ich bloß nach Haan gekommen.' ,Das hat nichts mit Haan zu tun. Du bist zeitweise etwas durcheinander.',Ich habe Angst, schreckliche Angst. Was soll ich tun? Wie geht es nun weiter?'"(EA: Schoene 1998, S.80)

„Ich kann spüren, wie ich diesen rutschigen Abhang hinuntergleite. Ich empfinde eine Traurigkeit und Angst, die ich nie zuvor erfahren habe." (ED: Rose 1997, S.45)

In der dritten Phase der Erkrankung wird seltener von Äuperungen der Trauer berichtet. „Hatte sie in einer früheren Phase der Krankheit viel geweint, so hörte man

jetzt manchmal nur ein kurzes Schluchzen, dem aber keine Träne folgte. Es war
offenbar sofort wieder vergessen." (EA: Funke 1998, S.75) Die Trauer verwandelt sich
entweder in Resignation oder in eine Grundstimmung. Da Trauer das Gefühl des
Loslassens ist, muss sie nachlassen oder zumindest die Qualität ändern, in der sie
erlebt wird, wenn es den Erkrankten nicht mehr gelingt, Verbindungen zwischen dem
Vergangenen und der Gegenwart herzustellen. Wer nicht mehr weiß, was war, muss
auch nicht loslassen. Doch die Ahnung einer als schrecklich erlebten Veränderung
bleibt, deswegen vermutlich das „kurze Schluchzen".

3.2.5 Scham, Schuld und Einsamkeit: „Ach, guten Tag, ich bin sehr in Eile."

Die Scham ist ein Versuch, die Symptome der Demenz zu verbergen:

„Da begrüßt sie (die demenzkranke Mutter) jemanden freudig auf der Straße und
sie hat den Namen vergessen und die genaue Beziehung zu dieser Person. Das löst
Peinlichkeit aus. Als dieser Vorgang sich öfter wiederholt und häuft, beschließt meine
Mutter, in einer solchen Situation immer nur zu sagen: ‚Ach, guten Tag, aber ich bin
sehr in Eile', worauf die Bekannten auf Dauer mit Kopfschütteln und zum Teil
Verärgerung reagieren." (EA: Fuhrmann 1999, S.26)

Die Versuche, sich Scham hervorrufenden Situationen zu entziehen, führen in
Einsamkeit und soziale Isolation. Oft wird ein Prozess beschrieben, wie anfangs die
Findigkeit und Schlagfertigkeit der Erkrankten noch hilft, schamvollen Begegnungen aus dem Weg zu gehen. Doch allmählich wird dies immer schwieriger und
nehmen die Angst und Scham zu. Schließlich verzichten viele Betroffene darauf,
überhaupt in die Öffentlichkeit zu gehen. Als Übergang schließen sie sich anderen
vertrauten Personen an, wie die Tochter einer Erkrankten berichtet:

„Meine Mutter nimmt irgendeine Ware, findet irgendwie die Kasse, bezahlt mit
einem Geldschein, da sie jetzt schon unfähig ist, Münzen zu addieren, und verlässt
aufatmend das Geschäft. Sie beschließt, nicht mehr allein einkaufen zu gehen. Sie sagt
als Begründung zur Tochter: ‚Bei mir gibt es die Dinge nicht, die ich brauche, die
muss ich bei dir einkaufen. Ich komme mit dir mit!'" (EA: Fuhrmann 1999, S.26)

Untersuchungen der Scham zeigen, dass dieses Gefühl auch in Situationen auftritt,
ohne dass andere Menschen zugegen sind (Baer/Frick-Baer 2000). Hier speist sie sich
aus einem inneren Vergleichen: Die Scham der Armut entsteht, weil Armut mit
Wohlstand oder Reichtum verglichen wird. In der Scham der Krankheit, hier der
Demenz, vergleichen die Erkrankten den früheren mit dem jetzigen Zustand. Sie
schämen sich ihrer Unfähigkeit und Hilflosigkeit. „Meine Mutter greift zu Hause, wie
von früher gewohnt, zu einem Buch, zu einer Zeitung. Sie liest die Wörter, die Sätze,
aber nichts fügt sich mehr zu einem sinnvollen Ganzen zusammen. Der Inhalt des

Gelesenen bleibt ihr verschlossen, als sei der Schlüssel dazu verloren gegangen. Sie fühlt sich beschämt und gleichzeitig verzweifelt. Sie nimmt als Ersatz den Fernseher und muss feststellen, dass auch das Gehörte in ihrem Kopf keinen sinnvollen, bleibenden Eindruck hinterlässt, dass der schnelle Wechsel der Bilder ihre Wahrnehmungsfähigkeit übersteigt. Sie gewöhnt sich an zu sagen: ‚Ich komme zurzeit einfach nicht dazu zu lesen. Ich habe so viel zu tun und abends beim Fernsehen bin ich zu müde.'" (EA: Fuhrmann 1999, S. 27)

Häufig ist die Scham damit verbunden, dass sich die Betroffenen schuldig fühlen und sich Vorwürfe machen:

„Ich erzählte sonst keinem Menschen, dass ich zu arbeiten aufgehört hatte. Ich fühlte mich schuldig, dass ich nicht mehr funktionierte, und ich schämte mich des Verlustes all meiner geistigen Fähigkeiten." (ED: McGowin 1994, S. 88)

„Sie suchte und suchte … Was eigentlich? Schließlich fand es sich: die Korallenkette! Ich dachte: Jetzt freut sie sich! Aber nein – sie machte sich heftige Selbstvorwürfe." (EA: Funke 1998, S. 21)

Ursula Koch-Straube beschreibt als eine Form des Rückzugs das Verstummen der Bewohnerinnen und Bewohner eines Pflegeheims. „Das Verstummen der BewohnerInnen erscheint mir als eine Flucht in einen inneren Raum, in dem die BewohnerInnen sich vor den Einblicken, Zugriffen und Manipulationen der anderen, der MitarbeiterInnen und der BewohnerInnen schützen können. Denn die BewohnerInnen leben in einer Situation, in der sie sich weitgehend – verglichen mit dem Leben selbständig lebender Erwachsener – physisch und psychisch entblößen müssen." (Koch-Straube 2003, S. 71) Das Gefühl, das entsteht, wenn Intimes entblößt wird, ist Scham.

Die Scham führt zu sozialem Rückzug und damit zum Gefühl der Einsamkeit. Scham reduziert Kontakte und damit auch Möglichkeiten des sozialen Eingebundenseins, des Trostes und des Halts. Infolgedessen nehmen Hilflosigkeit und Angst zu, vor allem die Angst, allein gelassen zu werden.

„Jetzt aber nahm Mariannes Ängstlichkeit zu, wenn sie sich auch nur für Minuten allein gelassen fühlte. Verwunderte, gelegentlich auch empörte Blicke anderer einkaufender Mitbürger galten uns. Auch in der Wohnung kamen Ängste auf, wenn sie vorübergehend nur für Augenblicke allein gelassen wurde. ‚Bleib bei mir', bat sie dann eindringlich." (EA: Funke 1998, S. 57)

Die Angst vor der Einsamkeit ruft Verhaltensweisen hervor, die andere Menschen überfordern und deren Rückzug begünstigen. Doch Einsam-keitsgefühle können schon allein aus der Erfahrung des „Andersseins" entstehen:

„Ich empfinde meinen mangelnden Selbstwert immer dann am stärksten, wenn ich in größeren Gruppen bin. Es macht mich immer völlig fertig, mich in einer Menschenmenge oder selbst auf einer geschäftigen Durchgangsstraße zu bewegen. All diese ‚verdienstvollen‘ Menschen, die ein Ziel haben – die wissen, wohin sie gehen. Trotzdem hocke ich immer noch freiwillig allein zu Hause und leide schrecklich unter meiner Einsamkeit." (ED: McGowin 1994, S. 139)

Viele Menschen erleben den Alterungsprozess auch als Prozess der Vereinsamung. Diese muss nicht nur in einem Rückzug aus sozialen Kontakten bestehen. Einsamkeit ist nicht nur fehlender sozialer Kontakt – viele Bewohnerinnen und Bewohner von Altenheimen klagen über Einsamkeit. Dieses Gefühl entsteht, wenn bestimmte Kontakte fehlen, solche mit Resonanz, solche, die „passen", wie eine demenzkranke Frau erzählt: „Einsam, ein bisschen. Einsam, weil ich immer mit Menschen zusammen war, und das ist heute schwer. Heute sind die Menschen anders als früher. Ich weiß aber nicht, wie ich mich ausdrücken soll. Mehr so Ich-Menschen sind das heute. Früher, wenn etwas war, hat einer dem anderen geholfen und nach ihm geguckt – das ist heute so gar nicht mehr. Entweder du lebst oder du stirbst. Ich habe eine nette Nachbarin, aber die, die zu mir passten, die sind alle tot. Ich bin ja auch von 1915, ich bin ja auch schon über 80. Ich glaube sogar 87. Ich weiß nicht." (ID Frau W.)

Die Frau, die dies erzählt, wohnt in einem Heim mit über 100 anderen Bewohnerinnen und Bewohnern zusammen. Sie isst gemeinsam mit anderen, nimmt an Gruppen teil usw. – und doch fehlt ihr etwas: gegenseitige Hilfe und Achtsamkeit, Resonanz.

3.3   Subtext: „Sie verpackt das in solche Geschichten ..."

All die aufgeführten Ausschnitte aus Berichten und Interviews zeigen die Bedeutung, die Gefühle für das Erleben der Menschen haben, die an Demenz erkrankt sind. Sie sind ein gewichtiger Bestandteil ihrer Innenwelten. Die Konsequenzen für Therapie und Begleitung von an Demenz erkrankten Menschen liegen auf der Hand: Jede Gegenüberstellung von Denken und Fühlen, von Körper und Geist, von Seele und Verhalten, von Emotionen und Kontrolle sind für die therapeutische Praxis und die Praxis der Pflege unsinnig und wirklichkeitsfremd. Die Interviews und Selbstzeugnisse zeigen die Breite und Dichte des emotionalen Erlebens der Erkrankten. Therapie, Pflege und sonstige Begleitung müssen emotionale Regungen als Teil des Gesamterlebens respektieren, zu verstehen versuchen und sich bemühen, mit dieser Emotionalität in Resonanz zu treten.

Der starke Ausdruck der Emotionalität muss gewürdigt werden, er ist kein Krankheitssymptom, sondern eine Ressource der erkrankten Menschen. Wenn diese auch keine „vernünftigen" Sätze mehr zu Stande bringen können, mit ihren Gefühlen reden sie aber, mit ihren Gefühlen teilen sie sich mit, mit ihren Gefühlen leben sie. Ihre Emotionalität ist eine Unterzeile unter dem verbal Geäußerten, dessen Subtext.

Der Begriff „Subtext", der hier aus der Linguistik (z. B. Vygotskij 2002) entlehnt wird, um bestimmte Phänomene des Erlebens der Demenz beschreiben zu können, wird dort verwendet, um Texte daraufhin zu analysierend, ob es gleichsam unterhalb des geschriebenen Wortes einen zweiten Text gibt, und zu versuchen, dessen Aussage und Bedeutung zu erfassen. In Alltagsdialogen sind solche Subtexte häufig zu hören. Da streiten sich Ehepartner wortreich über die Regelung von Haushaltsangelegenheiten und sagen sich gleichzeitig im Subtext, dass sie darüber enttäuscht sind, dass der Partner bzw. die Partnerin nicht mehr Zeit mit ihnen verbringt.

Beim gesprochenen Wort darf sich die phänomenologische Analyse nicht nur auf den buchstäblichen Wortsinn beschränken, sondern muss darüber hinaus auf zusätzliche Aspekte des Geschriebenen oder Gesprochenen zurückgreifen (Schulz von Thun 1981): auf Wiederholungen, Weglassungen, den Tonfall, Blicke und Gesten, die die Sprache begleiten, den Kontext des Gesagten, die Resonanz auf das Gesagte oder Geschriebene … „So häufig übermitteln die Worte eine völlig andere Botschaft als der Ton, in dem etwas gesagt wird." (Rogers 2003, S. 21)

Die Erfassung von Subtexten ist hilfreich, ja oft notwendig, um an Demenz erkrankte Menschen zu verstehen und Zugang zu ihnen zu finden. Wir müssen davon ausgehen, dass jede Äußerung eines demenziellen Symptoms von einem Subtext begleitet ist. Um ihn zu verstehen, muss das Erleben der jeweiligen Person in die phänomenologische Analyse einbezogen werden, müssen über die Worte hinaus konkrete Leibregungen wie Erregungen, Stimmungen usw. mit wahrgenommen werden. An vielen Stellen dieser Untersuchung wurde schon darauf hingewiesen, dass und wie das konkrete Verhalten und die konkreten Äußerungen der Erkrankten von einem Subtext ihres Erlebens begleitet werden.

Eine Mitarbeiterin einer Altenpflegeeinrichtung meint: „Also mich fasziniert immer die Logik hinter dem Tun, diese Handlungslogik, wie man so schön sagt. Ich gehe sie gerade mal so in Gedanken durch, die dementen Bewohner, die ich kenne. Egal, was sie auch machen, es ist ja immer die Absicht dahinter, das finde ich so faszinierend, das zu sehen, was ist da für eine Absicht dabei." (IB 2) Der Sinn des scheinbar Unsinnigen erschließt sich durch den Subtext ihrer Äußerungen. Wie der Subtext durch die Worte und Handlungen durchscheint bzw. deutlich wird, wenn die Gesamtheit der Phänomene des Erlebens und Verhaltens demenzkranker Menschen wahrgenommen wird, soll an einigen Beispielen betrachtet werden.

‚„Wissen Sie vielleicht', hörte ich Lucie allerfreundlichst fragen, ‚wo der Ausgang ist?'

‚Wenn Sie den blauen Pfeilen weiter folgen', antwortete die Krankenschwester nichts ahnend, ‚kommen Sie von selbst zum Ausgang.'

‚Vielen Dank', sagte Lucie und schlurfte in die angegebene Richtung.

Da trat ich zum Vorschein. Lucie erschrak sichtlich.

‚Wo gehst du hin, Schatz?'

‚Ich? Nirgendwohin', antwortete sie mürrisch und enttäuscht.

‚Komm', sagte ich ruhig und lotste sie wieder zu ihrem Zimmer. Sie ließ sich willig führen.

‚Ich will nach Hause …', stammelte sie unterwegs.

‚Das geht nicht, du musst dich erst ein bisschen erholen …'

Ich steckte sie wieder ins Bett.

‚Ich bleibe nicht hier.'" (EA: Vilsen 2000, S. 37 f)

Solche Szenen erleben Angehörige oder Pflegende mit demenzkranken Menschen immer wieder. In der Verwirrung, in dem Umherirren dieser Frau ist bereits ein Subtext enthalten, der später auch Text wird, ein verborgenes Gerichtetsein: „Ich will nach Hause." Darin bricht sich die Sehnsucht Bahn, das zu leben, was im Heim ungelebt ist: die Vertrautheit, das Zuhause.

Manchmal zeigt sich im anscheinend verwirrten, ja „verrückten", „anstößigen" Verhalten demenzkranker Menschen ungelebtes Leben, das in ihrer Biografie zu kurz kam. Eine Tochter berichtet:

„Bei meiner Rückkehr nach Kalifornien erfuhr ich, dass Mardig anstößiges Benehmen an den Tag legte. *Was heißt das?* Es war zwar nicht ungewöhnlich, dass Alzheimer-Patienten sich unanständig verhielten, eine potenziell peinliche Angelegenheit für Angehörige und Pflegepersonen. *Aber mein Vater?* Mein Vater war Diplomat vom Scheitel bis zur Sohle, ein Gentleman durch und durch. (...)

‚Was hat er genau gemacht?'

‚Also, er hat im Speisesaal sein Glied in der Hand gehalten.'

‚Und was dann?'

‚Nun ja', fuhr sie zögernd fort, ‚er hat vor den anderen Insassen onaniert.' (…)

‚Was haben Sie daraufhin getan?'

‚Ich habe mich vor ihn gestellt und ihn aufgefordert, sein Glied wieder wegzustecken. Ich habe ihm gesagt, sein Verhalten wäre unanständig.'

‚Hat er das verstanden?'

‚Ja, ich glaube schon.'

‚Was hat er gemacht?'

‚Mardig sagte, das ginge nicht. Er lächelte verschmitzt und sagte, er hätte einen Steifen.'" (EA: Avadian 1999, S. 219 ff)

Der Subtext dieses Verhaltens lautet: Ich lebe jetzt das, was ich mich bislang nicht getraut habe zu leben. Das Zurückziehen alter Menschen aus zu viel gelebtem Leben ist bekannt und vertraut. Viele, die jahrzehntelang für die Familie gekocht haben, sind dessen müde und zu keiner Teilnahme an einer sozialpädagogischen Kochgruppe zu bewegen. Manchmal mündet dieser Rückzug in resignative Stimmungen oder in Altersdepression. Bei Menschen mit Demenz ist eher zu beobachten, dass Aspekte ihres ungelebten Lebens lebendig werden. Die Demenz scheint es Erkrankten zu ermöglichen, einige Impulse lebendig werden zu lassen, die sie vorher unterdrücken oder zurückhalten mussten.

Wenn an Demenz erkrankte Menschen aggressiv oder gar gewalttätig werden, beziehen die Adressaten dies oft auf sich, sind gekränkt und reagieren mit Rückzug oder antworten mit eigener Aggressivität. Oft ist der Ausgangsimpuls der erkrankten Person nicht aggressiv, äußert sich aber in einer aggressiven Geste. Greta Wehner beschreibt eine solche Situation mit ihrem an Alzheimer-Demenz erkrankten Mann Herbert Wehner:

„Nach dem problemlosen Ausziehen, Waschen und Sauber-wieder-Anziehen stand Herbert mit drohend erhobener Faust vor mir. In der zuschlagenden Bewegung öffnete sich die Hand, ein zärtliches Streicheln erreichte mein Gesicht und nicht ein heftiger Schlag. Dieses Erlebnis gehört für mich zu den erschütterndsten. Das kranke Gehirn hat das Danken-Wollen fast in ein nicht gewolltes Verletzen verwandelt." (Spiegel 42/1995, S.276)

Die Achtsamkeit für den Subtext einer aggressiven Äußerung kann helfen, ein anderes Verständnis für den aggressiven Menschen zu gewinnen, was zu neuen Reaktionen führen kann.

„Herr M. sitzt am Essenstisch gemeinsam mit drei anderen Männern und Frauen. Vor ihm ein Löffel und ein Teller mit Kartoffeln und Gemüse. Er sitzt einige Minuten, die Hände liegen in seinem Schoß. Seine Augen flackern hin und her. Er blickt auf den Teller, er blickt auf die Gabel, er blickt auf die einzelnen Bestandteile des Essens, schaut dann hinüber zu den anderen, schaut wieder auf den Teller. Allmählich wird sein Atem gepresster, sein Körpertonus angespannter, während die flatternden Augen eine innere Erregung signalisieren.

In mir entsteht eine Fantasie: Er weiß, dass mit dem, was vor ihm auf dem Tisch liegt, irgendetwas geschehen muss. Er weiß aber nicht, was. Es ist, als versucht er mit zunehmender Verzweiflung zu ergründen, was er tun soll – oder tun will.

Was ich spüre, ist Hilflosigkeit, ist der zunehmend verzweifelt erklingende Satz: Ich weiß mir nicht zu helfen! Ein Satz ohne Worte.

Als ich gerade zu Herrn M. gehen möchte, um ihm zu signalisieren, dass ich sein Hilfesuchen gesehen und gehört habe, und um ihm meine Hilfe anzubieten, kommt eine Altenpflegerin vorbei. Sie hatte den Prozess, indem sich Herr M. in den letzten Minuten befand, nicht mitbekommen, griff nach seiner Hand und drückte ihm den Löffel zwischen die Finger. Für Herrn M. schien dies ein Überfall zu sein. Seine innere Gespanntheit und Erregung entlud sich, er schlug mit seiner Hand und dem Löffel um sich. Der Teller mit der Mahlzeit fiel auf den Boden, die Altenpflegerin wurde getroffen. Sie schimpfte." (INB 3)

Jede gewalttätige Äußerung, jede Aggression hat einen Subtext. In den meisten Fällen, die ich beobachtet habe und von denen in den ausgewerteten Materialien berichtet wird, entspringt die Aggressivität einer Not, der Angst und der Hilflosigkeit, der Überforderung oder ähnlichem Erleben. Auf das unterhalb der aggressiven Handlungen liegende Erleben zu reagieren, kann dazu beitragen, dass die Aggressivität von Seiten der Betreuenden nicht als gegen sie selbst gerichtet erfahren wird und dass auf sie de-eskalierend reagiert bzw. sie schon im Vorfeld vermieden werden kann. Validation ist eine der Methoden, auf der Gefühlsebene, also auf der Ebene des Ungesagten, zu antworten.

Das bedeutet nicht, dass man Grenzverletzungen akzeptieren und die eigene Würde vernachlässigen soll, es bedeutet aber, dass man versuchen muss, das zu hören, was als Subtext unter der Aggressivität ausgesagt wird.

Gisela Gerstberger hat Gedichte geschrieben, in denen sie den Subtext im Verhalten ihrer demenzkranken Schwester zu ergründen und auszudrücken versucht. Das folgende Gedicht beschreibt das Körpererleben und Verhalten ihrer Schwester während der Kurzzeitpflege – und das Bedürfnis nach Vertrautheit und Geborgenheit, das diesem Verhalten zu Grunde liegt.

Willensäußerung

Du verweigerst
die Nahrung
in der Kurzzeitpflege

jeder sagt
es geht zu Ende
35 Kilogramm – Leichtgewicht

ich hole dich
nach Hause
du isst und trinkst

lächelst mich an
deine braunen Augen sagen
geschafft
niemand
soll mir erzählen
du verstehst nicht
was mit dir geschieht

nur weil du
die Wörter
für deine Bedürfnisse
nicht findest

und du keine
Zeiteinteilung
mehr zulässt

(Gerstberger 2002, S. 21)

4

Innenwelten:
Wenn das Gerichtetsein schwindet

4.1   Die Bedeutungsräume

Die Veränderung der Innenwelten an Demenz erkrankter Menschen ist gleichzeitig eine Veränderung ihrer Möglichkeiten, sich in ihre Umgebung hinein zu orientieren. Wie dies geschieht und welche Bedeutung dies im Kontext der Erkrankung und der krankheitsbedingten Erlebensveränderungen hat, soll im Folgenden untersucht werden.

Jedes Erleben hat eine räumliche Dimension, jedes Erleben greift in den Raum hinein. Der Begriff „Raum" hat sprachlich eine mehrfache Bedeutung.

Der Philosoph und Pädagoge Otto Friedrich Bollnow unterschied zwischen dem mathematischen Raum und dem „erlebten Raum" (Bollnow 1963/2000, S. 18). Auch Dürckheim, Heidegger u. a. Philosophen analysierten das menschliche Leben in seinen räumlichen Dimensionen. Leibphilo-sophen wie Thomas Fuchs haben den Raum schließlich ausführlich in seiner leiblichen Bedeutung untersucht. Ihr Raumbegriff, auf den sich hier bezogen wird, ist weder statisch noch territorial, nicht bloß Hülle, die etwas umschließt oder in der sich etwas befindet. „Der Leib ist nicht ‚im Raum', sondern er verräumlicht sich fortwährend und erzeugt selbst seinen Raum. Der Raumbegriff ist somit im Folgenden immer dynamisch zu verstehen (…). Leiblicher Raum ist werdender, gerichteter Raum." (Fuchs 2000, S. 93) Das Erleben eines Menschen hört nicht an der Haut, der Körpergrenze, auf, sondern weitet sich in den Raum hinein. Jedes Erleben, jede leibliche Bewegung schafft Räume. Diese Räume erhalten dadurch Bedeutungen des Erlebens und werden somit zu Bedeutungsräumen. Anknüpfend an die phänomenologische Leibphilosophie sowie Untersuchungen der ökologischen Psychologie und Erfahrungen und Begrifflichkeiten der Tanz- und Bewegungstherapie integrierend wurden mehrere Bedeutungsräume konkretisierend herausgearbeitet (s. Baer/Frick-Baer 2001a, S. 265 ff). Dieses Modell der Bedeutungsräume hat sich für Diagnostik und Therapie als fruchtbar erwiesen. Im Folgenden werden vier für das Erleben demenzkranker Menschen wesentliche Bedeutungsräume vorgestellt, im Hinblick auf das Erleben der Demenz diskutiert und anschließend um den Begriff des Zentralen Raums ergänzt, der von besonderer Bedeutung für das Verstehen demenziellen Erlebens ist. Die Bedeutungsräume sind nicht nur hilfreich für das Verstehen des Erlebens der Demenz, sie haben weitreichende Konsequenzen für die Therapie und sonstige Begleitung demenzkranker Menschen.

4.1.1 Der Persönliche Raum

Der am meisten erforschte Bedeutungsraum ist der Persönliche Raum. Wenn sich zwei Menschen z. B. auf einer Geburtstagsfeier oder einem Empfang gegenüberstehen, werden sie instinktiv einen so genannten Sicherheitsabstand einhalten. Streckt einer von ihnen die Arme aus, werden in den meisten Fällen seine Fingerspitzen nur bis in eine Entfernung von zwei bis drei Zentimetern vor das Gesicht des anderen reichen. Jede Person befindet sich knapp außerhalb der Reichweite der anderen. In der Tanztherapie wird der Raum, der mit der Reichweite der Arme und Beine um eine Person herum ausgefüllt werden kann, Kinesphäre genannt. Die Grenzen des Persönlichen Raums sind aber nicht mit der Kinesphäre identisch, sondern variieren individuell. Denn dieser Raum hat eine besondere Bedeutung. Die Bedeutung besteht in der Regel darin, dass er als ein „persönlicher" Raum, ein „eigener" Raum, ein Raum, der der Person eigen ist, gespürt und gefühlt wird. Der Persönliche Raum ist „der Raum, der ein Individuum überall umgibt und dessen Betreten seitens eines anderen vom Individuum als Übergriff empfunden wird, der es zu einer Missfallenskundgebung und manchmal zum Rückzug veranlasst" (Goffman 1982, S. 56)

Der Persönliche Raum ist auch ein Raum des Reichtums. Das, was in diesen Raum hinein kann bzw. sich hier befindet, ist das, was erreicht wurde und erreicht wird, das, was einem Menschen gehört. Reichtum ist all das, was ein Mensch erreicht hat und in seine Reichweite geholt oder gelassen hat.

Werden Menschen durch äußere Umstände gezwungen, andere Menschen in ihren Persönlichen Raum hineinzulassen, ruft dies in der Regel Unbehagen hervor. Man denke nur an die Situationen im Fahrstuhl, wo fremde Leute durch die äußeren Umstände bedingt sich innerhalb der eigenen Reichweite befinden. Entscheidend, ob Unbehagen auftritt oder nicht, ist die Wahlfreiheit. Wer wählen kann, jemanden in seinen Persönlichen Raum hineinzulassen, wird, wenn er sich dazu entscheidet, kein Unbehagen oder keine Abwehr empfinden, allenfalls Zuneigung, Wärme, Freude etc. über die Nähe. Ist diese Wahlfreiheit nicht gegeben, ist jedes Eindringen in den Persönlichen Raum eine Zwangsmaßnahme, die zumindest Irritationen hervorruft. Der Persönliche Raum „bildet eine ‚Pufferzone' um den eigenen Leib, deren Überschreitung als aufdringlich, verletzend oder bedrohlich empfunden wird. ‚Distanzlosigkeit' bedeutet eine Missachtung dieses Persönlichen Raumes. Dabei ist das Maß an Nähe, das Menschen zulassen, bzw. die räumliche

Distanz, die sie benötigen, individuell und kulturell sehr verschieden." (Fuchs 2000, S. 309)

Der Persönliche Raum wurde unter unterschiedlichen Bezeichnungen in den Sozialwissenschaften beobachtet und erforscht (z. B. Kruse 1974, 1980, Graumann 1978, Goffman 1982). Jean Piaget bezeichnete ihn als „Nah-Raum": „Der ursprüngliche Raum ist der Nah-Raum, der durch den Spielraum des Greifens bestimmt ist und in dem sich die Objekte im Verhältnis zum eigenen Leib in der Tiefe anordnen. Von ihm hebt sich der Fern-Raum ab, der – ähnlich dem Himmel für die Erwachsenen – unerreichbar und daher ohne Tiefe bleibt." (Piaget 1974, S. 104) Kinder erschließen sich ihren Persönlichen Raum durch Greifen. Dadurch entwickeln sie ein Gespür dafür, was zu ihnen gehört und was nicht, was sie sich aneignen und aneignen dürfen und was nicht. Der Persönliche Raum ist nicht ein angeborenes Moment, sondern ein Erlebensraum, der sich im sozialen Kontakt und sozialen Verhalten, im Greifen und Be-Greifen entwickelt. Bei an Demenz erkrankten Menschen zeigen sich Störungen des Erlebens des Persönlichen Raums in Störungen des Greifens: „Mit dem Zugreifen klappt das nicht mehr bei Frau F. Ich weiß nicht, ob sie es körperlich nicht mehr kann oder ob sie sich nicht traut. Die Kaffeetasse zittert, das ist ja bei vielen so. Aber auch sonst greift sie nicht mehr zu. Die Hand zuckt noch ein bisschen, aber dann bricht die Bewegung ab", berichtet eine Altenpflegerin (IB 2). Die Folge ist, dass der Persönliche Raum nicht mehr erschlossen, ja, oft nicht mehr erfahren wird. Der Raum des Erlebens reduziert sich und damit verringern sich Selbstbewusstsein und Selbstsicherheit.

Eine weitere Befragte berichtet von einem gegenteiligen Verhalten. „Frau Sch. packt alles an. Nichts ist vor ihr sicher. Wenn sie etwas sieht, sind gleich die Hände dran. Als ob sie mit den Fingern sehen würde. Das macht sie nicht gerade beliebt bei den anderen Bewohnern. Wenn sie sich nähert, muss man alles vor ihr in Sicherheit bringen." (IB 4) Wahrscheinlich liegt dem Verhalten von Frau Sch. die gleiche Verunsicherung im Erleben des Persönlichen Raums zu Grunde wie bei Frau F., die das Greifen eingestellt hat. Nur reagiert Frau Sch. mit zwanghaftem Greifen, als ob sie sich ihren Zugriff auf die Welt und deren Aneignung im Persönlichen Raum vergewissern muss. Andere Erkrankte scheinen das Gefühl für die Schutzfunktion der Grenzen des Persönlichen Raums verloren zu haben (vielleicht, weil diese Grenzen auch ihnen gegenüber nicht genug respektiert worden sind). Sie „rücken allen auf die Pelle", wie eine Sozialarbeiterin erzählt. „Herr V. geht immer zu nah an die Leute heran. Fast auf Tuchfühlung. Die anderen rücken dann weg. Herr V. rückt hinterher." (IB 3) In welcher Form auch immer, das Gewahrwerden des Persönlichen Raums scheint bei zahlreichen demenzkranken Menschen gestört zu sein, verbunden mit Störungen oder Einschränkungen des Greifens. Letzteres ist auch Ausdruck der Störung des Gerichtetseins, womit sich noch zu beschäftigen sein wird (s. Kap. II-4.2). In der Sensomotorischen Erlebniszentrierten Interaktion (SMEI) wird viel mit

Einheiten gearbeitet, in denen Greiferfahrungen ermöglicht und geübt und so der Persönliche Raum erschlossen oder gesichert werden kann. Die positiven Auswirkungen auf die Selbstsicherheit demenzkranker Menschen sind frappierend. (s. Teil III-2.3.2)

In der Begleitung von Menschen, die an Demenz erkrankt sind, ergibt sich hinsichtlich des Persönlichen Raums eine widersprüchliche Situation. Auf der einen Seite werden diese Kranken immer mehr verunsichert, jedes Fortschreiten der Erkrankung ruft nach Vertrautheit und Respekt. Je weiter die Demenz fortschreitet, desto wichtiger ist es, den Erkrankten sichere Rahmenbedingungen zu ermöglichen. Insofern gilt es, besonders darauf zu achten, die Grenzen des Persönlichen Raums zu respektieren. Auf der anderen Seite führt das Fortschreiten der Krankheit dazu, dass die Kranken immer mehr Hilfe brauchen, immer häufiger gehalten werden müssen und die Helfenden den Sicherheitsabstand unterschreiten und den Persönlichen Raum betreten müssen, um ihren Hilfeaufgaben nachkommen zu können. Dieser Widerspruch ist nicht aufzulösen. Umso wichtiger ist, dass die Begleitenden ein Verständnis für die Bedeutung des Persönlichen Raums haben. Hilfreich ist in jedem Fall, so häufig wie möglich anzukündigen, dass man den Persönlichen Raum einer betreuten Person betritt oder fragt: „Darf ich Ihnen näher kommen?" Häufig gibt es auf solche Fragen keine Antworten, so dass die Begleitenden auf eigene Verantwortung entscheiden müssen. Eine im Umgang mit demenzkranken Menschen erfahrene Teilnehmerin eines Seminars erzählte, dass sie es sich zur Richtschnur gemacht habe, beim Betreten des Persönlichen Raums „innerlich anzuklopfen".

4.1.2 Der Raum der Begegnung und der Öffentliche Raum

Das räumliche Erleben eines Menschen beschränkt sich nicht auf den Persönlichen Raum, es weitet sich nach außen in das soziale Feld hinein ebenso aus wie nach innen zum Kern der eigenen Person. Betrachten wir zuerst den Weg nach außen. Die Begegnung zweier Menschen ist nicht nur die Verringerung des geometrischen Abstandes, sondern eine Interaktion, ein Kontakt in einer ganz bestimmten erlebbaren Qualität. Um die Menschen herum, die sich begegnen, kann ein Raum entstehen, ein Raum der Begegnung. Der Raum der Begegnung ist der Raum, in dem sich Menschen in einer Art und Weise begegnen, dass sich ihr Erleben gegenseitig berührt und zwischen ihnen Resonanz entsteht. Hermann Schmitz bezeichnet den Prozess, in dem solch ein übergreifendes Gebilde zweier Leiblichkeiten entsteht, als „Einleibung" (Schmitz 1964-1975. III/V, S.95).

Der Raum der Begegnung wird auch von außen erfahrbar. Er ist mehr als die Summe der Persönlichen Räume der Beteiligten. Wer ein Café betritt, kann bemerken, dass zwischen zwei Menschen, die sich intensiv austauschen, ein Raum der Begegnung besteht. Dies ist sichtbar, hörbar, spürbar, ohne dass eine Information darüber zugänglich wäre, worüber sich die betreffenden Menschen unterhalten. Vielleicht gibt es gar keine Worte, sondern es sind verliebte Blicke, die sie austauschen, oder zwischen ihnen herrscht ein gespanntes Schweigen. Um die beiden herum wird eine Aura, eine unsichtbare Ausstrahlung des Raums der Begegnung entstehen, der von anderen, wenn sie die Wahl haben, respektiert wird: Man wird sich nicht an den Tisch dieser beiden Menschen setzen.

Im Prozess der demenziellen Erkrankung verringern sich bei den meisten Betroffenen die sozialen Kontakte. Es ist seltener oder gar nicht mehr möglich, mit an Demenz erkrankten Menschen in der Weise einen Raum der Begegnung zu schaffen, wie dies vor der Erkrankung möglich war. Gleichzeitig bedürfen die Erkrankten der Resonanz, brauchen Räume der Begegnung, benötigen intensiven Austausch mit anderen. Ein solcher Austausch ist weiterhin möglich, allerdings anders als zuvor. Es bedarf einer besonderen Wahrnehmung und auch besonderer Interaktionsmög-lichkeiten, um mit an Demenz Erkrankten Resonanz herzustellen und Räume der Begegnung zu schaffen, worauf in Kapitel II-5 ausführlicher eingegangen wird. Doch hier schon festzuhalten ist, dass demenzkranken Menschen, in welchem Stadium der Erkrankung auch immer, Begegnung möglich ist. Demenz führt oft in Einsamkeit, Demenz ist aber nicht notwendigerweise Vereinsamung. Ein Beispiel: „Frau D. und Frau B. sind beide mit Worten kaum noch ansprechbar. Sehr verwirrt. Frau B. ist oft weggetreten, wie in einem inneren Film. Frau D. ist eher unruhig, die Augen flackern, die Hände sind fahrig. Wenn wir aber beide nebeneinander auf das Sofa setzen, sind die wie ein Liebespaar. Frau D. muss immer rechts sitzen, Frau B. links. Sie halten sich die Hand, manchmal beide, und streicheln sich die Hände. Frau B. guckt dann ganz klar und lächelt. Frau D. wird ruhig." (IB 3)

Ein weiterer Bedeutungsraum, der vom Persönlichen Raum aus in das soziale Feld hineinreicht, ist der Öffentliche Raum. Der Öffentliche Raum, der auch Agora-Raum (Agora ist der altgriechische Markt) genannt wird (Baer 1994), enthält die Qualität eines Marktes. In deutschen Dörfern, v. a. aber in griechischen oder süditalienischen Gemeinden, sieht man am Marktplatz häufig ältere Frauen am Fenster lehnen, während die älteren Männer auf einem Stuhl vor der Tür sitzen oder im Café Karten spielen. Diese Menschen sind Teil des Marktplatzes, sind Teil des Öffentlichen Raums. Sie betrachten das Kommen und Gehen, das gemeinsame Geschehen. Die Agora im alten Griechenland war der Platz, auf dem Entscheidungen getroffen wurden, auf dem gehandelt wurde, Informationen wie Waren, und auf dem man sich sehen ließ und andere sah. Es scheint ein menschliches Grundbedürfnis zu sein, Teil dieses Bedeutungsraums zu werden, auch wenn die Ausprägung und damit das Maß, in dem dieses Bedürfnis besteht, individuell sehr unterschiedlich ist.

Was haben Menschen davon, wenn sie den Öffentlichen Raum erfahren? Die Identität der Menschen wird im sozialen Kontakt bestärkt und immer wieder neu erfahren: Ich bin der, der ich bin (Mead 1975). Menschen werden in Agora-Räumen bzw. Öffentlichen Räumen nicht nur unterhalten, es entstehen Zugehörigkeit, Vertrautheit und das Wahrgenommen-Werden. Am wichtigsten ist zu erleben, dass sie „dazugehören": „Ich bin Teil einer Gemeinde, ich gehöre zu anderen". Und sie erfahren Beachtung, während sie gleichzeitig Geschehen und Personen beobachten und beachten können.

In Einrichtungen der Altenhilfe werden häufig Öffentliche Räume geschaffen. Auf dem Türschild steht dann manchmal „Raum der Begegnung" oder „Gemeinschaftsraum", aber der Raum wird nicht oder kaum genutzt. Der Öffentliche Raum ist nicht dort, wohin er beschlossen wird, sondern in den Territorien, denen Menschen die Bedeutung des Öffentlichen Raums geben. Zum Beispiel ist dies in vielen Einrichtungen das Foyer, in dem die Waren angeliefert werden, die Zivildienstleistenden und die Besucherinnen und Besucher kommen und gehen: der Marktplatz des Altenheimes.

Welche Bedeutung für an Demenz erkrankte Menschen der Öffentliche Raum haben kann, ist individuell sehr unterschiedlich. Manche Kranke sehnen sich danach, dazuzugehören, Informationen zu bekommen usw., und bedauern den Rückzug und die soziale Vereinsamung. Meistens aber wird der Öffentliche Raum gefürchtet. Die Scham und Angst als Begleiterinnen der Demenz führen dazu, dass sich die meisten Menschen aus dem Öffentlichen Raum zurückziehen, dass die sowieso schon bei vielen vorhandene Scheu und Unsicherheit, Öffentliche Räume zu betreten und damit, sich zu zeigen, mit zunehmender Desorientierung noch verstärkt wird. Eine Tochter berichtet über ihre Mutter, wie die Unsicherheit, die durch die demenzielle Erkrankung hervorgerufen wurde, sie sich aus dem Öffentlichen Raum zurückziehen ließ: „Je mehr sie sich von der Umwelt trennte, von Freunden und Bekannten, desto näher rückte sie zu uns." (EA: Schoene 1998, S. 55)

Solche Berichte tauchen häufig in den Beschreibungen der Angehörigen auf. Fast immer wird davon erzählt, wie von den Kranken in der Frühphase versucht wird, die Symptome zu verbergen. Spätestens zu dem Zeitpunkt, an dem dies nicht mehr gelingt, beginnt der Rückzug aus dem Öffentlichen Raum (s. Kap. II-3).

Was in der Therapie und Begleitung notwendig und sinnvoll hinsichtlich des Öffentlichen Raums ist, muss individuell erkundet werden. Da an Demenz erkrankte Menschen in der Regel sehr viel Schutz und Sicherheit brauchen und der Öffentliche Raum ein Raum ist, der viele verunsichert, wird in der Begleitung Erkrankter vorrangig darauf zu achten sein, Räume der Begegnung zu schaffen. Ob darüber hinaus Wege in den Öffentlichen Raum hinein zu öffnen sind, wird auch vom Stadium der Erkrankung und dem verfügbaren sozialen Netz abhängen.

4.1.3 Der Intime Raum

Begleitet man das Erleben des Persönlichen Raums nach innen, erfährt man den *Intimen Raum.* „Der Intime Raum ist das Eigenste, was der Mensch hat. Der Intime Raum ist der Mensch. Geht das Gewahrsein des Intimen Raumes verloren, nimmt der Mensch sich selbst nicht mehr wahr. Wird der Intime Raum verletzt, wird der Mensch in seinem Intimsten verletzt, seiner existenziellen Intimität. Verletzungen können durch Gewalt oder Missbrauch, durch verletzende Bewertung, verächtliche Berührungen, durch Berührungsverbote oder missachtende Blicke erfolgen … Jede Verletzung des Körpers und des Intimen Raums hinterlässt nicht nur Narben, sondern verändert das Körperbild und die Leiblichkeit des Menschen." (Baer/Frick-Baer 2001a, S. 267 f)

Der Intime Raum ist für viele Menschen identisch mit dem körperlichen Raum, er findet seine Grenzen für die meisten an der Haut, für andere einige Zentimeter außerhalb der Haut, wieder andere erleben ihn vor allem in einem bestimmten Körperbereich, im Rumpf, im Rücken oder Nacken … Ähnlich wie beim Persönlichen Raum geht es hier nicht um Zentimeter oder territoriale Ausmessungen, sondern um das Erleben. Der Intime Raum kann durch eine bestimmte Qualität von Blicken ebenso verletzt werden wie durch das unerlaubte Lesen des Tagebuchs durch eine andere Person. Wird der Intime Raum verletzt, tritt die Scham als Wächterin des Intimen Raums auf. „Die natürliche Scham ist eine Funktion des Intimen Raums, eine Wächterin der Grenze des Intimen Raums. (…) Die Scham ist hier kostbar, weil sie etwas Kostbares schützt bzw. den Impuls gibt, etwas Kostbares zu schützen." (Baer/Frick-Baer 2000/2005, S. 20) Scham ist deshalb eines der am häufigsten auftretenden Gefühle, von denen an Demenz erkrankte Menschen bzw. ihrer Begleiterinnen und Begleiter berichten (s. o.).

Menschen, die an Demenz erkranken, leiden darunter, dass sie andere in ihren Intimen Raum hineinlassen müssen. Sie reagieren mit Abwehr und vielfältigen Gefühlen:

„Einem Mann von über einem Meter achtzig auf die Toilette zu helfen, wenn wir endlich dort angelangt waren, war ebenfalls ein Kampf. Gewöhnlich mussten Unterhose und Einlage gewechselt werden. (Hatten wir sie am Abend schon zurechtgelegt?)

Oft hatte Vater dabei Zornausbrüche.

,Haut ab', sagte er dann.

Aber das konnten wir doch nicht.

Dieser Zorn war für uns nicht schwer zu verkraften. Wer wäre nicht empört über die Anwesenheit anderer, wenn er auf der Toilette sitzt? Viel schlimmer war es, wenn er sich der Lage, in der er sich befand, plötzlich bewusst wurde. Ich erinnere mich, dass ich einmal half, seine Einlage zu wechseln, als er auf der Toilette saß. Er schaute hinunter auf die Mischung von Blut und Kot.

‚Was ist das?', fragte er wehleidig und berührte die Einlage mit einem Finger.

‚Es ist nichts Schlimmes, Papa', antwortete ich, indem ich die schmutzige Einlage in einen Mülleimer warf und eine frische nahm.

Er schaute zu mir hinunter, während ich zu seinen Füßen kniete und für ihn etwas tat, was wahrscheinlich keine Tochter für ihren Vater zu tun erwartet. Plötzlich war sein Verstand ganz klar, und er sagte mit weicher Stimme: ‚Es tut mir so Leid, mein Liebes. So furchtbar Leid.'

In solchen Augenblicken wusste ich, was ein gebrochenes Herz ist." (EA: Taylor 1996, S. 42)

Die Toilette ist ein Raum, der Intimität symbolisiert. Die meisten Menschen brauchen für die dort vorgenommenen Verrichtungen die Rückzugsmöglichkeit der geschlossenen Tür. In der Hilflosigkeit, solche Handlungen, die im Erleben nach Intimität verlangen, nun von anderen, in diesem Fall von einer geliebten und liebenden Tochter vornehmen lassen zu müssen, entsteht Abwehr, die sich in Zorn entlädt. Und es äußern sich Scham- und Schuldgefühle, die Gewissheit, für andere eine Zumutung zu sein.

Neben Orten kann es Gegenstände geben, an denen sich Intimität festmacht.

„Der Gegenstand, der die Intimität und die Privatsphäre einer Frau am meisten symbolisiert, ist zweifellos ihre Handtasche." (EA: Vilsen 2000, S. 68)

Vielleicht lässt sich dies nicht für alle Frauen verallgemeinern, zumindest war dies bei der an Demenz erkrankten Ehefrau des Berichtenden der Fall.

„‚Ich habe mein Taschentuch vergessen', sagte Lucie irgendwann.

‚Das glaube ich nicht', antwortete ich. ‚Sieh mal in deiner Handtasche nach.'

‚Das habe ich schon gemacht.'

‚Schau noch mal.'

Das tat sie. Sie wühlte alles durcheinander, fand jedoch kein Taschentuch. Schließlich griff ich selbst in ihre Handtasche und zog ihr Taschentuch hervor.

‚Danke', sagte sie.

Wir verloren kein Wort mehr darüber. Doch das Tabu war gebrochen. Ich war in ihre Privatsphäre eingebrochen, und Lucie schien das zu erkennen.

Als wir an jenem Abend nach Hause kamen, war die Handtasche das Erste, das sie irgendwo hinunterschob. Das tat sie automatisch, ohne nachzudenken. Meist an äußerst erfindungsreiche Stellen." (EA: Vilsen 2000, S. 69)

Die Erkrankte begann in der Folgezeit, ihre Intimität (Intimer Raum) und ihre Privatheit (Persönlicher Raum) zu verteidigen. Da sie dies nicht in Worten konnte und da ihre zunehmende Hilflosigkeit immer häufiger Grenzverletzungen ihres Mannes erforderlich machte, führte sie diesen Kampf symbolisch:

„Allein das Wort ‚Handtasche' löste eine aggressive Reaktion bei ihr aus." (a. a. O., S. 70)

In der Begleitung von Menschen mit Demenz gilt Ähnliches zum Intimen Raum wie zum Persönlichen Raum: Er muss soweit wie möglich respektiert werden und es ist gleichzeitig klar, dass er zur Pflege und Hilfe verletzt werden muss. Auch hier ist es notwendig, dass die Menschen, die an Demenz Erkrankte pflegen oder begleiten, um die Bedeutung des Intimen Raums wissen, um ihn, so gut es den Umständen entspricht, würdigen zu können. Dies ist auch notwendig, um bestimmte Aggressionen einordnen zu können und sich nicht gekränkt zurückziehen oder mit Gegenaggressionen reagieren zu müssen.

4.1.4 Zentraler Raum und Entscheidungsfähigkeit

Noch weiter im Inneren des Menschen als der Intime Raum gibt es einen weiteren Raum, den ich den Zentralen Raum oder Zentralen Ort nennen möchte. Dieser Raum ist nicht generell lokalisierbar – wenn Menschen danach gefragt werden, wo sie diesen Raum bei sich körperlich ansiedeln, legen manche die Hand auf ihr Herz, andere auf den Bauch, andere auf das rechte Schulterblatt, wieder andere auf die Stirn und andere Stellen mehr. Wenn auch individuell einem bestimmten körperlichen Bereich zugeordnet, ist kein festgelegter körperlicher Ort gemeint, sondern ein zentraler Ort des Erlebens und gleichzeitig ein Ort, der von zentraler Bedeutung für das Erleben ist. Von diesem Ort aus werden Bewertungen vorgenommen, Carl Rogers nannte ihn den „Ort der inneren Bewertung" (Rogers 1954), manche sagen dazu „meine Mitte", „mein Zentrum", „mein Herz", „mein Kern" ... All diese Aspekte sind im Begriff des Zentralen Raums enthalten. Doch die Bedeutung des Zentralen Raums geht noch darüber hinaus. Hier wird mit ihm der erlebte innere Raum bezeichnet, von dem aus Menschen sich und die Welt begreifen und bewerten, von dem aus sie sich orientieren und Entscheidungen treffen.

In den Betrachtungen über den neuronalen Prozess der demenziellen Veränderung wurde herausgearbeitet, dass das System der Regulation im Gehirn durch die demenzielle Erkrankung gestört ist bzw. dass demenzielle Erkrankungen sich gerade durch diese Störung auszeichnen. Im Erleben bedeutet das, dass der Zentrale Raum nicht verschwindet, sondern sich zeitweilig verdunkelt. Der Begriff „verdunkeln" scheint am ehesten treffend dafür zu sein, wie an Demenz erkrankte Menschen diesen Prozess beschreiben. Der innere Ausgangspunkt, von dem aus sie sich und die Welt begreifen und bewerten, von dem aus sie sich orientieren können und Entscheidungen treffen, dieser Zentrale Raum bleibt existent, ist aber nicht immer zugänglich, nicht immer sichtbar, manchmal im Dämmer, manchmal verdunkelt, dann wieder in anderen Situationen hell erleuchtet und klar. Die in Kapitel II-3.1 zitierten Erfahrungen des Erinnerns zeigten die Schwierigkeit bzw. zeitweilige Unmöglichkeit der Erkrankten, neue Erfahrungen mit alten in Verbindung zu bringen. Der Zentrale Ort ist der innere Ort des Erlebens, von dem aus diese Integrationsleistung erfolgt. Ist er phasenweise verdunkelt, können die erforderlichen Verbindungen nicht hergestellt werden. Gleichzeitig ist er als innerer Ort des Bewertens der Ausgangspunkt des Gerichtetseins, also der Fähigkeit, Richtungen einzuschlagen und Entscheidungen über die einzuschlagenden Richtungen zu treffen (dazu später).

Verdunkelungen des Zentralen Raums haben weitreichende Folgen. Ist der Zentrale Raum nicht oder nicht immer oder nicht vollständig zugänglich, tritt Verwirrung auf. Reduziert sich die Möglichkeit, den Intimen und Persönlichen Raum zu schützen, werden Räume der Begegnung seltener geschaffen, wenn sie nicht sogar ganz gemieden werden, wird die Hemmschwelle, sich am Öffentlichen Raum zu beteiligen, unübersteigbar. An Demenz erkrankte Menschen können über die Bedeutung des Zentralen Raums nicht befragt werden, man kann nur indirekt auf ihn schließen. Manche Äußerungen und Beschreibungen bestätigen die Hypothese, dass die Verdunkelung oder sonstige Beeinträchtigung des Zentralen Raums in der Demenz eine große Rolle spielt und vor allem die Fähigkeit, Entscheidungen zu treffen, beeinträchtigt.

In einer treffenden Beschreibung einer Demenz-Erkrankung, die zwar literarisch verarbeitet ist, aber auf persönlichen Erfahrungen fußt, sagt Michael Ignatieff (1995/2002, S. 73): „Es war keineswegs so, dass sie einzelne Ereignisse vergaß; sondern sie war nicht in der Lage, sich selbst in einen sinnvollen Zusammenhang mit den Ereignissen zu stellen." Der Zentrale Raum ist der Raum, der Menschen befähigt, „sich selbst in einen sinnvollen Zusammenhang mit den Ereignissen zu stellen". Der Zentrale Ort ist der erlebte Ausgangspunkt, von dem aus ein Mensch sein Verhalten und Erleben ausrichtet. Geht diese Fähigkeit verloren, schwindet das Gerichtetsein und können Erinnerungen nicht mehr mit aktuellen Wahrnehmungen verbunden werden:

„Mein Fehler war die Vorstellung gewesen, dass ein Erinnerungsbild unabhängig von einem Bild des Ich existieren könnte, dass Erinnerungen unabhängig davon, ob man von irgendeinem gegebenen Standpunkt aus darüber sprach oder nachdachte, weiter existieren könnten. Was sie verlor, war genau diese Verbindung zwischen Vergangenheit und Gegenwart. Sie wusste nicht mehr, wer das Ich in ihren Sätzen war. Sie wusste nicht mehr, ob diese Erinnerungen an einen blauen Bierkrug in einem warmen Vorstadtgarten wirklich ihre eigenen waren. Und weil sie nicht mehr ihr zugehörig schienen, begann sie, sie wegzuwerfen." (LIT: a. a. O., S. 74)

Dass der Zentrale Ort sich nur zeitweilig verdunkelt, erklärt das beschriebene phasenweise Aussetzen von Orientierung und Erinnerung in der Anfangsphase der Erkrankung. In späteren Phasen, wenn angenommen wird, dass die Erkrankten zu keinen klaren Gedanken mehr in der Lage sind, tauchen Momente der Klarheit auf, die mehrmals in den vorangegangenen Kapiteln erwähnt wurden. Dieses Phänomen

des „Rementing" (Kitwood 2000) kann dadurch erklärt werden, dass die Verdunkelung des Zentralen Orts nur zeitweilig geschieht, dass diese Zeiten länger werden, aber
immer noch und immer wieder Phasen oder Momente der „Erhellung" zulassen.

4.2   Richtungs-Leibbewegungen: „Sein Ich war weg."

Jedem Erleben wohnt eine Richtung inne. „Alle leiblichen Richtungen sind poten-
zielle oder tatsächliche Bewegungsrichtungen." (Fuchs 2000, S. 184)
     Bewegungen des Erlebens werden „Leibbewegungen" genannt. Sich in bestimm-
te Richtungen erlebend zu bewegen, wird in der leiborientierten Therapie als „Richtungs-Leibbewegungen" bezeichnet (Baer/Frick-Baer 2001a, S. 151 ff).
     Richtungs-Leibbewegungen haben immer eine doppelte Qualität: eine motori-
sche und eine erlebende. Sich nach vorne zu bewegen, beinhaltet, die Hände nach
vorne zu strecken und den Oberkörper vorwärts zu wenden, nach vorne zu schreiten
oder zu laufen und dergleichen mehr. „Nach vorne" ist aber auch eine Orientierung
des Erlebens. Die Sprache enthält zahlreiche Wendungen, die dies ausdrücken: „es
geht voran", „das steht mir bevor", „da zieht es mich hin" usw. Dies gilt auch für
andere Richtungs-Leibbewegungen: Man „schluckt" etwas (Richtungs-Leibbewegung hinein) oder „spuckt es aus" bzw. „kotzt sich aus" (Richtungs-Leibbe-wegung
hinaus). Man „lässt etwas hinter sich" oder „bekommt Rückendeckung", man kann
sich „zurücklehnen" (Richtungs-Leibbewegung zurück), man hat „einen festen
Standpunkt" oder „verliert den Boden unter den Füßen", man kann sich „fallen lassen" oder „vor Scham im Boden versinken" (Richtungs-Leibbewegung hinunter).
Man „strebt nach Höherem" und „richtet sich auf" bzw. versucht, „eine aufrechte
Haltung einzunehmen" oder man „greift nach den Sternen" (Richtungs-Leibbewegung hinauf). Die wichtigsten Richtungs-Leibbewegungen sind die Richtungen
hinein und hinaus, nach rechts und links, vor und zurück, hinauf und hinunter.
     Auch der Begriff „Mitte" hat diese doppelte Bedeutung. Zum einen kann er ein
geometrischer Ort sein, an dem sich gedachte Linien der Richtungen vor – zurück,
hinein – hinaus, rechts – links und hinauf – hinunter in einem geometrischen
Mittelpunkt, in der Mitte eines Menschen treffen. Zum anderen ist „Mitte" eine
Qualität des Erlebens, ein Ort, von dem Richtungs-Leibbewegungen ausgehen und
zu dem Erfahrungen mit diesen Bewegungen wieder zurückführen, und muss nichts
mit der geometrischen Mitte eines Menschen zu tun haben.
     Bei nicht an Demenz erkrankten Menschen ist häufig zu beobachten, dass
bestimmte Richtungs-Leibbewegungen in besonderer Weise ausgeprägt sind. Bei fast
allen Menschen ist entweder die rechte oder die linke Seite sowohl körperlich als auch
dem Erleben nach stärker entwickelt. Manche Menschen sind stark nach vorne ori-

entiert, alles geht bei ihnen vorwärts, nach vorne, die Aufmerksamkeit, die Wahrnehmung, das Handeln. Andere schweben gleichsam über der Erde, flattern nach oben in ihrem Verhalten und Erleben usw. Bei Menschen, die an Demenz erkranken, scheinen sich solche Ausprägungen zu verlieren oder soweit in den Hintergrund zu treten, dass sie kaum bemerkbar sind.

Wichtiger als die Hervorhebung spezifischer Richtungs-Leibbewegungen ist bei Menschen, die an Demenz erkranken, die Verringerung der generellen Fähigkeit, Richtungen einzuschlagen, die Verringerung der Fähigkeit des Gerichtetseins: „Herr G. wusste nicht mehr, wo er hin wollte. Anfangs hat er versucht, das zu verbergen. Man sah ihm richtig an, wie er sich zusammen riss und so tat, als wolle er irgendwohin gehen, als hätte er ein Ziel. Dann ging auch das nicht mehr. Es trieb ihn irgendwie um, aber er wusste nicht mehr, was er wollte. Sein Ich war weg." (IB 2)

Desorientierung ist ja letztlich nichts anderes als der Verlust oder die Einschränkung der Fähigkeit, Richtungen einzuschlagen. Häufig zeigt sich dies im oft beschriebenen Umherirren. Auch wer, wie die oben genannte Frau, in einer Richtung erstarrt ist, hat die generelle Fähigkeit, variabel Richtungen einzuschlagen, verloren. Wer in seinem Erleben und seinem Bewegen nicht mehr ausreichend gerichtet sein kann, verliert auch oft das Gleichgewicht: „Anfang 1994 stürzte sie einige Male im Haus und auf der Straße. Sie fand immer die passenden Erklärungen. Mal war der Bordstein zu hoch gewesen, dann hatte eine Matte schief gelegen usw." (EA: Schoene 1998, S. 23)

In der Anfangsphase der Demenz ist es noch möglich, durch bewusste Anstrengungen die Verringerung der Fähigkeit des Gerichtetseins zu kompensieren, wie Diana Friel McGowin beschreibt:

„Als er dabei nicht ein einziges Mal mit der Wimper zuckte, fasste ich noch weiter Vertrauen und fügte hinzu, dass ich mir auch neu beigebracht hatte, so simple Richtungsanzeigen wie links, rechts, rauf, runter, im Uhrzeigersinn, gegen den Uhrzeigersinn, über, unter und so weiter wiederzuerkennen. Jetzt standen mir diese Informationen in meinem Gedächtnis wieder zur Verfügung, doch ich musste sie jedes Mal ganz bewusst abrufen. Automatisch einfach irgendwelchen Richtungsangaben zu folgen, das funktionierte bei mir nicht mehr." (ED: Mc Gowin 1994, S. 49)

Der Verlust der Fähigkeit des Gerichtetseins äußert sich auch im Verlust der Fähigkeit zur Symmetrie. Der Partner einer Kranken schreibt zum Beispiel:

„Auch der Sinn für Symmetrie und eine gewisse Gleichmäßigkeit nahm bei ihr immer mehr ab.

Nur ein Beispiel: Wenn ich beim Bügeln war, stand sie oft hinter mir und beobachtete mich und ich fragte sie dann schelmisch: ‚Na, willst du mich kontrollieren oder was?'

‚Nein!', wehrte sie ab und fügte beinahe wehleidig hinzu: ‚Aber früher hab ich das auch immer gemacht.' Wenn ich dann fertig war, ließ ich die Taschentücher für sie übrig und ermutigte sie, auch etwas für den Haushalt zu tun. Dann freute sie sich. Leider klappte das mit dem Zusammenlegen nicht mehr so richtig, wahrscheinlich merkte sie das gar nicht, wenn die Ecken beim Zusammenlegen nicht mehr richtig übereinander lagen.

Oder, wenn sie ihre Jacke oder eine Bluse auf den Bügel hängen sollte, dann hingen bei ihr nicht die Schultern des Kleidungsstückes auf dem Bügel, sondern es hing einfach so, dass es eben hielt. Kritisieren und bemängeln durfte ich solche Dinge nicht, dann konnte es passieren, dass sie eingeschnappt war und mir die Sachen einfach hinknallte und davonlief.

Ich hatte mir angewöhnt, vorsichtig meine Hilfe anzubieten und wir vollendeten dann die Sache meistens gemeinsam. So ging es am besten.

Auch in der Küche habe ich diese Symmetrieprobleme bei ihr bemerkt:

Wenn ich einen Apfel halbierte, dann schnitt ich den doch so, dass ich durch Blüten- und Stilansatz hindurchschnitt. Nicht so Janne, die schnitzte einfach drauflos. Ähnliche Probleme hatte sie auch, wenn sie einmal Kartoffeln oder eine Zwiebel schälen sollte. Und wehe, ich sagte etwas, dann war sie gleich beleidigt und sagte: ,Denkst wohl, ich weiß nicht, wie das geht. Früher hab ich das doch auch …', und warf alles hin. Sie war schwierig geworden." (EA: Heinrich 2003, S. 62 f)

Auch in einer zunehmend zerfasernden Schrift zeigt sich dieser Prozess des fortschreitenden Ungerichtetseins. Die innerlich zerfasernde Orientierungsfähigkeit äußert sich in der Form, dass die Finger und Hände den Schreibstift immer weniger gerichtet bewegen können.

Um eine Richtung sowohl motorisch als auch im Erleben einzuschlagen, braucht es drei Komponenten:

Die erste Komponente besteht darin, dass der Mensch das, was er wahrnimmt, in Bezug setzen muss zu dem, was er kennt. Da, so die These, das Regulationssystem im Gehirn gestört ist, gelingt es an Demenz erkrankten Menschen seltener, diesen Bezug herzustellen.

Zweitens hat jede Richtung ein Ziel oder zumindest die Absicht, ein Ziel anzustreben. Im frühen Stadium der Erkrankung verfügen demenzkranke Menschen über diese Absicht und dieses Ziel, sie verlieren sich oft auf dem Weg dorthin. Die Richtung, die jede angefangene Tätigkeit beinhaltet, wird in der Demenz nicht oder nur fragmentiert im Arbeitsspeicher des Gehirns festgehalten. Da die erkrankte Person die Erinnerung daran verliert, was sie gerade getan hat, erfolgen abrupte Richtungsänderungen. Zum Beispiel wendet sich eine kranke Frau liebevoll ihrem Enkelkind, das zu Besuch ist, zu. Aber nach kurzer Zeit wird das Enkelkind sich selbst überlassen und die Frau vergisst, dass es überhaupt anwesend ist. Im Erleben der kranken Frau hat abrupt die Richtung gewechselt.

Drittens braucht jedes Gerichtetsein einen Ausgangspunkt. Eine Richtung hat nicht nur ein Ende, sondern auch einen Anfang. Dieser Ausgangspunkt ist der oben beschriebene Zentrale Raum. Wenn der Zugang zum Zentralen Raum versperrt ist, wenn sich der Zentrale Raum verdunkelt, muss dies Auswirkungen auf die Fähigkeit haben, eine Richtung des Erlebens einzuschlagen und damit auch eine Richtung – körperlichen Bewegens.

Die Schlussfolgerung ist offenkundig: Die Desorientierung, das Umherirren ist nicht nur ein Verlust kognitiver Funktionen, sondern als Teil einer tief greifenden Störung des Erlebens eine Verkümmerung des Gerichtetseins.

Für Therapie und Begleitung ergibt sich die einfache und nahe liegende Schlussfolgerung, dass alles hilfreich sein kann, was die Fähigkeit des Gerichtetseins bewahrt und stärkt. Alle Zeugnisse von Betroffenen und Berichte über an Demenz erkrankte Menschen berichten davon, dass die Stärkung von Richtungs-Leibbewegungen die Lebensqualität der Erkrankten erhöhte und dazu beitrug, die Erkrankung zumindest zeitweise auf bestimmten Plateaus zu stabilisieren. Larry Rose und Diana Friel McGowin erwähnen, dass ihnen das Aufschreiben ihrer Erfahrungen sehr geholfen hat, Larry Rose zum Beispiel:

„Ich versuchte, meine Wut auf etwas Praktisches hin zu kanalisieren. Die beste Möglichkeit dazu ist für mich, meine Gedanken aufzuschreiben. Stellas Schreibprogramm im Computer muss schon randvoll damit voll gestopft sein. Ich schreibe – meine Gedanken und Erfahrungen fast jeden Tag auf. Vielleicht wollen eines Tages meine Kinder oder deren Kinder sie lesen. Wenn die Worte, die ich aufschreibe, keinerlei Sinn machen, gehe ich Gras mähen. Wir haben das bestgetrimmte Gras in der ganzen Nachbarschaft. Zwischen dem Schreiben und dem Mähen habe ich weder die Zeit noch die Energie, um wütend zu sein. Ich gebe mir große Mühe, nicht dauernd an meine Probleme zu denken oder darüber zu grübeln, warum gerade ich das kriegen musste. Wenn man innerlich voller Groll ist, kann das nur zerstörerisch wirken." (ED: Rose 1997, S. 61)

Etwas, das in Larry Rose war, konnte hinaus (Richtungs-Leibbewegung hinein – hinaus). Sein Willen und seine Energie richteten sich auf eine Aufgabe („kanalisieren"). Auch andere gerichtete Aktivitäten, wie der Besuch eines bedeutsamen Ortes, die Kontaktaufnahme mit einer früheren Freundin usw. waren für ihn hilfreich. Ihre Wirkung bestand nicht nur darin, dass es überhaupt irgendwelche Aktivitäten waren, sondern dass diese gerichtet waren. Ähnliches wird von einer demenzkranken Frau berichtet: „Neuen Schwung bekam sie seltsamerweise wegen der Krankheiten ihrer Schwester Helga. Durch jahrzehntelanges Rauchen an der Lunge geschädigt und anfallsweise depressiv, lag diese im Krankenhaus und wurde nun für meine Mutter zum Objekt des Mitleids und guter Ratschläge. Stöhnend (wegen der Fahrten) fuhr sie mehrmals nach Ratingen, um Helga zu besuchen. Sie hatte wieder eine Aufgabe, keine befriedigende, aber kurzfristig konnte sie sich mit jemandem beschäftigen." (EA: Schoene 1998, S. 19 f)

5

Innenwelten: Die Brücken zum Anderen

5.1   Das Sinneserleben und die „zwei Welten"

Jedes Hinausspüren in die Welt, jede Erfahrung des Raums um den Körper herum beteiligt die Sinne. Das Erleben ist sinnlich, die Sinneserfahrung ist erlebend. Wer im Herbst einen Laubbaum betrachtet oder gar durch einen Laubwald spaziert, der sieht nicht nur ein Gelb und ein Grün, nicht nur Anordnungen von Farben, Schattierungen und Helligkeitsabstufungen, sondern spürt sinnliches Erleben. Die sinnliche Erfahrung des Waldes mag Gefühle des Interesses hervorrufen, der Freude, ja der Begeisterung, das Körpererleben kann sich hin zu größerer Entspannung, Gelöstheit und Weite verändern. Die Atmosphäre um den Betrachter herum wird als friedlich, anregend, ja manchmal berauschend wahrgenommen.

Über die Sinne werden nicht nur „sachliche" oder „neutrale" Informationen transportiert. Sinneswahrnehmung ist ein Prozess des Erlebens. Sinneswahrnehmungen können in bestimmten Situationen (z. B. traumatischer Überforderung) oder bei bestimmten Personen vom Erleben abgetrennt und abgespalten sein. Dies ist ein Ausdruck pathologischer Veränderungen, die, wenn Menschen darunter leiden, Thema therapeutischer Behandlungen sind. Es gibt eine wissenschaftliche Tradition, in der Sinneswahrnehmungen in ihren vielfältigen Erlebensqualitäten untersucht wurden und werden. Auf diese Tradition wurde in Kap. II-1.3 eingegangen. Die Ergebnisse sind eindeutig: Sinne sind die Brücken zwischen Person und Welt.

Die Neurowissenschaften bestätigen, dass Sinneswahrnehmungen qualitative Prozesse sind. Jede Sinneswahrnehmung entsteht in den Sinnesorganen aus verschiedenen Faktoren. Die visuelle Wahrnehmung eines Herbstblattes zerfällt in unterschiedliche Teilaspekte der Form, der Farbe, der Zuordnung usw. In tiefer gelegenen Teilen des Gehirns werden diese Teilaspekte zusammengefügt. Ein Bild wird nicht nur aufgenommen, sondern erschaffen. Wahrnehmen ist ein aktiver Prozess, in dem Vorerfahrung, Gefühle, Bewertungen und dergleichen mehr beteiligt sind. Sinnvoller ist es deshalb, von Sinneserleben und Sinneseindrücken zu reden.

Schon im Kapitel über das Leibgedächtnis und in anderen Erläuterungen des Erlebens demenzkranker Menschen wurde herausgearbeitet, dass das Regulationssystem des Gehirns in der Demenz gestört ist. Das Sinneserleben der Erkrankten ist dabei auf unterschiedliche Art und Weise beeinträchtigt. Dies betrifft lange Zeit nicht das unmittelbare sinnliche Wahrnehmen, sondern vor allem die Zuordnung des durch die Sinne Erfahrenen zu dem bislang Erlebten. Zu beobachten sind unterschiedliche Prozesse bzw. Phänomene:

– In der beginnenden Phase der Demenz treten Veränderungen der Sinneswahrnehmung auf. Sie erscheinen als Gedächtnisverlust. Betrachtet man diesen Prozess allerdings phänomenologisch genauer, ergibt sich ein anderes Bild. Um die Erinnerung an ein Ereignis bzw. an ein durch Sinneseindrücke erfahrenes Ereignis zu verlieren, muss dieses zuerst einmal wahrgenommen werden. Gerade in der beginnenden Demenz aber wird von Wahrnehmungslücken berichtet. Im Kapitel über das Leibgedächtnis wurden Beispiele zitiert, aus denen das Erleben solcher Lücken eindeutig hervorgeht.
Es treten Löcher in der Wahrnehmung auf. Den Betreffenden fehlen Stunden, Minuten, in denen sie sinnliche Eindrücke gar nicht wahrgenommen haben. Was im Gehirn in diesen Momenten passiert, ist unklar. Vielleicht werden die wahrgenommenen und in Einzelteile zerlegten Elemente eines sinnlichen Eindruckes gar nicht zusammengesetzt oder sie werden nicht im Arbeitsspeicher abgelegt, sondern gehen auf irgendeine Art und Weise verloren. Erst im Nachhinein bzw. in der Bewertung Außenstehender erscheint dies als Gedächtnisverlust; im Erleben der Betreffenden sind dies Lücken der Sinneswahrnehmung.
– In anderen, oft späteren Phasen der Erkrankung treten Situationen auf, in denen die Betreffenden sinnliche Eindrücke haben, von denen sie aber nicht wissen, wie sie diese zuordnen können. Sie sehen zum Beispiel einen jungen Mann vor sich, sie wissen, dass diese Wahrnehmung wichtig ist, sie wissen und spüren, dass sie diesen Menschen irgendwoher kennen, sie können diesen Sinneseindruck wohl noch gewichten, aber nicht mehr verknüpfen mit vorhandenen anderen Informationen und Bedeutungen. Sie wissen nicht, dass z. B. dieser junge Mann ihr Sohn ist. Dies wurde schon als Störung der Verbindung zwischen neuen Sinneseindrücken und gespeicherten Erfahrungen erläutert.
– Zumeist in einer noch späteren Phase werden Menschen weiterhin wahrgenommen, aber die Bedeutungszuordnung schwindet mehr und mehr. Der junge Mann wird gesehen, erscheint aber als Fremder. Nicht einmal mehr die Bewertung, dass er wichtig ist und eigentlich vertraut sein könnte, ist noch vorhanden. Er erscheint als Fremder, nicht mehr als eigener Sohn. Auch hier ist die Sinneswahrnehmung nicht gestört, sondern die Bewertung und damit Zuordnung der Sinneswahrnehmungen. Aber dieser Prozess ist selten vollständig und abgeschlossen. Immer wieder berichten Angehörige von Situationen, in denen sie plötzlich und unerwartet als nahe stehende, wenn nicht gar als konkrete Familienangehörige gese-

hen und behandelt wurden. Dies stützt die These, dass es weniger um den Sinneseindruck als um die Zuordnung der Sinneswahrnehmungen geht, aus denen das komplexe Sinneserleben schließlich entsteht. Diese Zuordnungen gelingen seltener – manchmal aber doch! Diese Phase hat nicht nur Auswirkungen auf den persönlichen Kontakt zu nahe stehenden Menschen, sondern auch auf die Zuordnung von Alltagsgegenständen und dem Umgang mit ihnen. Ein Beispiel: „Ihr enormer Hunger zu Beginn der Krankheit hatte nachgelassen. Wir mussten sehr darauf achten, dass sie genügend trank. Ein durchsichtiges Glas Mineralwasser konnte sie nicht mehr erkennen. Sobald wir aber ein farbiges Glas wählten, nahm sie es zu sich. Es erstaunte mich, dass sie das Rosinenbrot nicht mehr essen wollte, bis sie mir sagte, dass die Fliegen in dem Kuchen nicht mehr schmeckten." (EA: Alex 1999, S. 109)

– In der letzten, der vierten Phase versinken an Demenz Erkrankte in ihrer eigenen Welt. Ihre Sinneswahrnehmungen werden so zusammengesetzt, dass dies mit den sinnlichen Eindrücken der sie umgebenden Menschen nicht mehr übereinstimmt.

„Sie betonte immer wieder, dass das Haus so dunkel gewesen sei. Warum sie nicht Licht gemacht habe, fragten wir. ‚Aber ich habe Licht gemacht, und es war immer noch dunkel', antwortete sie.

Dunkelheit gleich Fremdheit – der Gang durch das Haus, in dem ihr kaum noch etwas vertraut schien, in dem ihr Türschlösser, Fensterriegel und Wasserhähne ein Höchstmaß an Konzentration abverlangten, muss sie geängstigt haben." (EA: Schoene 1998, S. 16)

Die beschriebenen Phänomene des Sinneserlebens von Menschen mit Demenz treten bei manchen in Phasen nacheinander auf, andere Erkrankte erleben und zeigen sie parallel. Aus der gelegentlich chronologischen Abfolge kann folglich kein Schema abgeleitet werden. Alle vier Prozesse sind offensichtlich Bestandteile von Störungen des Bewertungs- und Zuordnungssystems von Sinneswahrnehmungen und keine Störungen von Gedächtnisfunktionen.

Der menschliche Organismus scheint, so beschreiben es manche Kranke, gegen diesen Prozess zu rebellieren und eine besondere Energie in sinnliche Wahrnehmungen zu lenken. Erkrankte berichten, dass Sinneswahrnehmungen größere Bedeutung erhalten:

„Visionen der ersten Narzissen im Frühling in Ohio schwirrten durch meinen Kopf. Ich sehe noch vor mir, wie sie sich zögernd ihren Weg durch den noch halbgefrorenen Boden Ohios bahnen, kurz innehalten, als wollten sie die Temperaturen draußen überprüfen, ehe sie sich in ihrer ganzen goldenen Pracht entfalten.

Meine eigene Stimme klingt mir in den Ohren, wenn ich mich an mein frohes Lachen bei der Jagd auf Glühwürmchen oder Leuchtkäfer erinnere, wenn ich in Sommernächten über den Rasen vor dem Haus laufe. Ich fing auch einige, tat sie in ein Einweckglas, setzte mich davor und betrachtete hingerissen meine blinkende ‚Laterne'." (ED: McGowin 1994, S.136)

„In dem Maße, in dem meine Verbindung zur Gegenwart mir entgleitet, finde ich zunehmend Trost in den Erinnerungen an die Vergangenheit. Meine Kindheit ist mir so präsent, dass ich tatsächlich noch den Geruch der kleinen Stadtbücherei in der Nase habe, in der ich damals so viele Stunden verbrachte. Eine Mischung aus Holzfußböden, Marmor, alten Bücherregalen und dem modrigen Geruch alter Bücher, die dem alten Gebäude die friedliche, beruhigende Atmosphäre einer Kirche verlieh.

Obwohl ich seit Jahrzehnten keine Schneeflocken mehr gesehen habe, spüre ich sie jetzt auf meiner Zunge (genau wie die Eiszapfen – die Vorläufer von Eis am Stiel –, die wir immer abgebrochen und gelutscht haben). Ich erlebe die totale, absolute Stille einer tief verschneiten Welt. Selbst der prickelnde Schmerz, den ich verspürte, wenn ich mir im Haus meiner Klavierlehrerin meine halb erfrorenen Finger wieder aufwärmte, selbst dieser Schmerz wird nun zur bittersüßen Erinnerung. Damals, als ich mir eines Nachmittags meine Hände aufwärmte, sah ich im Fernsehen die Krönung von Königin Elizabeth II." (a. a. O. 1994, S.135)

Diana Friel McGowin beschreibt die zunehmende Bedeutung der Sinneswahrnehmungen besonders nachdrücklich und eindrucksvoll. Andere Berichte bestätigen das. Wenn sich der Zentrale Ort verdunkelt, gelingt, wie beschrieben, die Zuordnung der Wahrnehmungen seltener. Die Erkrankten spüren, dass sie ihren Sinneswahrnehmungen weniger trauen können und dass sie ihrer immer dringender bedürfen. Daraus müssen Konsequenzen gezogen werden:

Erstens gilt es, zur Stabilisierung und Unterstützung der Erkrankten ihr Sinneserleben zu unterstützen und zu fördern. Da die Erkrankten den Kontakt zur Welt verlieren und sich ihre Interaktionsmöglichkeiten einschränken, ist alles gut, was die sinnliche Wahrnehmung ihrer Welt unterstützt und fördert. Zahlreiche Selbstzeugnisse und Berichte bestätigen dies:

„Alles, was mir geblieben war, war eine immense Freude, mir Musik vom Band oder von der Platte anzuhören. Ich mochte vor allem die Aufnahmen aus meiner Jugend und die einfacheren, zu Herzen gehenden Interpretationen von Country-Musikern. Was ich dagegen nicht ertrug, das war der schrille Sound harter, moderner Rockmusik." (ED: Mc Gowin 1994, S.126)

Zweitens geht es auf keinen Fall darum, ein quantitatives Sinnestraining anzubieten, in dem sinnliche Eindrücke geboten werden und gefragt wird: „Was ist das?" Da es sich beim Sinneserleben um qualitative Vorgänge handelt, um Vorgänge des Bewertens, muss Sinnesförderung als qualitative Sinnesarbeit verstanden und angeboten werden. Es geht nicht um das Erkennen, sondern um das Bewerten. Die Frage heißt nicht: „Was ist das?", sondern: „Wie gefällt Ihnen das?", „Mögen Sie dies?" „Woran erinnert sie das?" usw. Im letzten Zitat wurde nicht nur beschrieben, dass sinnliche Wahrnehmung von Musik gut tat, sondern damit auch eine Bewertung verbunden war und differenziert wurde in Musik, die gut tat, und in musikalische Klänge, die nicht ausgehalten wurden. Die Plaquenbildung, die mit der Alzheimer-Erkrankung in Verbindung gebracht wird, beginnt, wie schon erwähnt, im Limbischen System, also in dem Ort emotionaler Bewertung. Demenz ist eine Störung des Regulations- und vor allem Bewertungssystems im Gehirn. Folglich gilt es, Sinneswahrnehmungen zu unterstützen und damit gleichzeitig das Bewertungssystem anzuregen. Selbst Kranke im weit fortgeschrittenen Stadium, die kaum noch in der Lage sind, Bewertungen zu äußern, zeigen solche Bewertungen bei besonderen sinnlichen Eindrücken.

„Letztens vor einer Woche habe ich ihm Erdbeeren gefüttert und ich hatte den Eindruck, die schmecken ihm gut. Da kommt dann fast ein Lächeln, obwohl, das ist zuviel gesagt, da kommt ein Hauch von Leichtigkeit in sein Gesicht, ein Hauch von Genuss, das Wort ist aber viel zu groß." (INB 2)

Gestützt auf solche und ähnliche Erfahrungen wurde in der SMEI (Senso-Motorische Erlebniszentrierte Interaktion) ein qualitatives Sinnestraining mit an Demenz erkrankten älteren Menschen konzipiert und erprobt (s. Teil III). Berichte von Mitarbeiterinnen und Mitarbeitern der Pflegeeinrichtungen, in denen entsprechende Angebote durchgeführt wurden, zeugten davon, dass sich die Bewertungsfähigkeit und das Sinneserleben der beteiligten Kranken auch über die unmittelbaren Aktivitäten hinaus verbesserten. Die qualitative Sinnesarbeit hat, so war zu beobachten, gleichzeitig das Leibgedächtnis aktiviert. Der Geruch frischer Tannenzapfen regte an, sich an frühere Waldspaziergänge und das damit verbundene Erleben zu erinnern. Die bewusste Berührung eines Stückes Samt rief sinnliches Wohlgefallen hervor oder Abneigung, beides öffnete Türen zu Erinnerungen mit ähnlichem Erleben. Qualitative Sinnesarbeit ist ein Selbsthilfeprozess, über Sinneswahrnehmungen auch die eigene Identität zu erhalten und die Fähigkeit, Verbindungen zwischen Neuwahrgenommenem und Früherem über das Sinneserleben zu festigen bzw. zu reaktivieren. Jede Erfahrung mit sinnlichen Eindrücken ist zu unterstützen, die das Bewusstsein der eigenen Persönlichkeit und die Würdigung der eigenen, lebensgeschichtlich gewachsenen Identität fördert.

Drittens: Wenn Menschen im Zuge der Erkrankung unerreichbar werden, sind es immer noch die sinnlichen Kontakte, die Begegnung ermöglichen: Berührungen, Klänge, Gerüche und Ähnliches mehr. Hier können sinnliche Eindrücke die Hilfen bieten, unerreichbar scheinende Menschen zu erreichen.

Berührung, die respektierend ist, schafft Nähe, Klänge ermöglichen Kontakt, Sinneserleben baut Brücken:

„Was ihm Sicherheit gibt, ist Körperkontakt. Also wenn ich mitkriege, wie jetzt bei den Transporten, er hat Ortswechsel Krankenhaus, Heim usw. hinter sich bringen müssen, dann habe ich den Eindruck, er kriegt einen anderen Blick, wenn man seine Hand hält. Auch wenn man mit ihm spricht und sich ihm zuwendet, ihn hält – er kann sich dann körperlich auch ein bisschen wie fallen lassen." (INB 1)

„Wenn ihre innere Not sehr groß war, verkrampfte sie sich und begann zu schreien. Hier halfen wir ihr, indem wir bekannte Kirchen- oder Kinderlieder sangen. Musik war ein gutes Instrument, um sie zu beruhigen, zu trösten und abzulenken. Etwas Bekanntes zu hören, gab ihr Sicherheit, dass sie Texte oft noch kannte und mitsingen konnte." (EA: Alex 1999, S. 109)

Berührung und Musik scheinen die beiden Zauberformeln zu sein, mit denen Unerreichbare erreicht werden können:

„Je mehr Mariannes aktiv gestaltetes Leben überging in passives Erleiden, desto intensiver half das ungestörte Zuhören auf die Töne aus den Kopfhörern ihr über Langeweile mitsamt ihrer Tristesse und gegen den Ansturm verfinsternder Gedanken und Gefühle hinweg. Wir erlebten, wie großartig Musik aufzurichten vermag, und das über Jahre hin. Die ihr eigene Sprache, die ihren Zugang eher zum Herzen als zum Verstand sucht und findet, verschafft sich auch dann noch Gehör, wenn unser Denken verwirrt ist und immer weniger zu erfassen vermag." (EA: Funke 1998, S. 20)

Worte allein können die Kranken anscheinend nicht mehr erreichen. Ja, mehr noch, für manche Verwandten und andere Begleiterinnen und Begleiter sieht es so aus:

„Ihre Realität hatte nichts mit unserer gemeinsam." (EA: Alex 1999, S. 110)

Dass die Realität der Erkrankten „nichts" mit unserer gemeinsam hat, wird von den Begleitenden so erfahren, ist aber erfreulicherweise nicht richtig. Wenn wir eine erkrankte Person berühren, haben wir die Berührung, den Kontakt der Hautflächen und die Erfahrung, dass wir beide etwas erleben, gemeinsam. Wir gehen über den gleichen Fußboden, wir hören die gleiche Musik usw. Die Sinneswahrnehmungen sind Brücken zwischen den als unterschiedlich erlebten Welten. Beides stimmt, die Welten werden unterschiedlich, ja als ganz eigene erlebt und es ist gibt zwischen diesen beiden Welten Brücken.

Zahlreiche Berichte von Begleitenden belegen jedoch die Vorstellung von zwei unterschiedlichen Welten, ohne dass Brücken und Gemeinsamkeiten dem Erleben zugänglich sind:

„Wir genießen unser Frühstück an dem breiten Tisch vor dem Küchenfenster. Der Blick geht in den Garten, auf den Fliederbusch und die Azaleensträucher. Manchmal winkt unser Nachbar vom Grundstück nebenan aufmunternd herüber. Er hat seine gebrechlich gewordene Mutter zu sich in die Wohnung und die Familie aufgenommen. Er und seine Frau kennen die Beanspruchung der täglichen Pflege. Wir verstehen uns gegenseitig.

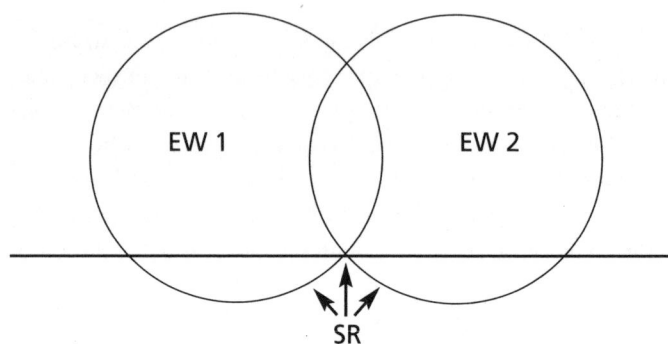

In der Skizze sind EW1 und EW2 die Bezeichnungen für die „erlebte Welt eins" und die „erlebte Welt zwei". Die EW 1 ist die Welt, wie sie eine erkrankte Person erlebt, die EW 2 ist die Welt der Kontakt- und Bezugspersonen, der Freunde und Freundinnen, der Familienmitglieder, der Pflegekräfte. SR ist die sinnlich erfahrbare Realität, sind die Berührung, der Fußboden, die Klänge der Musik usw.

Plötzlich fragt Marianne: ‚Weißt du, wie es Ilse geht?'
‚Ilse – wen meinst du? In unserer Verwandtschaft gibt es keine Ilse.'
‚Ach, du bist dumm! Ilse ist doch meine Klassenkameradin. Wie sie jetzt heißt? Sie hat geheiratet. Sie wohnte in Langendreer.'
Da also treiben sich ihre Gedanken herum: in Erinnerungen! Die Vergangenheit ist offensichtlich für sie kein Schnee von gestern, sondern in ihrer Seele gegenwärtig. Sie bedenkt und empfindet, was sie damals erlebte. Jetzt ist es in anderer Gestalt in ihr wach; so wie in der Natur aus der verpuppten Larve ein bunter Schmetterling wird. Gleichzeitig spricht sie mit ihrem Mann, trinkt ihren Kaffee, ist wach da an einem Tag im Sonnenlicht.
Lebt sie in zwei Welten? Einer imaginären und einer realen?" (EA: Funke 1998, S. 50f)
An anderer Stelle sagt die gleiche Angehörige: „Meine Mutter ist an einen anderen Ort gegangen, noch nicht tot, aber ungreifbar, nicht erreichbar." (a. a. O., S. 20)
Oder eine andere Begleiterin schreibt:
„Die Art der Erkrankung macht es Demenzkranken unmöglich zu begreifen, was im Laufe der Jahre mit ihnen geschieht. Für sie scheint sich die Welt zu verändern und sie könnten mit Recht sagen: ‚Ich verstehe die Welt nicht mehr.'" (EA: Fuhrmann 1999, S. 25)
Gelegentlich wird beobachtet, wie Kranke, insbesondere im fortgeschrittenen Stadium, vor allem mittels ihres Tastsinns versuchen, die Realität zu be-greifen: „Immer tastest Du den Boden, egal, wo Du Dich befindest. Warmer Holzfußboden, Fliesen, kühl und glatt, blank gebohnertes Linoleum. Waldboden wird von Tannennadeln befreit. Du schnupperst an Deinen Händen. Erinnerst Du Dich?! Rundgewaschene Steine am Strand, Du probierst; schmecken sie nach Ferien und Meer?

Einen steckst Du in Deine Tasche als Erinnerung. Das Pflaster auf dem Gehsteig, der raue Stein der Treppenstufe, Deine Hände nehmen das Gegenwärtige wahr, *Du fühlst das Vergangene.*" (EA: Geiersbach 1999, S. 286)

Ob im Alltag oder im Realitätsorientierungstraining (s. Kap. I-5): Werden keine Brücken zur Erlebenswelt der Erkrankten geschlagen, sondern sie konfrontierend herausgerissen, stürzen diese in eine Welt, die ihrem Erleben mehr oder weniger fremd ist. Dies ruft Scham, Angst und Widerstand hervor. Eine Pflegemitarbeiterin berichtet: „Eine Frau, 75 Jahre alt, glaubt, sie sei 40 und müsse nun unbedingt das Mittagessen kochen für ihren Mann und ihre Kinder. Ihre Tochter besucht sie im Altenheim und die Frau erzählt ihr davon. Die Tochter verzweifelt an der Krankheit ihrer Mutter und schleppt diese auf den Friedhof an das Grab des Ehemannes und ihres Vaters. Sie hat die Hoffnung, dass die Mutter nun doch endlich begreife, dass der Mann tot ist. Im Auto auf dem Nachhauseweg sagt die Frau zu ihrer Tochter: ‚Das ist aber schön, dass du fremde Gräber pflegst.' So sehr wir auch schmunzeln über diese Äußerung, die Tochter hielt ihr Auto an und begann zu schimpfen, warum sie nicht endlich begreife, dass der Vater tot sei. Die Frau wurde noch verwirrter. Für die Frau war dieses Grab fremd und hatte nichts mit ihr zu tun. Selbst wenn auf diesem Grabstein für sie der gleiche Name wie der ihres Mannes steht, wartet für sie der Ehemann zu Hause auf das Essen. Wenn man dementen Menschen dann erklären will, dass der Ehemann schon viele Jahre tot ist, ist es für sie so, als belüge man sie, und sie geraten verständlicherweise völlig außer sich, wie man so etwas behaupten kann." (Gahlen 2003)

Erich Schützendorf (1999) appelliert daran, die an Demenz erkrankten Menschen nicht mit Wozu-, Weshalb- und Warum-Fragen zu behelligen. Wenn eine Frau hin und her wandert, ziel- und planlos, wird sie von einer freundlichen und wohlmeinenden Pflegerin gefragt. „Wo geht es hin?" Aber die demente Frau interessiert sich nicht für das Ziel ihrer Wanderung und sie versteht die Frage nicht. Was ihr gut tun würde, wäre, dass die Pflegende ein Stück mit der kranken Frau gemeinsam gehen und so die gemeinsam gebliebene sinnliche Realität teilen würde. Es geht also nicht darum, die jeweils unterschiedlich erlebten Realitäten gegenüberzustellen und miteinander zu konfrontieren, es geht darum zu akzeptieren, dass an Demenz erkrankte Menschen in ihrer (!) sinnlich erlebten Realität leben, und gleichzeitig zu versuchen, über sinnliche Bezüge Verbindungen herzustellen, Brücken zu bauen. Erich Schützendorf fordert ein „Recht der Alten auf Eigensinn", auf abweichendes, auf widerständiges Leben nach eigener Facon: „Wer pflegt, muss erkennen, dass die Art und Weise, wie er seine Welt, seine Wirklichkeit wahrnimmt, von seinem Vorverständnis und seinen Meinungen über die Wirklichkeit abhängt. Er muss wissen, dass es neben seiner Wirklichkeit, die er für die Norm hält, noch viele andere Normalitäten gibt.

Leider begegne ich viel zu vielen Großen Erwachsenen in der Altenpflege. Sie treffen zwar täglich, stündlich und minütlich auf Menschen, die in andere Wirklichkeiten ver-rückt sind, verhalten sich ihnen gegenüber aber so wie jener freundliche Affe, der auf einem Baum sitzt und unter sich im Wasser einen Fisch beobachtet. Dieser Affe sagt zu dem Fisch:

Du Fisch, du ertrinkst.

Dann nimmt er ihn aus dem Wasser und setzt ihn zu sich auf einen Ast. Er nimmt dem Fisch, was dieser zum Leben braucht, und wundert sich, wenn dieser nicht mehr leben will." (Schützendorf 1999, S.135f)

5.2   Resonanz und Näheerleben

„Der Alzheimer-Patient verlangt nicht mehr als eine Hand, die die seine hält, ein Herz, das für ihn schlägt, und einen Kopf, der für ihn denkt, wenn er nicht mehr dazu in der Lage ist; er braucht einen Menschen, der ihm schützend zur Seite steht während seiner Reise durch die gefährlichen Windungen und Winkel des Labyrinths dieser Krankheit." (ED: McGowin 1994, S. 14) Dieser Wunsch, diese Forderung ist ein Verlangen nach einer bestimmten Qualität von Nähe, die mit dem Begriff „Kontakt" ungenügend bezeichnet wird.

Menschen sind immer in Kontakt mit ihrer Umgebung. Sie atmen die Luft, sie nehmen mit ihren Sinnen Geräusche oder Töne wahr, sie treffen Menschen. Mit Kontakt wird jede Interaktion zwischen einem Menschen und seiner Umwelt bezeichnet. Insofern sind auch Menschen, die an Demenz erkrankt sind, selbst solche, die sich völlig zurückgezogen haben und im Dämmerzustand leben, immer „in Kontakt".

Nun gibt es unterschiedliche Qualitäten des Kontaktes. Der Kontakt zwischen dem Zugbegleiter und dem Fahrgast ist ein anderer als der zweier Menschen, die sich frisch verliebt haben. Die letztere Qualität des Kontaktes wird Resonanz genannt. Das Wort „Resonanz" stammt vom Lateinischen „resonare" und bedeutet „zurückklingen", „mitschwingen". „Resonanz existiert dann, wenn zwischen zwei Menschen etwas hin- und zurückschwingt und damit der Kontakt eine besondere Wechselwirkung und Intensität erreicht." (Baer/Frick-Baer 2001a, S.77).

Der Ehepartner einer an Demenz erkrankten Frau beschrieb die Kommunikation mit ihr auf ähnliche Weise: „Die Art, wie wir miteinander kommunizieren, erinnert an Sonar. Jeder sendet dem anderen Schallimpulse zu und wartet auf ein Echo." (EA: Bagley 1999, S. 54).

Wann aus Kontakt Resonanz wird, ist nicht messbar. Resonanz ist eine subjektive Kategorie des Erlebens. Insofern ist die menschliche Resonanz kein naturwissenschaftlicher Begriff, stützt sich aber auf naturwissenschaftliche Phänomene und zwar nicht nur die der Akustik: „Resonanz ist eine Form der Wechselwirkung, ja es ist die Form der Wechselwirkung schlechthin, über die alle raumzeitlichen Strukturen miteinander in Beziehung treten können." (Cramer 1998, S. 14) „Resonanz ist es, die die Welt im Innersten zusammenhält." (a. a. O., S. 223)

Die Resonanzbereitschaft ist eine Qualität des Erlebens. „Resonanzbereitschaft oder Empfindlichkeit für stimmungsräumliche Phänomene ist andererseits auch ein dauerhaftes persönliches Merkmal eines Menschen." (Fuchs 2000, S. 198) Die Fähigkeit, mit anderen intensiv zu schwingen, ist allen Menschen grundsätzlich gegeben. Doch sie ist veränderlich, hat unterschiedliche Intensitäten und Qualitäten. Menschen brauchen Echos, Menschen brauchen Resonanz, Menschen brauchen, dass andere mit ihnen schwingen, sonst verkümmert ihr Erleben, sonst verkümmert ihre Resonanzbereitschaft. Unter diesem Gesichtspunkt gilt es, das Erleben von Menschen mit Demenz zu betrachten.

Menschen, die an Demenz erkranken, ziehen sich häufig aus sozialen Interaktionen und damit aus dem Öffentlichen Raum zurück. Zum Beispiel:

„Ich machte jedem, einschließlich mir selbst, etwas vor. (...) Ich wollte nicht, dass Außenstehende mich zu gut kennen lernten. Wenn ich also immer sorgfältig auf einen gewissen Sicherheitsabstand achtete, würde nie jemand hinter meine immer ausgeprägteren Schwächen kommen." (ED: McGowin 1994, S. 65 f)

„Die Welt meiner Mutter wurde einsamer. Meine Mutter fährt eine vertraute Strecke mit der Bahn und weiß nicht mehr, wo sie umsteigen muss, Bahnhöfe und Namen erscheinen ihr fremd, Panik steigt auf. Schauen die Menschen sie merkwürdig an? Weiterfahren? Einfach aussteigen? Andere Menschen fragen? Sie ist froh, als sie mit Hilfe fremder Menschen wieder zu Hause ist. Sie hatte die gute Idee zu sagen: ‚Ach bitte, helfen Sie mir, ich habe leider meine Brille vergessen und kann nicht erkennen, wo ich bin und wo ich weiterfahren muss.' Nach diesem Erleben stellte meine Mutter Fahrten mit Bahn oder Bus ein." (EA: Fuhrmann 1999, S. 26)

Also verarmen für an Demenz erkrankte Menschen die Möglichkeiten des Kontaktes und damit auch die Fähigkeit, in Resonanz zu gehen. Gleichzeitig steigert sich das Bedürfnis nach Resonanz, nach Mitteilung, nach Verstehen und Verstandenwerden, nach Austausch oder lässt zumindest nicht nach. Dieser wechselseitige Prozess wird in zahlreichen Berichten deutlich:

„Es war dieses Gefühl der Verlegenheit, das mich davon abhielt, mich meiner Familie und meinen Freunden anzuvertrauen. Ich wusste auch nicht, wie sie mein Geständnis aufnehmen würden. Falls sie nämlich zu gönnerhaft reagieren und in mir ein Gefühl der totalen Wertlosigkeit auslösen sollten, würde ich mich sehr darüber ärgern; würden sie andererseits aber nur achselzuckend gleich wieder zur Tagesordnung übergehen, würde mich das schrecklich verletzen. Es würde mir einfach das Herz brechen.

Dabei wünschte ich mir so sehr, ich könnte meine Last irgendwo loswerden, meine Gedanken irgendjemandem enthüllen, meinen innersten Ängsten und Sorgen

Ausdruck verleihen und liebevoll Unterstützung und Verständnis empfangen." (ED: McGowin 1994, S.71)

„Mein Bedürfnis nach Aufmerksamkeit, Loyalität und Zuneigung stieg sprunghaft an. Trotzdem zögerte ich, neue Freundschaften zu schließen." (a. a. O. 1994, S. 125)

„Ich spüre den dringenden Wunsch, mit jemandem, irgendjemandem zu reden. Aber mit wem? Die persönlich nicht betroffenen Experten sind mir keine Hilfe. Für sie ist alles entweder schwarz oder weiß. Ich kann ihnen nicht erklären, wie ich mich fühle; ich habe keine Worte dafür. Stella sagt, dass ich mit jedem Tag verworrener daherrede." (ED: Rose 1997, S.45)

Von dieser Widersprüchlichkeit zwischen Rückzug aus Kontakt und Kontaktmöglichkeiten einerseits und eventuell verstärktem Resonanzbedürfnis andererseits gilt es zu wissen. Je mehr das Regulationssystem des Gehirns eingeschränkt wird und damit die Austauschmöglichkeiten mit der Welt verringert werden, umso dringender und lebensnotwendiger wird für demenzkranke Menschen die Erfahrung von Resonanz und Nähe. Häufig ist sie nicht mehr auf den alten, bisher bekannten Wegen herzustellen, häufig bedarf es dazu anderer Wege, z. B. solcher der Sinnlichkeit und des atmosphärischen Austausches. Was dann entsteht, wird als Nähe bezeichnet:

„Wichtigstes Medikament gegen Alzheimer ist und bleibt deshalb nach wie vor menschliche Nähe." (Jürgs 1999, S.332) Auch Vertreter des personenzentrierten Ansatzes der Altenhilfe wie Erich Grond (2000, 2004), Tom Kitwood (2000) und Christian Müller-Hergl (1997) werden nicht müde, immer wieder zu betonen, dass „die Beziehung zum Pflegenden das wichtigste Medikament für Menschen mit Demenz darstellt" (Christian Müller-Hergl im Geleitwort zu Kitwood 2000, S.9).

„Wenn man sich zu ihr setzte, Hand in Hand oder den Arm um ihre Schulter, strahlte ein leises Lächeln aus den Augen. Es war ein vielsagendes Lächeln: Gut, dass du bei mir bist. Zärtlichkeit, diese Sprache verstehe ich. Sei und bleib mir nahe, wie in den langen Jahren zuvor. Bleib mir zugetan, nichts weiter wünsche ich mir." (EA: Funke 1998, S.41)

„Das Berührtwerden ist so wichtig. Stella ist darin eine Meisterin geworden – sie versteht die Kunst, mich zu berühren und zu führen." (ED: Rose 1997, S. 24)

„Es gibt eine Sprache, die auch da, in solcher Hilflosigkeit, aufrichtet. Es ist eine Sprache ohne Worte: die Zärtlichkeit. Sie kommt mit wenig Gesten und Gebärden aus. Manchmal genügt es, sich neben sie zu setzen und ihre Hand zu halten. Bald darauf legt sie ihre Hand auf meine Schulter, und ich spüre, dass es jetzt stille in ihr wird. Es bedarf keiner Worte, um sie empfinden zu lassen: Du bist geborgen! Die Gebärden der Zärtlichkeit sind für sie jetzt aussagekräftiger als gesprochene Worte. Eine Umarmung sagt: Jetzt, hier, bist du Zuhause. Das reicht eine Zeitlang aus, bis die innere Unruhe ihr erneut den Ausruf aufzwingt: ‚Ich will nach Haus.'" (EA: Funke 1998, S.48f)

Resonanz hat allerdings nicht nur positive, angenehme, liebevolle Qualitäten, Resonanz kann auch im Negativen entstehen. Manche Angehörige bemerken, dass zwischen ihnen und ihrem erkrankten Partner, ihrer erkrankten Partnerin oder einem erkrankten Elternteil etwas hin- und herschwingt, das sie als „anstecken" bezeichnen. „Misstrauen scheint anzustecken." (EA: Vilsen 2000, S. 65) Fast alle registrieren, dass die Kranken viel mehr „mitbekommen" als vermutet wird.

Auch in fortgeschritteneren Stadien, wenn die Erkrankten sich nicht mehr sprachlich artikulieren können, ist ihre Resonanzfähigkeit feststellbar:

„Oberstes Gebot in unserer Familie war, nicht in ihrer Gegenwart über sie zu sprechen. Denn es wurde uns schnell bewusst, dass sie dieses durchaus noch mitbekam. Sie war inzwischen sprachlos und hilflos, aber nicht gefühllos." (EA: Alex 1999, S. 110)

Die bislang erwähnte Art der Resonanz wird Synchron-Resonanz genannt (Baer/Frick-Baer 2002). Zwischen zwei Menschen schwingt in ähnlicher Weise (synchron) ein Erleben, mag es sich in Zuneigung oder Misstrauen ausdrücken. In der Response-Resonanz schwingt nichts gemeinsam, sondern es schwingt hin und her, reagiert ein Partner in der Resonanz auf den anderen. Solche Schwingungen können sich gegenseitig hochschaukeln:

„Lucie hatte mein Leben unbewusst und ungewollt durcheinander gebracht. Nichts war mehr so wie früher. Ich hatte mich oft mit gereizten und mürrischen Antworten abreagiert. Vorwürfe und Tadel waren ein Teil meines Vokabulars geworden. Alles, was ich damit zu erreichen schien, war, dass sich meine Frau immer mehr gegen mich kehrte." (EA: Vilsen 2000, S. 53)

Viele Menschen, die an Demenz erkrankt sind, bemühen sich in ihrer Hilflosigkeit darum, Resonanz zu erhalten und irgendwie mit anderen in Resonanz zu treten. Ja, sie brauchen Resonanz, da ihre Fähigkeit, dass ihr Leben und Erleben selbst gewählte Richtungen einschlagen kann, eingeschränkt ist; ihr hohes Erregungsniveau, ihr ruheloses Umherirren ist Ausdruck davon, dass sie oft nicht wissen, wohin sie ihr Bemühen richten können und sollen. Wenn dann Kontakt aufgenommen wird von Seiten anderer Personen, wenn andere Menschen sie ansprechen, dann ist dies – häufig schon der Klang der Stimme – ein Angebot zur Resonanz und gleichzeitig ein Angebot, eine Richtung einzuschlagen. Jeder Klang, jede Berührung, manchmal ein Duft oder ein Blickkontakt sind konkrete praktische Hilfen, im Umherirren des Erlebens Orientierung zu finden, und sind gleichzeitig ein Angebot der Resonanz. Resonanz ist für an Demenz erkrankte Menschen lebensnotwendig. Resonanz- und Näheangebote unterstützen das Gerichtetsein.

Damit Resonanz gespürt werden kann, bedarf es aber bestimmter Bedingungen: Resonanz braucht Innehalten. Es bedarf seitens der Begleitperson eines wenigstens kurzen Momentes der Achtsamkeit für das, was von der kranken Person auf sie hereinströmt und welche eigenen Empfindungen und Impulse daraus erwachsen. Resonanz braucht also Rahmenbedingungen, die ein Innehalten ermöglichen. Sie bedarf ferner der inneren Haltung der Achtsamkeit, der Bereitschaft, sich auf den erkrankten Menschen einzulassen, auf den Subtext, auf das, was von ihm auch jenseits der Worte herausströmt. Wenn diese Bereitschaft vorhanden ist, kann die daraus entstehende Resonanz wertvolle Hinweise geben für Umgangsmöglichkeiten mit den erkrankten Menschen, Hinweise, die über bloße Beobachtung oder ausschließliches Achten auf verbale Äußerungen nicht möglich gewesen wären. Ein Beispiel dazu aus einem Interview mit einer Begleiterin, die berichtet, dass sie gern und oft mit erkrankten Menschen singt. Auf die Frage, was vorher passiert, bevor sie den Impuls verspürt zu singen, erzählt sie, dass Menschen mit Demenz oft wegrennen.

B.: „Wenn sie flieht, dann spüre ich zuerst das Bedürfnis, weg zu wollen. Ich spüre die Enge, aus der sie weg will. Enge. Ich spüre Enge, am meisten eigentlich Enge. Bevor du mich jetzt gefragt hast, ist mir das vorher nicht so bewusst gewesen. Ich versuche dann, aus dieser Enge heraus Raum zu geben, den Bewohnern Raum zu geben."

U.B.: „Was spürst du, bevor du singst? Was ist da, um auf die Idee zu kommen: ‚Jetzt singe ich mal mit denen …'"

B.: „Da spüre ich oft Ratlosigkeit, dann ist es nicht eng, dann ist es Ratlosigkeit, woran ich mich festhalten kann, so etwas wie Zerfließen oder keine Orientierung mehr haben, Orientierungslosigkeit. Ich weiß gar nicht mehr, wo ich bin, wer ich bin."

U.B.: „Und dann?"

B.: „Dann singe ich oft. Oder ich erzähle." (INB 1)

Michael Ignatieff beschreibt, dass es zwischen der betreuenden und der zu betreuenden Person ein Bündnis gibt. Dieses Bündnis fußt auf der Resonanz und hat die Kraft, dass kranke und betreuende Menschen über eine lange Wegstrecke zusammenbleiben. Michael Ignatieff gibt diesem Bündnis Worte, die die Tiefe und Kraft der Verbindung erleben lassen:

„Wenn wir eines der größten Geheimnisse der Krankheit ansprechen – warum Betreuer im Großen und Ganzen den Leuten, die von der Welt als ‚Dahinvegetierende' bezeichnet werden, so treu ergeben bleiben –, müssen wir etwas hervorheben, das über Liebe und Pflicht hinausgeht. Wir müssen die Krankheit als etwas sehen, bei dem beide, Betreuer und Leidende, zusammen eine Reise antreten, an deren Ende sie beide vollkommen verändert sind. Es ist eine Reise zweier Menschen in das Innere des Bewusstseins, in das Reich der Stille.

Aber nur einer der Reisenden kann zurückkehren. Nur der Betreuer wird sich erinnern, nur der Betreuer wird bleiben, um der Seele, die er auf dieser Reise begleitet und zurückgelassen hat, zu gedenken. Dieses Bündnis zwischen dem, der sich erinnert, und dem, der nur vergessen kann, befindet sich tief im Inneren der Beziehung zwischen der betreuenden und der zu betreuenden Person. Es ist dieses Bündnis, das den Betroffenen die Kraft gibt, die Angst und alles Abstoßende auf diesem Weg zu ertragen.

Ich habe erlebt, wie dieses Bündnis einem Menschen die Kraft geben kann, den ganzen Weg in die Dunkelheit mitzugehen. Ein Reisender verspricht dem anderen: Ich werde am Ende da sein, um für uns beide zu sehen. Ich werde da sein, um den anderen zu erzählen, wie du früher warst. Ich werde mich erinnern. Du wirst nicht in Vergessenheit geraten. Du hast nicht umsonst gelitten. Deine Krankheit wird es nicht schaffen, uns beide zu besiegen. Einer von uns wird von der Reise zurückkehren, um unsere Geschichte zu erzählen." (Michael Ignatieff im Observer vom 7. Juli 1991, zit. n. Taylor 1996, S. 39 f)

„Verlorenes Ich" heißt der Gedichtband von Gisela Gerstberger, in dem sie dem Verlust von Ich und Weltbezug ihrer demenzkranken Schwester ihre Worte leiht:

Sich nicht verlieren

nachts sitzt du
mit angezogenen Beinen
in dem Bett
deine Arme umschließen
sie ganz fest
dein Kopf ruht auf den Knien
und du schläfst
du siehst so rührend
so schutzlos aus
dass mir die Tränen kommen
um dich nicht zu verlieren
hältst du dich ganz fest

(Gerstberger 2002, S. 46)

6

Krankheitsbewältigung

Menschen sehen sich in ihrer biografischen Entwicklung Herausforderungen gegenüber, die sie bewältigen müssen. Manche dieser Herausforderungen sind biologisch bzw. gesellschaftlich gegebene Entwicklungen wie z. B. die Gründung einer Familie oder der Umstand, dass Kinder erwachsen werden und die gemeinsame Familie verlassen. Andere Herausforderungen können durch Arbeitslosigkeit, Krankheit, Scheidung und dergleichen mehr hervorgerufen werden. In der Entwicklungspsychologie (u. a. Schenk-Danziger 1991, Oerter u. a. 1987) wurden und werden die Wege, auf denen Menschen solche Herausforderungen bewältigen, untersucht. Die individuelle menschliche Bewältigungsstrategie wird Coping genannt. Jeder Mensch scheint Copings zu entwickeln, die sich immer wieder ähneln. Wer einmal eine starke Herausforderung, z.B. eine Krise, dadurch psychisch überlebt hat, dass er sich gefühlsmäßig tot gestellt und zurückgezogen hat, wird dies bei der nächsten Herausforderung wieder versuchen. Menschen scheinen ihren Bewältigungsstrategien treu zu sein.

Auch die Demenz ist eine existenzielle Herausforderung, zu deren Bewältigung die Betroffenen auf ihre bewährten Copings zurückgreifen. Viele Verhaltensweisen von Menschen mit Demenz sind als Elemente einer solchen Bewältigungsstrategie zu erklären. Durch eigene Beobachtungen in der praktisch-therapeutischen Begegnung mit demenziell erkrankten Klientinnen und Klienten fiel mir auf, dass diese nicht nur in konkreten Situationen unterschiedlich reagieren, sondern dass es unterschiedliche „Linien" gibt, auf denen versucht wird, der Herausforderung durch die Demenz zu begegnen. Daraus entstand die Frage, ob es möglich ist, unterschiedliche Hauptwege des Copings an Demenz Erkrankten in der Hoffnung herauszuarbeiten, dass sich daraus Hinweise ergäben, welche Art von Unterstützung diese Menschen in ihrer Begleitung besonders benötigen. In der Auswertung der Interviews und der Erfahrungsberichte schälten sich fünf Hauptcopings heraus.

6.1   Verbergen: „... meine albernen Täuschungsmanöver"

Viele Menschen, die an Demenz erkranken, wollen die Anfangssymptome nicht wahrhaben. Sehr fließend ist der Übergang zwischen Phasen der Verwirrung oder Momenten der Vergesslichkeit, die jeder Mensch kennt, und der beginnenden Erkrankung. Doch irgendwann häufen sich die Symptome. Manche Erkrankte verbergen sie zuerst vor sich selbst, wollen sie nicht wahrhaben. Wenn dies nicht mehr gelingt, steigt die Sorge oder beginnt das Erschrecken, entwickeln sich Angst und vor allem die Scham, sich so anderen Menschen zu zeigen. Also wird versucht, sich zu verstellen: die Symptome werden vertuscht oder beschönigt. Ausreden wie „Heute ist nicht mein Tag" werden gebraucht, bei Wortfindungsstörungen werden Begriffe umschrieben. Es häufen sich Äußerungen wie z. B.:
-    „Ich habe heute keine Lust."
-    „Schau mal, wie schlecht es den anderen geht." (Es wird von sich abgelenkt und der Blick auf andere gerichtet.)
-    „In meinem Alter weiß ich mich damit nicht mehr zu beschäftigen."
-    „Das ist normal im Alter."

Im Verbergen ihrer Symptome zeigen die Erkrankten Findigkeit und Kreativität. Diana Friel McGowin berichtet z. B.: „Selbstverständlich würde es ein Problem für mich darstellen, jeden Morgen an einen neuen Ort zu fahren und abends wieder heimzukommen, aber ich hatte mir bereits eine Lösung für meine Schwierigkeiten mit dem Orientierungssinn einfallen lassen. Als ich nämlich eines Tages gezwungen war, an einer Tankstelle nach dem Weg in die Stadt zu fragen, war mir ein Tourist aufgefallen, der sich ebenfalls erkundigte. Der Tankwart nahm den Mann praktisch an der Hand und führte ihn in die richtige Richtung. Aha! Orlando ist also äußerst höflich zu seinen Touristen, dachte ich mir. Und so fing ich an, mich als ‚Touristin' auszugeben, wenn ich wieder einmal nach der Richtung fragte. Die Bewohner von Orlando waren Touristen gegenüber viel auskunftsbereiter, als es bei Einheimischen der Fall war, da sie von diesen einfach erwarteten, dass sie sich in ihrer Stadt auskannten." (ED: McGowin 1994, S. 46)

Die Berichte von „Ausreden" sind äußerst zahlreich, einige wurden in Kapitel II-3.2.5 in Verbindung mit dem Gefühl der Scham schon angeführt. Hier nur noch zwei Beispiele aus der Anfangsphase demenzieller Erkrankung:

„‚Habe ich dir Dienstag gesagt? Entschuldigung, ich dachte, ich hätte Donnerstag gesagt. Ach ja, man wird alt.'

‚Wann haben wir uns kennen gelernt? Letzten Juni im Gästehaus in Nairobi? Tut mir Leid, ich kann mich einfach nicht erinnern. Wissen Sie, das Gedächtnis lässt eben nach ...'" (EA: Taylor 1996, S. 7)

„„Mit meinem Gedächtnis ist immer alles in bester Ordnung gewesen. Einen Ein-
kaufszettel habe ich nie gebraucht. Aber es stimmt, manchmal vergesse ich Dinge.
Ich werde alt, nicht wahr?', scherzte sie." (EA: Vilsen 2000, S. 24)

Wenn es nicht mehr gelingt, mit Scherzen und Ausreden die Probleme zu überspielen, beginnen Kranke häufig, „so zu tun als ob". Ein Beispiel:

„Reinold erinnerte sich, dass er seine Mutter fragte, ob sie Lust habe, ihn zu einer
Ausstellung in der Bielefelder Kunsthalle zu begleiten. Sie stimmte spontan und
offensichtlich gern zu, wie in guten Tagen. Als wir dort waren, musste ich ihr aber
zeigen, wo überhaupt Bilder hingen. Und wenig später beugte sie sich mit Brille über
die neben den Bildern stehende Angabe von Name und Daten und las (!) einen
ganzen fiktiven Lebenslauf des Künstlers vor, der, wie sie betonte, ‚da steht'." (EA:
Funke 1998, S. 40)

Das Verbergen der beginnenden Erkrankung macht Mühe. Die Scham wird dadurch nicht geringer, sondern stärker, hinzukommt die Angst, „erwischt" zu werden.
Vor allem führt dieses Coping zu einem Rückzug aus sozialen Kontakten. Nicht nur
eine Früherkennung mit entsprechender Medikamentation und anderen Behand-
lungsmöglichkeiten wird verhindert, auch der demenzielle Prozess kann durch die
Kettenreaktion aus sozialem Rückzug und sensorischer Deprivation verstärkt werden.

„Bei jedem zusätzlichen Problem mit meinem Gedächtnis oder meiner Konzentration schreckte ich alarmiert hoch. Aber ich sprach mit niemandem aus der Familie darüber. Statt dessen spielte ich munter weiter mein Versteckspiel, obwohl alle
schon lange Bescheid wussten. Jeder weitere Verlust meiner geistigen Fähigkeiten ging
einher mit zusätzlichem Kummer und Angst, aber ich setzte meine albernen Täu-
schungsmanöver unbeirrt fort." (ED: McGowin 1994, S. 121)

In dieser Phase und bei diesem Verhalten kann eine gewisse Konfrontation mit
der Erkrankung nicht umgangen werden, da sonst keine Hilfsmaßnahmen angeboten bzw. gestartet werden können. Darüber hinaus aber gilt es vor allem, die Mühe
des Verbergens und den sozialen Rückzug zu verhindern. Insbesondere Menschen,
die dieses Coping über den gesamten Verlauf der Erkrankung hin beibehalten und
auf diese Bewältigungsstrategie nicht nur in der Anfangsphase zurückgreifen, brauchen viel Akzeptanz. Ihre Fähigkeiten, über die zu verfügen sie behaupten, dürfen
weder lächerlich gemacht noch vorausgesetzt werden, die Erwartungen an sie dürfen
nicht zu hoch gesteckt werden. Zum Beispiel dürfen keine „Warum"-Fragen gestellt
werden. Wenn Ressourcen angesprochen und aktiviert werden, können Scham und
Scheu abgebaut werden, kann zu einer Auseinandersetzung mit der Erkrankung
ermutigt werden.

6.2   Flucht, Rückzug, Angst: „Sie verließ nie wieder allein das Haus."

Ein weiteres Coping besteht darin, vor der Erkrankung zu fliehen. Schon das Feststellen der ersten Symptome ruft häufig Erschrecken und ein Nicht-Wahrhaben hervor. Etwas nicht wahrhaben zu wollen, enthält ein Rückzugs- und Fluchtelement. Die zunehmende Verbreitung des Wissens um Demenz-Erkrankungen kann die Ängste vor der weiteren persönlichen Entwicklung der Krankheit verstärken und Fluchttendenzen bekräftigen. Diese zeigen sich oft buchstäblich darin, dass Erkrankte mit diesem Coping häufig bestrebt sind wegzulaufen. Fast nie finden sie sich in ihrem Erleben am „richtigen" Ort, fast immer wollen sie „woanders" hin. „Der Nächste haut ab, das kenne ich auch, die Leute hauen ab, in Panik, kriegen Panik, hauen ab, laufen weg, rennen rum, werden total unruhig, aus Wut, aus Verzweiflung. Verzweifelte Wut." (INB 1) Bei manchen geht der Rückzug eher nach innen, sie wollen im Bett bleiben, sie isolieren sich, verstummen, werden misstrauisch und introvertiert. Dieses Verhalten wechselt wiederum mit lautem, angstvollem Rufen ab. Die Fluchttendenzen „woanders hin" und „nach innen" ergänzen sich. Die Ehefrau von Alex Funke war „weggelaufen". Nach langem Umherirren und vielen Mühen wurde sie gefunden und wieder heimgeführt. Die Flucht „woanders-hin" war beendet, nun begann die Flucht nach innen:

„Die Heimgekehrte sank übermüdet ins Bett. In den Tagen danach hatte sie den Schock zu überwinden, den die durchlittene Hilflosigkeit ihr zugefügt hatte. Der saß offensichtlich tief. Seit diesem Erlebnis konnten wir uns darauf verlassen: Sie verließ nie wieder allein das Haus."(EA: Funke 1998, S. 32)

Die demenzkranke Frau G., mit der ich ein narratives Interview führte, hatte vor dem Treffen Ängste, mit mir allein zu sein. Auf dem Weg zum Raum, in dem das Gespräch stattfand, wurde deutlich, dass Angst ein sehr wichtiges Gefühl für sie ist. Sie schaute oft weg, ihr Blick schweifte umher. Sie versuchte, ihre Desorientierung und Vergesslichkeit zu überspielen, indem sie sich nur auf vertrauten Bahnen bewegte und indem sie nur Gesprächsthemen anschnitt bzw. auf Fragen antwortete, die „sicheres Terrain" waren. Ihre Reaktion auf die beginnende Demenz: Rückzug.

Im Verlauf des vorhergehenden Gesprächs zeigte sich die Rückzugstendenz in knappen Antworten, im Vermeiden narrativen Erzählflusses (ID: Frau G.).

Auch bei Frau S. herrscht eine ähnliche Kombination wie bei Frau G. vor. In ihrer Bewältigungsstrategie bevorzugt sie, sich zurückzuziehen: „Ja, ich werde schon so mit allem fertig. Wenn, dann dreh ich mich lieber um und sage gar nichts und dann komme ich weiter damit." (ID: Frau S.) Und sie betont wiederholt, dass sie nichts zu klagen hat: „Ja, mir geht es gut hier, ich kann nicht klagen." (ID: Frau S.)

Und an anderer Stelle:

U.B.: „Wollen Sie mit den anderen auch gut auskommen?"

Frau S.: „Ja, möchte ich auch und komme ich auch. Eh ich etwas sage, dreh ich mich lieber um und denke mir meinen Teil."
Und später heißt es:
U.B.: „Haben Sie denn Wünsche?"
Frau S.: „Ich bin wunschlos glücklich."
U.B.: „Ja? Das hört man aber selten!"
Frau S.: „Was soll ich mir denn noch wünschen? Ich habe es doch gut hier, werd doch versorgt, ich brauche mir keine Sorgen machen, kann mich satt essen, ich bin zufrieden, was will man mehr?"

Rückzug zeigt sich, wie diese Beispiele illustrieren, nicht nur in flüchtender Bewegung, sondern auch im Rückzug nach innen, Rückzug zur Zufriedenheit, zur Wunschlosigkeit, ja bis schließlich zur Resignation. Im Kapitel II-3.2.2 über Gefühle und Stimmungen wurden mehrere Beispiele angeführt, wie die Angst in Leere und Resignation umschlug.

Für Menschen mit diesem Coping ist es besonders wichtig, kleinschrittige Angebote zu unterbreiten, um der Angst entgegenzuwirken, auch wenn dies selbstverständlich ebenfalls für andere an Demenz erkrankte Menschen gilt. Auf dem Boden einer akzeptierenden Grundhaltung können mit angemessenen aktivierenden Angeboten Menschen in der Weglaufbewegung zuerst einmal begleitet werden. Wird Nähe im gemeinsamen Handeln möglich, entsteht ein innerer Boden von Sicherheit, aus dem heraus wieder eine Zuwendung zur Welt hin möglich werden kann. Gegen die Angst, den häufigsten Subtext dieses Copings, helfen Strukturen und verlässliche Vereinbarungen.

6.3   Erstarren: „Hatte sie einen Schock?"

Die Bewältigungsstrategie „Erstarren" ist ebenfalls ein Rückzug, wird aber anders erlebt und zeigt sich in anderen Phänomenen. Die Betreffenden verharren in einer erstarrten Körperhaltung, ihre Gangart wird starr, sie trippeln und äußern sich nur noch in stereotypen Bewegungen und stereotypen Wortwendungen. Ihr Blick geht häufig durch andere hindurch, sie schauen Menschen an und blicken gleichzeitig ins Leere.

Erstarrung kann sich aber auch in emotionaler Betäubung äußern. Eine Tochter beschreibt die innere Erstarrung ihrer Mutter, als diese die Nachricht vom Tod ihrer Schwester erfährt:

„Bei einem besonderen Geschehen konnten wir ihr emotionales Auf und Ab, von der Teilnahmslosigkeit bis hin zur starken Erregung, beobachten. Einige Tage vor

Mamis 75. Geburtstag, dem 16. April, starb überraschend ihre jüngere Schwester. Wie sollten wir es ihr beibringen? Obwohl kein inniges Verhältnis bestanden hatte, wussten wir nicht, wie sie reagieren würde. Nachmittags, beim Besuch in ihrem Lieblingscafé, begann ich: ‚Mami, du weißt doch, dass Helga lange im Krankenhaus lag.'

‚Ja, hat sie ja auch selbst Schuld bei den vielen Zigaretten, die sie immer rauchen musste.'

‚Es ist etwas passiert, Mami.'

‚So, was denn?'

‚Gestern bin ich vom Krankenhaus angerufen worden.'

‚Und was wollten die?'

‚Helga ist vorletzte Nacht gestorben.'

‚So, gestorben ist sie. Na ja, sie sah auch nicht gut aus, als ich sie damals im Krankenhaus besucht habe.'

Ich war verwirrt. Hatte sie einen Schock? Ihre einzige Schwester, die sie behütet und aufgezogen hatte! Mami trank ihren Kaffee, verspeiste genüsslich ihren Käsekuchen." (EA: Schoene 1998, S. 75f)

Und einige Tage später:

„Am Grab, als der Sarg hinuntergelassen wurde, stand sie da, gestützt auf Alex und Berthold, und schaute mit leerem Blick, ohne eine Regung zu. Auch danach, in einem nahe gelegenen Restaurant, war sie erstaunlich vergnügt, und Appetit hatte sie allemal (im Gegensatz zu uns). (…)

Zwei Wochen später, sie hatte von ihrer Schwester geträumt (ein böser Traum, wie sie sagte), halluzinierte sie, glaubte, Helga an ihrem Bett zu sehen, mit ihr zu sprechen. Voller Angst und Ratlosigkeit wanderte sie nachts umher." (a. a. O., S. 78)

Auch dieser Bericht zeigt, dass die jeweiligen Copings nicht rein und sich ausschließlich auftreten. Es geht um die hauptsächlichen Bewältigungsstrategien, an denen sich Menschen orientieren, nicht um ausschließliche. Verbergen und Rückzug ergänzen sich. Auch hier wird das Coping Erstarren von der Erkrankten nicht durchgehalten, sondern bricht zwei Wochen nach der Beerdigung durch einen Traum in Unruhe, Angst und Ratlosigkeit auf.

Menschen mit diesem Reaktionsmuster brauchen in zusätzlichem Maße eine vertraute Umgebung und insbesondere vertraute Personen, um überhaupt erreichbar zu werden.

6.4   Vorwärtsverteidigung: „Du glaubst nie, was ich dir sage."

Als „Vorwärtsverteidigung" lässt sich der innere Zusammenhang zwischen Verteidigung und Aggression im Erleben mancher Erkrankten charakterisieren. Die Demenzerkrankung wird als Bedrohung der eigenen Identität, ja der Existenz erlebt. Manche Menschen reagieren auf solche Bedrohungen, indem sie um sich schlagen. Das Leben, die Welt, die anderen Menschen werden als feindlich erlebt, sie müssen diesem Coping entsprechend bekämpft werden, auch prophylaktisch, um sich zu schützen. An Demenz Erkrankte mit diesem Coping lassen andere nicht zu Wort kommen, reden sie nieder, beschimpfen und beschuldigen sie. Auf Annäherungen reagieren sie oft mit dem Wegschlagen von Dargebotenem oder von Händen und sie schimpfen häufig vor sich hin.

Dass Menschen auf krisenhafte Veränderungen und Bedrohungen mit aggressiven Impulshandlungen reagieren, geschieht häufig und nicht nur bei an Demenz erkrankten Menschen. Bei diesen allerdings häufen sich die Veränderungen, die als bedrohlich erlebt werden. Insbesondere Wechsel der Lebensumstände führen zu Aggressivität. Einige Berichte wurden im Zusammenhang mit dem Gefühl „Wut" angeführt, hier ein Beispiel, das zeigt, wie die Agressivität ein Bewältigungsversuch eines bevorstehenden Verlustes ist:

„Im Spätherbst 1995 fanden wir eine schön geschnittene, sonnige Zweizimmerwohnung in Haan, zehn Minuten von uns entfernt und nur eine Kirchhoflänge zum Zentrum.

Ihr gefiel die Wohnung. Sie gewöhnte sich an den Gedanken, umzuziehen. Mehrmals wöchentlich fuhr ich nach Düsseldorf, um die alte Wohnung für den Umzug vorzubereiten. Mami musste sich von einigem trennen, denn die neue Wohnung war kleiner. Sie protestierte, wollte alles mitnehmen. Dinge, die sie schon seit Jahrzehnten nicht mehr benutzt hatte. Sie reagierte aggressiv. Wütend beschimpfte sie uns, erzählte den Nachbarn, wir würden sie aus ihrer Wohnung vertreiben und erregte deren Mitleid. Ihre Gereiztheit ging so weit, dass sie das Essen, das ich vorkochte und ihr mitbrachte, als ekelhaft bezeichnete. Nervenaufreibende Wochen! Zu vermuten war, dass die Angst vor dem Neuen sich in ihrem Verhalten niederschlug.

Was mir besonders auffiel, während ich putzte, einwickelte, packte, war ihre krankhafte Unruhe. Sie trippelte von einem Raum in den anderen, setzte sich, stand wieder auf, ging ins Schlafzimmer, legte sich kurz hin und wanderte weiter." (EA: Schoene 1998, S. 43 f)

Zur Bewältigungsstrategie wird dieses Verhalten, wenn es nicht nur einmalig und bezogen auf solch schwerwiegende Veränderungen wie einen Wohnungswechsel auftritt, sondern zu einer grundsätzlichen Art des Umgangs mit anderen Menschen und der Reaktion auf Veränderungen wird. Dies wird sichtbar in stereotyp wiederholtem Verhalten, auch in Äußerungen wie „immer" oder „nie". Ein Ehemann zitiert z. B. seine erkrankte Frau: „Du glaubst nie, was ich dir sage.'" (EA: Vilsen 2000, S. 21)

Es ist wichtig, den Subtext dieser Aggressivität zu verstehen und sie auch als Selbstverteidigung, als Schutz des persönlichen Raums wertschätzend zu betrachten. Nur dann kann es gelingen, die Attacken nicht als gegen die eigene Person gerichtet anzusehen und entsprechend zu reagieren (immer mit dem gebotenen Schutz der eigenen Grenzen und Würde). Der Subtext dieser Aggressivität ist häufig die Hilflosigkeit. Wird auf diese reagiert, kann die aggressive „Vorwärtsverteidigung" gleichsam unterlaufen werden.

6.5   Auf Stärken besinnen: „Und ich werde es leben."

Manche Menschen, die an Demenz erkranken, besinnen sich in der Erkrankung auf ihre Stärken, sie zeigen Interesse und sind eifrig, gehen in Kontakt, besinnen sich auf frühere Fähigkeiten und spüren immer wieder Freude, sich an gemeinsamen Beschäftigungen zu beteiligen. Häufig sind sie in der Lage, ihr „Schicksal anzunehmen", manchmal gestützt auf ihren Glauben oder eine positive Lebenshaltung.

Menschen mit diesem Coping sollten vor allem in dem bekräftigt und unterstützt werden, was sie tun. Sie können in ihrem Selbstwert bestärkt werden, indem sie für ihre Haltung eine positive Resonanz erfahren. Wenn man ihnen viel zutraut und sie darin unterstützt, was ihnen gelingen kann, werden auch die notwendigerweise entstehenden Ängste abgebaut.

Diana Friel McGowin ist ein Beispiel für diese Bewältigungsstrategie. „Allmählich lernte ich es, Freude auch aus kleineren Siegen zu ziehen, das heißt, erfolgreich simple Funktionen zu vollführen, die von den meisten Menschen eher beiläufig erledigt werden." (ED: McGowin 1994, S.81)

Das Aufschreiben ihrer Erfahrungen half ihr, ihren Schmerz zu ertragen. „Living in the Labyrinth ist aus einem so großen Schmerz heraus entstanden, wie ich ihn nie zuvor empfunden hatte, und dieser Schmerz springt mich immer stärker an, je weiter ich in meiner Lektüre fortschreite. Und trotzdem, das Leben ist dazu da, um gelebt, und nicht, um geduldig ertragen zu werden. Und ich werde es leben." (a.a.O., S.155)

Häufig greifen Erkrankte instinktiv auf ihre eigenen Ressourcen zurück. Sich auf ihre Stärken zu besinnen, gibt ihnen Kraft. Mag die Fähigkeit schwinden, diese Stärken zu leben, der alltägliche Bezug auf persönliche „Kompetenz-Inseln" wird zu einer „Korsettstange" gegen die Erosion der persönlichen Identität.

„Als der Verlust ihrer intellektuellen Fähigkeiten immer weiter fortschritt und sie so vieles, was sie gekonnt hatte, vergaß, gelesen hat sie immer noch. Sie ermüdete schneller, las die Bücher nicht mehr zu Ende, von der Zeitung nur noch das Deckblatt, und sie wusste auch oft nicht (bedingt durch die gestörte Merkfähigkeit), was sie gerade gelesen hatte.

Aber sie las, oder sie wünschte zu lesen, als sei gerade das von größter Wichtigkeit. So vieles andere bedeutete ihr nichts mehr." (EA: Schoene 1998, S.54)

Diana Friel McGowin berichtet, welche Hilfe ihre Familie für sie war. Sie selbst war eine Zeit lang vor allem damit beschäftigt, ihre Schwächen und krankheitsbedingten Störungen zu betrachten, um zu lernen, mit ihnen in irgendeiner Weise umzugehen. Sie irritierte, dass ihre Familienangehörigen sich daran nicht beteiligten.

„Sie beobachteten mich zwar, konzentrierten sich dabei aber auf das, was ich noch hatte, und nicht darauf, was mir fehlte." (ED: McGowin 1994, S. 121)

Sie erlebte dieses Verhalten als Unterstützung. Ihre Reaktion: „Erleichterung erfasste mich. Die Erkenntnis über das Verhalten meiner Familie war ein geistiger Durchbruch für mich! Von jetzt an musste ich mich auf das konzentrieren, was ich noch hatte, nicht auf das, was mir fehlte." (a. a. O., S. 122)

Für alle Copings gilt, dass sie nur selten in einer ausschließlichen Form auftreten. Für viele Erkrankte steht eine bestimmte Bewältigungsstrategie der Erkrankung im Vordergrund, wird zum Hauptweg, auf dem sie versuchen, mit ihrer Erkrankung umzugehen. Häufig treten aber auch Mischformen oder der Wechsel verschiedener Copings im Zuge des Krankheitsprozesses auf. Die meisten Erkrankten versuchen am Anfang, ihre Erkrankung zu verbergen, zu verstecken, zu beschönigen. Irgendwann gelingt dies nicht mehr und dann wechseln sie zu einer anderen Strategie. Das Coping, sich auf eigene Stärken zu besinnen, wiederum ist eine Bewältigungsstrategie, die viele professionelle und familiäre Begleiterinnen und Begleiter anstreben. Sie arbeiten darauf hin, dass Klientinnen und Klienten z. B. von der Bewältigungsstrategie der Erstarrung in dieses Coping wechseln. Bei manchen Erkrankten sind die Bewältigungswege so gemischt, dass einzelne Hauptstrategien nicht zu identifizieren sind. Die Orientierung auf ein bestimmtes Hauptcoping ist allerdings so häufig zu beobachten, dass es sich lohnt, mit dieser Unterscheidung diagnostisch zu arbeiten, um individuelle Begleit- und Behandlungsstrategien darauf abstimmen zu können.

Teil III

Würdigende Hilfen

1

Orientierung und Haltung

1.1   Materialien und Erfahrungen

Das bislang erarbeitete Verständnis der Innenwelten der Demenz muss für die Therapie, Versorgung und Begleitung von Menschen mit Demenz Konsequenzen haben. Diese praktischen Konsequenzen sollen in den folgenden Kapiteln entworfen werden.

Das Wesentliche dieses Entwurfs ist die Haltung, die gegenüber den Erkrankten eingenommen wird, und die grundlegende Orientierung. Diese sind wichtiger als jede Arbeitstechnik oder jede Methodik eines Gruppen- oder Einzelförderungsangebots. An den Anfang werden deshalb fünf Strategeme gestellt. Als Strategeme werden besonders wichtige Leitlinien, rote Fäden und Orientierungen bezeichnet, die sich durch die konkrete pflegerische oder therapeutische Arbeit in ihren vielfältigen Erscheinungsbildern ziehen. Strategeme sind keine besonderen Übungen oder Handlungen, sondern essenzielle Gesichtspunkte, an denen man sich in Pflege und Therapie immer wieder orientieren kann und soll. Dabei kann in der praktischen Arbeit das eine oder das andere Strategem in den Vordergrund treten.

In Kapitel 2 dieses III. Teils wird das Konzept SMEI, SensoMotorische Erlebniszentrierte Interaktion, vorgestellt, ein Angebot der besonderen Förderung und Unterstützung demenzkranker Menschen, in Kapitel 3 als Ergänzung dazu das Konzept „Sanfter Tanz". Die Analyse des Erlebens demenzkranker Menschen muss darüber hinaus Konsequenzen für den Pflegealltag haben. Diese Konsequenzen sind in Kapitel 4 skizziert.

In diese Kapitel sind folgende Erfahrungen und Untersuchungen eingeflossen:
- Vier teilstrukturierte Interviews mit Fachkräften, die viele Jahre in der Arbeit mit dementen Menschen tätig sind.
- Erfahrungen und Konzepte, die ich in den Jahren 1985 bis 1996 in der therapeutischen Praxis mit an Demenz erkrankten Menschen, in der Leitung gerontosoziotherapeutischer Ausbildungsgänge sowie Projektberatung und Supervision in Altenheimen und Gesundheitszentren sammeln konnte.

– Erfahrungen des Projektes MOS (Mobile Orientierungsschule für altersverwirrte Menschen), das am Niederrhein und im Raum Bielefeld Ende der 80er-, Anfang der 90er-Jahre von mir ins Leben gerufen und unter meiner Leitung durchgeführt wurde.
– Erfahrungen in Fortbildungen für Fachkräfte der Altenhilfe von Mitte der 80er-Jahre bis heute.
– Die Auswertung von 562 Seiten Protokollen und Materialien, in denen Erfahrungen der kreativtherapeutischen Einzel- und Gruppenarbeit mit demenzkranken Menschen dokumentiert wurden.

1.2   Strategeme

1.2.1 Strategem: Würde

Alte Menschen sind in der Regel äußerst feinfühlig dafür, ob ihnen mit Achtung, Würde und Wertschätzung begegnet wird oder nicht. Dies gilt in besonderer Weise für demenzkranke alte Menschen. In unserer Gesellschaft gibt es häufig überhöhte Bilder von gütigen und weisen alten Menschen, während gleichzeitig im Alltag alte Menschen und insbesondere demenzkranke alte Menschen als störend, als Kostenverursacher, als kindisch und nicht gleichwertig empfunden und behandelt werden. Die Würde der demenzkranken Menschen zu achten, zu unterstützen und immer wieder zu stärken, ist ein roter Faden, der sich durch jede Begegnung und Begleitung demenzkranker Menschen hindurchziehen muss, der in jeder konkreten Tätigkeit Geltung verdient.

Würde erweisen beginnt damit, Beachtung zu schenken, innezuhalten und demenzkranken Menschen zuzuhören und sie anzuschauen. Würde erweisen bedeutet, die Innenwelten demenzkranker Menschen zu beachten und zu achten. Würde erweisen beinhaltet, die an Demenz Erkrankten als fühlende und leidende Menschen zu akzeptieren, ihre Not, ihre Gefühle, ihre Sinnsuche, ihre Absichten. Würde erweisen bedeutet, sich der Mühe zu unterziehen, die besonderen Copingstrategien der einzelnen Kranken zu entdecken und zu berücksichtigen sowie auf den individuellen und situativen Subtext der Äußerungen Demenzkranker zu lauschen. „Würde hat ganz viel mit Ernstnehmen und Echtheit zu tun, mit Auf-gleicher-Höhe-Sein." (IB 2)

Würde zu erweisen heißt in besonderer Weise, den Intimen Raum demenzkranker Menschen wahrzunehmen und zu respektieren. „Wenn du Intimpflege machst oder überhaupt Körperpflege: jemanden zuzudecken, das hat für mich auch mit Würde zu tun. Oder nicht quer über den Tisch zu rufen: ‚Und, haben Sie schon Pipi gemacht?' Ich muss mich doch nur fragen, was ich mir wünschen würde, und dass hier einer über meine Verdauung quer über den Tisch redet, fände ich nicht so toll und auch mit 80 nicht." (IB 2)

Würde erweisen beinhaltet, den Menschen mit Demenz die Fähigkeit zu unterstellen, dass sie wissen, was sie wollen: „Sie wissen sehr genau, was sie gerne anziehen, sie wissen auch sehr genau, was sie gerne essen, zumindest kann man es ja mal auch probieren. Sie wissen auch genau, wann sie müde sind. Und wann sie Ruhe brauchen und irgendwann Ansprache, Kontakte, Innenangebote, Beschäftigung." (IB 1) „Auch ein dementer Mensch kann noch irgendwie selber entscheiden." (IB 3)

Die Entscheidungsfähigkeit der Menschen mit Demenz im höchstmöglichen Maße zu würdigen, bedarf besonderer Bemühungen und zusätzlicher Achtsamkeit, da die Kranken ihre Wünsche und Vorlieben auf besondere Art und Weise äußern:

„Und Würde ist für mich auch, den Menschen zuzuhören! (...) Da sind eigene Wünsche vorhanden, eigene Bedürfnisse, eigene Wahrnehmungen, da sind Vorlieben, ob sie einen Geruch mögen oder nicht. Wir sind hier in der Einrichtung z.B. mit Aromatherapie eingestiegen. Da wird nicht nach den Vorlieben und Wünschen gefragt. Ich kann doch nicht voraussetzen, dass hier jeder Lavendel mag. Darauf muss aber geachtet werden. Es kommen Reaktionen, die leicht anders sind als unsere Normen. Körperreaktionen, wo vielleicht nur leicht das Gesicht weggedreht wird. Oder sonst etwas." (IB 3) „Eine Bewohnerin, die völlig in sich gekehrt ist, von der man denkt, wenn man sie sieht, sie sei völlig zugedröhnt mit Medikamenten, die kann dir aber sagen, ob etwas für sie gut riecht oder nicht, sie braucht nur länger, okay, aber sie hat es doch noch als Fähigkeit."(IB 2)

Wie wichtig die Respektierung und Förderung der Entscheidungs- und damit Bewertungsfähigkeiten demenzkranker Menschen ist, ergibt sich aus den vorhergehenden Analysen der demenziellen Veränderung als Störung des neuronalen Regulationssystems, insbesondere der Fähigkeit, neue Erfahrungen zu bewerten und diese mit alten Erfahrungen zu verknüpfen. Wenn sich der Zentrale Raum zeitweilig verdunkelt und damit den Erkrankten entzieht, dann muss alles getan werden, die Funktionsweise dieses Raums als innerem Ort der Bewertung, als Ausgangspunkt des Entscheidens wahrzunehmen, anzuregen und zu fördern – in welcher fremd erscheinenden Form auch immer er seine Funktionsweise zeigt.

Die Entscheidungsfähigkeit der demenzkranken Menschen zu respektieren, setzt eine individuelle Haltung der Achtsamkeit und des Respekts voraus und braucht darüber hinaus eine *unterstützende Atmosphäre*, wie eine Altenpflegerin weiß:

„Das kann passieren, dass Bewohner sich gar nicht trauen, eine Meinung zu äußern. Das erlebe ich häufig. Es kommt dann aber auch sehr auf die Atmosphäre an. Wenn sie sich sehr angenommen fühlen und in einer sehr geborgenen Atmosphäre sind, dann sind sie eigentlich sehr zutraulich und dann erlebe ich es, dass sie es genießen, einfach ihre Meinung zu äußern und das oft immer und immer wieder auch ausprobieren. Und genau das kann aber wieder auch zu Konflikten führen. Die Selbstständigkeit der Bewohner ist ja damit auch erreicht, wenn jemand noch eine eigene Meinung hat. Dann ist er ja eine Persönlichkeit, hat ja auch eine eigene Identität, die er damit unter Beweis stellt. Damit können nicht immer alle Leute gut mit umgehen, vor allen Dingen auch nicht immer Mitarbeiter." (IB 1) Und später bekräftigt sie:

„Ja, das Angenommensein, das so sein zu dürfen, wie sie wirklich sind. Das ist wirklich das A und O. Nicht bewerten, sondern es ist alles okay, was sie äußern, ist in Ordnung, wie sie sich äußern …" (IB 1)

Sich an dem Strategem Würde zu orientieren, ist nicht nur eine Frage individuellen Verhaltens und der Atmosphären, in denen demenzkranken Menschen begegnet wird, sondern kann auch kritische Auseinandersetzungen mit den institutionellen Bedingungen beinhalten, die den Rahmen für den Kontakt mit Menschen mit Demenz bestimmen. In ihrer ethnologischen Studie eines Altenheims beschreibt Ursula Koch-Straube (2003), wie sich in und aus der Heimsituation strukturelle Bedingungen der Abhängigkeit und Abkapselung entwickeln, die dem Strategem der Würde entgegenstehen. Sie zieht daraus die Konsequenz, „dass eine Vermehrung von Pflegeheimen bisheriger Gestalt aus fachlichen und ethischen Gründen keine Lösung bedeuten kann, weil die Zustände für BewohnerInnen und MitarbeiterInnen gleichermaßen untragbar sind." (Koch-Straube 2003, S. 394)

Das Strategem der Würde zu befolgen, gelingt ferner nur, wenn die Pflegenden, Begleitenden sowie Therapeutinnen und Therapeuten auch sich selbst respektieren. Wer sich selbst respektiert, dem fällt es leicht, andere zu respektieren. Wenn diese Selbstachtung abhanden gekommen ist, wird es schwierig, die Würde anderer Menschen zu achten und zu fördern. Es scheint vielen Mitarbeiterinnen und Mitarbeitern in der Altenhilfe ein großes Bedürfnis zu sein, an der Selbstachtung und der eigenen Würde zu arbeiten, wenn ihnen die Möglichkeit dazu gegeben wird. Es ist feststellbar, dass die mangelnde gesellschaftliche Würdigung der pflegerischen, sozialen und therapeutischen Tätigkeiten mit alten Menschen, insbesondere mit demenzkranken alten Menschen, sich in großen Verunsicherungen vieler Mitarbeiterinnen und Mitarbeiter der Altenhilfe niederschlägt, was sie sich denn selbst wert sind. Jede Unterstützung und Förderung der Würde demenzkranker Menschen muss folglich mit dem Angebot einhergehen, die Würde und das Selbstwertgefühl derjenigen, die mit diesen Kranken arbeiten, zu unterstützen.

1.2.2   Strategem: Würdigung der Ressourcen

In der Untersuchung des Erlebens von Menschen mit Demenz wurde deutlich, dass der Verlauf dieser Krankheit als kontinuierlicher Verlust und Absinken in immer tiefere Hilflosigkeit erfahren wird. Die beste Hilfe gegen Hilflosigkeit besteht darin, den Betroffenen möglichst viele Erfahrungen zu ermöglichen, in denen sie sich ihrer vorhandenen Fähigkeiten vergewissern können, und sie in ihren Kompetenzen zu spiegeln und zu bestärken (BMGS-Bund 2005, S. 42). Nur wer vorhandene Kompetenzen und Fähigkeiten nutzen darf, kann Entscheidungen treffen, mögen sie auch noch so klein sein, und dadurch der Verdunkelung des Zentralen Raums entgegenwirken. Nur wer positive Resonanz zu seinen Fähigkeiten und Kompetenzen erfährt, kann eine Bewältigungsstrategie leben, die sich an den Stärken ausrichtet. Für professionell Pflegende ebenso wie für pflegende Angehörige und für Mitarbeiterinnen und Mitarbeiter der medizinischen Versorgung, der Soziotherapie, der Krankengymnastik, der Sozialarbeit, der Ergotherapie, der Hauswirtschaft usw. gilt es, sich an den Ressourcen der Erkrankten zu orientieren und diese Ressourcen zu unterstützen und zu fördern.

Insbesondere in der kreativtherapeutischen Arbeit mit demenzkranken Menschen werden oft überraschende Ressourcen (wieder-)entdeckt: Lieder werden erinnert und gesungen; Tanzschritte gelingen; eine Frau, die kaum noch ein Wort spricht, setzt sich ans Klavier und spielt den Donauwalzer; die frühere Apothekerin beginnt über Kräuter und Pflanzen zu erzählen usw. Die Teilnehmerinnen und Teilnehmer ressourcenorientierter Angebote entdecken dort, wo sie oft Schwächen sahen, neue Stärken und entwickeln darüber mehr Vertrauen zu sich selbst. Wie die meisten kranken Menschen sind auch demenzkranke Menschen auf ihre Mängel, Störungen und Einschränkungen fixiert. Altern ist ein Prozess des Loslassens, Altern mit Demenz umso mehr. Werden demenzkranke Menschen in einer Weise begleitet, dass vorhandene Fähigkeiten ungenutzt verkümmern, kommen Kettenreaktionen zustande, die zu einem Verfall vorhandener Ressourcen führen.

Wie die anderen Strategeme ist Ressourcenorientierung keine „Methode", sondern eine Richtschnur: Keine vorhandene Ressource darf, wenn irgend möglich, verringert werden; vorhandene Ressourcen müssen genutzt werden; verschüttete Ressourcen müssen durch geeignete Angebote wiederbelebt werden.

1.2.3   Strategem: Würdigung der Beziehung und Resonanz

Demenz führt zu Rückzug, der Prozess der demenziellen Erkrankung ist ein Prozess der Vereinsamung, mit den Innenwelten veröden die Quantität und Qualität sozialer Kontakte. Öffentliche Räume werden gemieden oder nicht mehr zugänglich. Die

Scham verstärkt diesen Prozess: „So wie ich es erlebt habe, schämen sie sich und vermeiden eigentlich die Kontakte. Sie möchten nicht, dass andere das auch mitbekommen und ziehen sich sehr zurück. Oder aber sie werden sehr aggressiv und wollen es nicht wahrhaben. Wenn sie in irgendeiner Form angesprochen werden, reagieren sie sehr heftig, und genau das ist es, was viele Leute dann einfach nicht verstehen. Und es gibt immer wieder Konflikte. Meistens ist es so, dass sie dann sehr, sehr vereinsamen." (IB 1) Die Fähigkeit, Resonanz und Nähe zu suchen und zu erfahren, schwindet. Dem gilt es entgegenzuwirken, indem alles, was Kontakt, Beziehung und Resonanz zwischen demenzkranken und anderen Menschen unterstützt, gefördert wird (s. a. BMGS-Bund 2005, S. 60).

Nicht jedem Kontakt kommt die gleiche Bedeutung zu. Ein demenzkranker Mensch kann unter 150 Menschen in einer Altenpflegeeinrichtung leben und mit seinen Mitbewohnerinnen und Mitbewohnern und vielen Beschäftigten zahlreiche Kontakte haben – und gleichzeitig in Einsamkeit erstarren. Es gibt flüchtige, oberflächliche Kontakte bzw. Kontakte, in denen Menschen andere Menschen instrumentalisieren, und es gibt Kontakte, die in besonderer Weise intensiv sind, die einen wechselseitigen Austausch herstellen. Dieser kann über einen Augenkontakt entstehen, über eine Handberührung, über den Gleichklang des Atems, über den Gleichklang des Fühlens in einer bestimmten Situation. Solche intensiven Kontakte, in denen Wechselbeziehungen bestehen, in denen etwas hin- und herschwingt, haben wir als Resonanz bezeichnet.

Wenn an Demenz erkrankte Menschen in kontinuierlichem Kontakt zu anderen stehen, die mit ihnen in Resonanz treten, dann verringern sich Einsamkeit und Hilflosigkeit. Wer Resonanz erfährt, fühlt sich verstanden. Dies kann das Elend der fortschreitenden Demenzen nicht aufheben, es aber verringern und das Leben mit der Demenz erleichtern oder lebenswerter machen. Personelle Kontinuität in der Betreuung und Begleitung Erkrankter ist wichtig, damit aus wechselnden Kontakten Beziehung entstehen kann und um Kranke in ihrem Krisenerleben nicht zu überfordern (Bauer 1997).

Demenzkranke Menschen brauchen Kontakt, Begegnung, Beziehung mit Menschen, die in der Lage sind, mit den Erkrankten in Resonanz zu treten. Resonanz beinhaltet, dass Menschen berührbar sein müssen. Wenn etwas hin- und herschwingt, schwingt es in beiden Beteiligten.

Kreativtherapeutisch mit demenzkranken alten Menschen zu arbeiten, bedeutet, mit ihnen mitzuspielen, und nicht, sie zu animieren. Nicht nur sie erfahren etwas, nicht nur sie verändern sich, nicht nur sie fühlen, denken, lernen, sondern auch die Soziotherapeutinnen und Soziotherapeuten, die Pflegenden, die anderen Beteiligten.

Wer das Strategem Beziehung und Resonanz ernst nimmt, muss in einer begleitenden Tätigkeit mit an Demenz erkrankten Menschen prozessorientiert arbeiten.

Ideen, Pläne, Programme sind wichtig, müssen aber offen sein für Veränderungen und Überraschungen, Beziehung und Resonanz sind wichtiger als jedes Konzept. In einem SMEI-Bericht heißt es z. B.: „Wir führten mit Frau B. innerhalb ihrer Gruppe spielerische Tastübungen durch. Die ganze Gruppe hielt Quiquong-Kugeln in den Händen, lauschte dem Klang und spürte, wie sie sich anfühlten. Da begann Frau B. plötzlich, leise vor sich hinzusummen. Wir griffen dies auf, die Gruppe fiel ein, es entstand ein gemeinsames Summen mit einem erst traurigen, dann frohen, dann melancholisch sehnsuchtsvollen Charakter." (Baer 1996, S. 225)

Oft sind demenzkranke Menschen in fortgeschrittenen Stadien so weit in sich zurückgezogen und in ihrer Einsamkeit versunken, dass Resonanz beinhaltende Interaktionen nicht mehr ohne Weiteres möglich sind, zumindest nicht in der Pflege und den Alltagsbegegnungen. In einer besonderen Einzelförderung oder Gruppenarbeit kann diese Resonanzfähigkeit wiedererweckt werden und dann in anderen Bereichen zum Tragen kommen: „Frau B. war zu Beginn der therapeutischen Arbeit durch ihren fortgeschrittenen Deprivationsprozess weitgehend beziehungsunfähig. Durch SMEI gelang es, dass zwischen ihr und uns Beziehungen hergestellt werden konnten, dass Beziehungsmomente möglich waren, auch zwischen ihr und anderen Gruppenteilnehmerinnen und -teilnehmern. Dies war der Boden und das Lernfeld dafür, dass es möglich wurde, die Beziehung mit der Mitarbeiterin C. zu intensivieren und eine kontinuierliche Beziehung zu einer Frau aus dem Förderverein aufzubauen." (a. a. O., S. 225)

1.2.4   Strategem: Würdigung des Erlebens

Demenz ist nicht nur ein Vorgang kognitiver Desorientierung, sondern ein komplexer Prozess, in dem sich das Erleben der Erkrankten verändert. Die demenzielle Erkrankung „betrifft die ganze Person", wie es eine Altenpflegerin ausdrückt (IB 1). Die Begleitung und Betreuung demenzkranker Menschen muss dementsprechend das Erleben der Erkrankten wahrnehmen und ernst nehmen und sich in allen Interaktionen darauf beziehen. „Ich habe mir zur Aufgabe gestellt, meiner Frau das verbleibende Leben so angenehm wie möglich zu gestalten. Eine sprachliche Verständigung ist nicht mehr möglich. Aber über Gestik, Mimik und Zuwendung kann ich sie fast immer in eine positive Stimmungslage bringen. Ich bin überzeugt, sie verfügt noch wie eh und je über volle seelische Empfindsamkeiten." (EA: Frenzel 1999, S. 255)

Eine demenzielle Erkrankung ist, wie gezeigt wurde, ein zutiefst emotionaler Prozess. Also ist auf die affektiven Regungen des Erlebens ein besonderes Augenmerk zu legen: auf das Befinden, die Stimmungen und die Gefühle. Dies kommt in den Kontakten mit erkrankten alten Menschen allzu häufig zu kurz.

Die Subtexte der Lebensäußerungen der demenzkranken Menschen ernst zu nehmen und ihnen zu lauschen, schafft Zugangsmöglichkeiten, wo kaum noch Begegnung möglich schien. Um den Subtext wahrzunehmen, muss die Aufmerksamkeit auf die gesamten Äußerungen des Erlebens gerichtet werden, auf das emotionale Erleben und das Befinden der Demenzkranken ebenso wie auf ihr Körpererleben und die eigene Resonanz.

Gedächtnisleistungen hängen wesentlich von der Fähigkeit ab, neue Eindrücke mit Erinnertem zu verknüpfen. In diesem Vorgang spielen Emotionen und andere leibliche Regungen eine zentrale Rolle, da sie Wichtigkeiten definieren. Sie dürfen daher nicht als Teil des Störungsbildes betrachtet werden, sondern müssen als Ressource in gedächtnis- und orientierungsfördernden Aktivitäten genutzt werden.

Das Strategem Würdigung des Erlebens wird konkretisiert und realisiert in bestimmten Methoden, die in den folgenden Kapiteln entwickelt werden; es schlägt sich vor allem aber in der Haltung der Begleitpersonen nieder. Diese Haltung muss offen sein für Gefühle und andere leibliche Regungen und interessiert an ihnen. Dies ist nicht planbar, auch nicht in therapeutischen Gruppen. Ein wichtiger Aspekt dieses Strategems besteht darin, Überraschungen zu ermöglichen, selbst für Überraschungen offen zu sein und Menschen mit Demenz einzuladen, sich überraschen zu lassen.

„Wir fordern eine Gruppe auf: ‚Geben Sie sich selbst die Hand. Schließen Sie, wenn es Ihnen möglich ist, die Augen. Berühren Sie Ihre eigenen Hände und lassen Sie sich davon überraschen, was Sie dabei spüren, empfinden und fühlen.' Oft werden die dabei gemachten Erfahrungen und die damit gefundenen Gefühle, also die Erlebnisqualitäten als sensationell empfunden. Frau G. beginnt zu weinen, sie weiß gar nicht warum. Herr A. ist ganz gerührt und stolz, was diese Hände alles schon geschaffen haben im Leben. Frau S. erinnert sich, dass ihr Mann ihr oft die Hand gehalten und wenn sie krank war, gestreichelt hat." (SMEI Erfahrungsbericht, zit. n. Baer 1996, S. 266)

Wer das Erleben demenzkranker Menschen ernst nimmt und eine Resonanz auf ihr Erleben anbietet, begegnet häufig der Trauer. Alte Menschen sind generell in einer Lebensphase, in der sie von vielem Abschied nehmen müssen oder mussten, von körperlichen Fähigkeiten, von anderen Menschen, von Gerüchen und Berührungen, von Träumen und Wünschen. Diesen Abschied machen die meisten Menschen mehr oder weniger mit sich selbst aus, dafür ist auch in den meisten Einrichtungen der Altenhilfe kein Platz. Umso bedeutsamer ist das Loslassen für Menschen, die an Demenz erkrankt sind. Jedes Fortschreiten der Demenz ist auch ein Fortschreiten der Notwendigkeit loszulassen. Das Gefühl des Loslassens ist das Trauern. Da Trauerarbeit schmerzlich ist, wird sie häufig gemieden. Wer dem Erleben Platz gibt, gibt auch der Trauer seinen Platz. Wer mit trauernden Menschen in Resonanz geht, spürt auch eigene Trauer. Dies ist schwer, da viele Begleiter oder Begleiterinnen selbst nicht trauern mögen oder können. Dies ist gleichzeitig leicht, weil Trauern zu den Fähigkeiten eines jedes Menschen gehört und weil gemeinsames Trauern Nähe herstellt und erleichtert.

Trauern scheint vielfach der einzige Weg zu sein, alten Menschen und insbesondere an Demenz erkrankten alten Menschen zu ermöglichen, den Kopf und das Herz frei zu bekommen für das, was ihnen in ihrer Gegenwart möglich ist, was sie in ihrer aktuellen Situation leben können oder wollen.

1.2.5   Strategem: Würdigung der Sinnlichkeit

Wer die Aufhebung der Trennung zwischen kognitivem und emotionalem Gedächtnis, wie sie die neurowissenschaftlichen Forschungsergebnisse fordern, ernst nimmt und von einem Verständnis des Gedächtnisses als Leibgedächtnis ausgeht, muss danach Ausschau halten, wodurch das Leibgedächtnis aktiviert und unterstützt werden kann. Die hier nahe liegende Antwort ist durch alle Erfahrungen eindeutig gestützt: durch Sinnlichkeit, durch Erfahrungen der Sinne. Sinneserfahrungen sind die Brücke zwischen Mensch und Umwelt. Über Sinneserfahrungen findet Begegnung statt, Sinneserfahrungen lassen die Welt in den Menschen „hinein" und geleiten den Menschen in die Welt „hinaus".

Nun nutzen Menschen ständig ihre Sinne. Darin liegt einerseits das Potenzial, Menschen, die ihre neuronalen Erfahrungen nicht mehr regulieren können und dadurch für die meisten Signale anderer unerreichbar bleiben, doch noch durch unmittelbar sinnliche Kontakte zu erreichen. Andererseits ist wichtig zu berücksichtigen und zu nutzen, dass Sinneserfahrungen nicht nur unbewusst bleiben, sondern sinnliche Kontakte bewusst gelebt, bewusst gesucht, bewusst genutzt werden können. Das Strategem Würdigung der Sinnlichkeit meint dies. Alle Gelegenheiten, demenzkranken Menschen achtsame sinnliche Erfahrungen zu ermöglichen, müssen genutzt werden. Besondere Angebote, mit Sinneserfahrungen das Leibgedächtnis zu mobilisieren, sind notwendig.

Die Orientierung des Strategems Würdigung der Sinnlichkeit muss im Einklang mit den anderen Strategemen stehen. Angebote zur Förderung der Sinnlichkeit müssen spielerisch erfolgen, dürfen keine „Trainings" mit Leistungsdruck sein, müssen an Ressourcen anknüpfen und auf Unterscheidungen zwischen „richtig" und „falsch" verzichten.

Ein besonderer Teil des sinnlichen Erlebens ist das Körpererleben. Sinne wirken nach außen und nach innen, dienen auch der Erfahrung des eigenen Körpers. Sinneserfahrungen können nur dann eine Brücke nach außen sein, wenn ein Brückenpfeiler im sinnlichen Körpererleben verankert ist. Viele alte Menschen und insbesondere an Demenz erkrankte Menschen sind ebenso wie ihre Umgebung in ihrem Körperbewusstsein auf die negativen Aspekte ihrer Körperlichkeit fixiert. Im Vordergrund ihrer Wahrnehmung und Beschäftigung steht das, was sie nicht mehr können, und das, was schmerzt. Sie vergleichen sich mit anderen Menschen, die „besser dran" sind, und sie vergleichen mit früheren Zeiten, als vieles anders möglich war. Diesen einseitigen Fixierungen kann man nicht begegnen mit den so häufig zu hörenden Sprüchen wie: „Ist doch nicht so schlimm." Oder: „Das machen Sie schon." Ihnen lässt sich nur dadurch begegnen, dass die Wahrnehmung des Leidens, der Mängel und der Gebrechen respektiert wird, dass gleichzeitig Erfahrungs- und Erlebnisräume zur Verfügung gestellt werden, in denen die Erkrankten positive Erfahrungen in ihrem Körpererleben machen und all ihrer Fähigkeiten gewahr werden können. Der Weg dazu besteht darin, dem Körper sinnlich zu begegnen und mit den Körpersinnen die Welt sinnlich zu entdecken. In Verbindung mit dem Stratagem der Ressourcenorientierung gilt es, alle Bewegungen, zu denen der Körper fähig ist, zu unterstützen und diese auf spielerische Weise zu stärken und gegebenenfalls zu erweitern. In Teil II wurde deutlich, dass sich Richtungs-Leibbewegungen und Erregungsverläufe körperlich und seelisch, eben leiblich zeigen. Daraus ergibt sich die Möglichkeit, die geistig-seelische Desorientierung und die Unruhe und Hochspannung durch Interaktionen auch auf der körperlichen Ebene zu beeinflussen.

Die Körperwahrnehmung und die Körperorientierung sind die ersten Möglichkeiten, mit denen Menschen als Säuglinge lernen, der Welt zu begegnen. Sie sind bei vielen Menschen auch im Alter, vor allem in dem durch Demenz bestimmten Alter, die letzten vorhandenen Fähigkeiten, sich in der Welt zu orientieren. Mag verwirrten alten Menschen auch vieles verloren gehen oder abhanden kommen, solange sie leben, haben sie die Möglichkeit, ihres Körpers gewahr zu sein und ihre Sinne zu nutzen.

Auf die Frage, wie hilfreich Sinneserfahrungen im Kontakt mit demenz-kranken Menschen sind, antwortete eine Altenpflegerin:

„Ja, das ist das A und O im Umgang mit den Altersverwirrten. Es ist oft der einzige Zugang noch. Gerade bei Menschen, die schon sehr zurückgezogen leben, kann z. B. eine Blume noch Aufmerksamkeit wecken. Gerüche. Vor allen Dingen, wenn es auch bekannte Gerüche sind. Kaffeegeruch. Das ist etwas, das ich ständig erlebe. Es sind alte Lieder, alte Melodien ..." (IB 1)

Über die Sinne wird wahrgenommen, während der sinnlichen Wahrnehmungen wird gewichtet, was gefällt und was als wertvoll erachtet wird, über die Sinne wird Resonanz hergestellt. Werden die Worte der Tochter nicht mehr verstanden, so erreicht die demenzkranke alte Frau doch die Melodie ihrer Stimme. Die Berührung einer Hand kann Resonanz herstellen, die im verbalen Austausch schon lange nicht mehr möglich ist. In den Augen der Altenpflegerin sieht der demente alte Mann, ob deren fürsorgliche Worte wahrhaftig sind oder nur ein Mittel, um die Grundpflege schnell absolvieren zu können.

2

SensoMotorische Erlebniszentrierte Interaktion (SMEI)

D as nachfolgend entwickelte Konzept der SensoMotorischen Erlebniszentrierten Interaktion basiert auf den SMEI-Vorstellungen und den ersten Praxiserfahrungen der 80er-Jahre, wie in der Einführung geschildert. Auf dem Hintergrund der hier vorliegenden leibphänomenologischen Untersuchung wurde das Konzept modifiziert und erweitert. Dafür wurden die Protokolle (P) und Materialien (M) der SMEI-Angebote ausgewertet.

2.1   Konzept und Struktur

Die SMEI-Angebote waren immer gleich strukturiert. Am Anfang stand ein gemeinsamer Tanz. Dazu wurde immer die gleiche Musik verwendet. Der Anfangstanz bekam dadurch den Charakter eines Rituals. Das Leibgedächtnis wurde aktiviert, die demenzkranken Menschen verstanden nicht, was geschah, erkannten die Leiterin bzw. den Leiter oft nicht, aber erlebten durch das Ritual, dass nun etwas begann, was ihnen schon einmal Freude bereitet hatte.

Daran schloss sich ein Themendteil (z. B. zu einem bestimmten Sinn wie das Hören oder zu Themen wie Stolz, Heimat, Sehnsucht usw.) an, der Bewegung, kreative Aktivitäten und Gesprächsrunden umfasste. Dazu weiter unten zahlreiche Beispiele.

Den Abschluss bildete wieder eine tänzerische Einheit (wobei die meisten Beteiligten im Sitzen ihre Hände und manchmal ihren Oberkörper hin und her wiegten). Hier wurde manches aus dem Thementeil aufgegriffen. Dieser Abschlussteil endete wieder mit einem Ritual, zumeist einem gemeinsamen Hand- bzw. Kreistanz oder Lied.

Für die tänzerischen Einheiten des Abschlussteils entwickelte ich das Konzept Sanfter Tanz (Kap. III-3). Weil sich zeigte, dass demenzkranke Menschen daran besondere Freude hatten und es für sie adäquat war, boten Kolleginnen im Rahmen von SMEI besondere Sanfter-Tanz-Gruppen an.

In mehreren Altenheimen bezogen wir deren Mitarbeiterinnen und Mitarbeiter in die SMEI-Gruppen mit ein. Die Absicht war, dass sie die verändernden Erfahrungen miterleben und in die Alltagsarbeit übertragen sollten. Die Gruppen setzten sich aus 6 bis 10 demenzkranken Menschen zusammen, hinzu kamen 4 bis 6 Mitarbeiterinnen oder Mitarbeiter, darunter Heimleiter, Sozialarbeiterinnen, Pflegemitarbeiterinnen und -mitarbeiter, Zivildienstleistende und andere.

Die gemeinsamen SMEI-Gruppen dauerten ungefähr eine Stunde, woran sich oft ein halbstündiges gemeinsames Kaffeetrinken anschloss. Danach arbeiteten wir mit den Mitarbeiterinnen und Mitarbeitern allein weiter. Das Erfahrene und Erlebte wurde nachbesprochen und ausgewertet. Häufig flossen supervisorische Themen ein und dienten diese Nachtreffen der psychischen Entlastung der Mitarbeiterinnen und Mitarbeiter.

An den SMEI-Gruppen nahmen vor allem demenzkranke Menschen im frühen und mittleren Stadium der Demenz teil. In Gruppen, an denen Mitarbeiterinnen und Mitarbeiter beteiligt waren, wurden auch Kranke im fortgeschrittenen Stadium einbezogen.

2.2   Diagnostik

Wer soziotherapeutisch (oder pflegerisch bzw. auf andere Weise begleitend) mit kranken Menschen tätig ist, macht sich ein Bild von den Menschen, mit denen er oder sie arbeitet. Darauf aufbauend werden Absichten formuliert und Wege zu deren Verwirklichung gesucht. Nichts anderes sollte Diagnostik heißen. In SMEI wird der Begriff im Sinne von „Einsicht" (gnosis) und nicht in der Bedeutung von „Urteil" (diagnosis) verwendet. Gerade weil sich jedes Erleben individuell unterschiedlich entwickelt und entfaltet, sind besondere Bemühungen um die Einsicht jeder einzelnen Person notwendig. In der Tradition der Einführung des Subjekts in die Medizin durch Viktor von Weizsäcker (s. Teil II-1) muss eine Diagnostik leisten, das individuell Besondere in den Vordergrund des Interesses zu stellen und nicht nur die Symptome, die die Kranken mit den anderen Erkrankten gemeinsam haben, katalogisieren. Dieser leibphänomenologische Weg der Diagnostik ist mühsam, aber lohnend. Nur wer diesen Weg beschreitet, wird den individuellen Besonderheiten der einzelnen demenzkranken Person gerecht werden können.

SMEI-Diagnostik besteht aus mehreren Elementen und Schritten, die hier bildlich dargestellt sind.

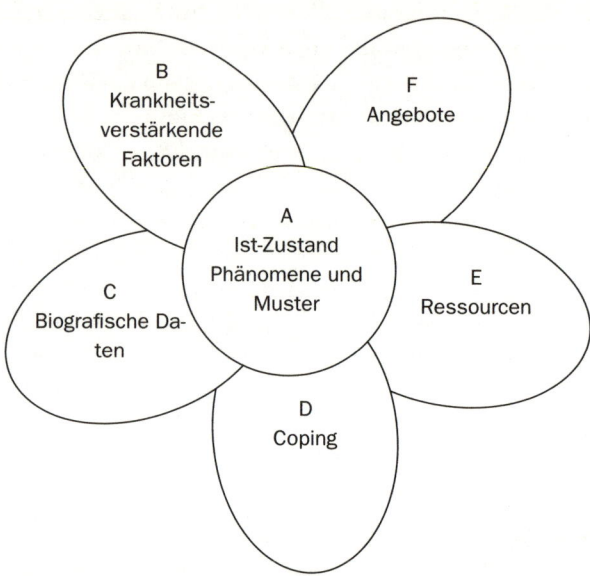

Die Beschreibung des Ist-Zustandes (Feld A der Grafik) beginnt damit, alle Phänomene und Auffälligkeiten, alle Erscheinungsformen zu sammeln, die die Betrachtenden mit all ihren Sinnen an dieser Person wahrnehmen oder von denen andere Menschen berichten. Beobachtungshinweise sind neben den äußeren Beschreibungen die in den Teil II angeführten Hauptaspekte der Innenwelten der Demenz. Dies geschieht zuerst einmal unsortiert. Hier als Beispiel eine exemplarische SMEI-Diagnostik:

– *Frau B. ist 75 Jahre alt.*
– *Sie lebt in einem Altenheim.*
– *Sie lebt dort seit sechs Jahren.*
– *Sie wirkt sehr ausgezehrt, sehr mager.*
– *Sie ist sporadisch Blasen-inkontinent.*
– *Sie hat einen krummen Rücken und geht sehr gebeugt.*
– *Sie senkt den Blick oft auf den Boden.*
– *Sie spricht selten.*
– *Sie gilt als „pflegeleicht".*
– *Sie lebte sehr lange im Rheinland, stammt aber aus Sachsen.*

— *Sie ruft manchmal nach einer „Emma".*
— *Sie hat ihre Hände oft gekrümmt.*
— *Sie atmet flach.*
— *Sie ist zeitweilig nicht ansprechbar, taucht ab.*
— *Die Pflegerin C. hat den besten Kontakt zu ihr.*
...

Die Liste solcher Phänomene ließe sich fortsetzen und wird in der weiteren Arbeit mit der demenzkranken Person erweitert. Jede Begegnung ermöglicht weitere Beobachtungen. Wichtig ist, dass am Anfang alle Phänomene ernst genommen werden, dass nichts vorsortiert wird.

Zur Beschreibung und Erfassung des Ist-Zustandes gehört darüber hinaus, dass versucht wird herauszubekommen, welche Muster, also welche Zusammenhänge es zwischen verschiedenen Erscheinungsformen gibt. Diese Zusammenhänge können zeitlich oder kausal sein, im Sinne von „zuerst kommt dieses Phänomen, dann kommt jenes" oder „wenn das geschieht, muss jenes passieren". Es existieren auch Muster aus Verbindungen einzelner Erscheinungsformen, die nicht kausal zusammenhängen, sondern für die gilt: „Es gibt dies und es gibt das und beides wiederholt sich – vielleicht besteht da ein Zusammenhang."

Ein sich wiederholendes Muster bei Frau B. war: Nächtliche Erregungszustände waren von Bettnässen begleitet. Vor allem an den darauf folgenden Tagen traten die Rufe nach „Emma" auf.

Ein weiteres, sich wiederholendes Muster bestand in der Verbindung von gebeugter Haltung, gekrümmter Hand, dem gesenkten Blick und räumlicher Desorientierung. Als der Therapeut sich mit der Haltung und dem Bewegungstonus von Frau B. identifizierte, wurde deutlich, dass er in dieser Haltung nichts sehen konnte, dass er auf eine akustische Orientierung angewiesen war und bestrebt war, sich festzuhalten.

In der Regel finden sich mehrere solcher Muster, bei denen sich Phänomene der Bewegung, des Verhaltens, der Orientierung, des sozialen Kontaktes usw. verbinden.

In der Grafik geht die diagnostische Beschreibung dann von Feld A, der Beschreibung des Ist-Zustandes, weiter zum Feld B, der Erfassung von *krankheitsverstärkenden Faktoren*: Wann, wodurch und von welchen Lebensumständen begleitet hat sich das Erleben und Verhalten der Frau B. krankheitsverstärkend verändert? Demenz verändert das Leben und Erleben. Demenzschübe werden häufig durch Veränderungen hervorgerufen oder verstärkt. Dies gilt insbesondere für Veränderungen, die Verluste beinhalten und/oder Entscheidungsmöglichkeiten einschränken. Ein Altenpfleger berichtet:

„Wenn z. B. jemand aus dem Bett fällt und dann einen Oberschenkelhalsbruch hat, ist das für ihn ein einschneidendes Erlebnis. In meiner langjährigen Praxis habe ich häufig einen Verwirrtheitszustand festgestellt, wenn sich etwas im Leben der Menschen gravierend verändert. Auch wenn jemand von der häuslichen Situation ins Heim wechselt, kann das Verwirrungszustände hervorrufen. Einfach durch die dramatische Situationsumstellung, von einem Zuhause, öfters ja sogar einem eigenen Haus oder wie auch immer, in ein Doppelzimmer zu ziehen und dort leben zu müssen, ist das eine ganz krasse Veränderung der äußeren Lebenssituation. Da sind extreme Verwirrtheitszustände aufgetreten. Die werden dann von den behandelnden Ärzten meistens mit Psychopharmaka behandelt, was ich also nicht gut finde. Ich denke, da wäre eine psychosoziale Betreuung viel sinnvoller. Es sind solche einschneidenden Erlebnisse, wenn jemand hinfällt oder umzieht oder einfach eine sehr dramatische Auseinandersetzung mit einem anderen Bewohner hat, die einen Verwirrtheitszustand hervorrufen können." (IB 3)

In dieser Phase der Diagnostik begegnen uns häufig Deprivationsfaktoren, also Faktoren der Verkümmerung. Bei vielen alten Menschen, insbesondere bei demenzkranken alten Menschen, verkümmern soziale Kontakte durch den Verlust von Ehegatten, durch Verlust der vertrauten sozialen Umgebung infolge von Krankenhausaufenthalten oder Umzügen in Pflegeheime. Wenn der Vereinsamung nicht entgegengewirkt wird, verringern sich drastisch die Beziehungen, die Anregungen, der Austausch und damit der Gebrauch der Sinne, des Körpererlebens und der Motorik. Es verringert sich auch das Feld, in dem sich Gefühle ausleben können und in dem sich Menschen Gedanken über sich und andere machen. Die Folge sind Einsamkeit und Rückzug. Durch körperliche Gebrechen ist häufig die Motorik noch mehr eingeschränkt, die emotionale Erlebnisfähigkeit verkümmert und durch die abnehmenden Sinnesnutzungen verringern die Sinne ihre Fähigkeit, etwas wahrzunehmen. So entstehen Kettenreaktionen, die zu chronischen Erkrankungen, zur Depression, zur Verwirrung, zu Elend und Einsamkeit führen (s. a. Bruder 1999). In dieser Kettenreaktion der Verkümmerung brechen sich dann ab und zu Gefühle ihre Bahn, streifen der Bewegungsdrang und die Kontaktsehnsucht ihre Fesseln ab – allerdings dann oft in einer Art und Weise, die nicht mehr verständlich für die Umwelt ist und als Aggressivität, als Verwirrung, als Demenz, als Psychosyndrom, als hirnorganische Veränderung bezeichnet wird. Die medikamentöse Behandlung besteht dann oft in der Verabreichung dämmender, beruhigender Präparate. Infolgedessen werden die Menschen weiterhin und noch mehr ruhig gestellt und die Verkümmerung, die Kettenreaktion der Deprivation, wird fortgesetzt und verstärkt.

Frau B. erhält seit dem Tod ihrer Schwester vor zwei Jahren keinen Besuch mehr. Sie wollte den Tod nicht wahrhaben. Sie fiel eine Woche danach nachts aus dem Bett. Seitdem begann das sporadische Bettnässen mit den damit einhergehenden Erregungszuständen. Dagegen wurden ihr Tranquilizer verordnet.

Dadurch, dass Frau B. sehr in sich gekehrt ist, kaum jemanden anspricht, oft alleine auf und ab geht und ruhig herumsitzt, erweckt sie wenig Aufmerksamkeit. Dies gilt sowohl für andere Bewohnerinnen und Bewohner der Heimeinrichtung als auch für Mitarbeiterinnen und Mitarbeiter, die froh über eine solch nette Dame sind, die ihnen die Zeit und die Möglichkeit lässt, sich den schwierigeren Leuten zu widmen.

Der Weg der Diagnostik führt dann zu Feld C. Als nächsten Schritt werden biografische Daten gesammelt. Dies geschieht mit dem erkenntnisleitenden Interesse, Zusammenhänge zwischen den lebensgeschichtlichen Erfahrungen und Prägungen des demenzkranken Menschen sowie dem Ist-Zustand, der beginnenden oder schon akuten Verwirrung, herzustellen. Biografische Daten interessieren unter bestimmten Aspekten: unter motorischen (z. B.: war früher Bergmann, oder: hat viel getanzt), sensorischen (z. B.: hat ein Musikinstrument gespielt), intellektuellen (z. B.: sie war eine Leseratte), emotionalen (z. B.: hatte in den letzten fünf Jahren viel Trauer zu verarbeiten) und sozialen Gesichtspunkten (z. B.: hat früher sehr eng in einer kleinen Familie gelebt, oder: war als Geschäftsfrau Mittelpunkt eines aktiven gesellschaftlichen Lebens).

Frau B. hat im Krieg ihre sächsische Heimat verlassen müssen. Nach einer mehrjährigen Odyssee hat es sie in das Rheinland verschlagen, wo sie in einer kleinen Stadt als Frau eines Bergmanns lebte.

Sie war Naturliebhaberin, unternahm früher viele Wanderungen, konnte, wie sich in der SMEI-Gruppe herausstellte, Vogelstimmen identifizieren.

Zu den biografischen Erfahrungen gehören häufig auch traumatische Erfahrungen. Zu diesen zählen neben Erfahrungen sexueller Gewalt, Überfällen und Unfällen auch und vor allem Erfahrungen des zweiten Weltkrieges und seiner Nachwirkungen. Die Menschen, die zur Zeit, in der Mitte des ersten Jahrzehnts des 21. Jahrhunderts, vor allem von Demenz betroffen sind, waren in der Kriegs- und unmittelbaren Nachkriegszeit zumeist Kinder oder junge Erwachsene. Nach Untersuchungen Hartmut Radebolds „machten rund 25 bis 30 % der damaligen Kinder, Jugendlichen und auch jüngeren Erwachsenen eher einmalige und eher kurzfristig andauernde belastende bis beschädigende Erfahrungen und weitere 25 bis 30 % lang anhaltende, sequentielle und sich kumulierende beschädigende bis traumatisierende Erfahrungen. Erst die heutigen Untersuchungen (...) belegen, dass mindestens ein großer Teil der dritten Gruppe schwerwiegende Folgen für ihre gesamte weitere Entwicklung bis hin zur heutigen Alterssituation erlitt, was sich nur teilweise in Form von Posttraumatischen Belastungsstörungen zeigt."(Radebold 2005, S. 39) Traumatische Erfahrungen zeigen ihre Folgen oft erst nach vielen Jahren (Fischer u.a. 1999) und können die Erscheinungs- und Verlaufsformen demenzieller Erkrankungen beeinflussen.

Um den Blick von der Vergangenheit in die Zukunft zu lenken, also auf das, was für eine positive Veränderung der Menschen mit Demenz getan werden kann, bedarf es einer weiteren Blickverschiebung: der Blickverschiebung von den Krankheiten, den Mängeln, vom Elend und den Unfähigkeiten, vom Leiden und von den Beschränkungen weg, hin zum Coping, zur Art und Weise, wie die kranke Person auf die Demenz reagiert und sie zu bewältigen versucht (siehe Grafik, Feld D), und schließlich zu den *Ressourcen* der Klientinnen und Klienten (siehe Grafik, Feld E). Zuerst zur Identifizierung der Strategie des Umgangs mit der Demenz:

Frau B. versucht, Demenzsymptome wie Leerstellen im Gedächtnis schamhaft zu verbergen. Wenn dies nicht gelingt, verstummt sie.

Hinweise auf Ressourcen und Ansatzmöglichkeiten für stärkende Veränderungen werden von den demenzkranken Menschen selbst angeboten und erschließen sich durch Beobachtung. Oft dient auch die erste Phase des Kontaktes in der Einzel- oder Gruppenarbeit dazu, solche Potenziale zu entdecken.

Als Ansatzmöglichkeiten und Ressourcen bei Frau B. wurden vorläufig benannt:

— *Der relativ gute Kontakt zur Pflegerin C.*
— *Die in den angespannten Händen zu Tage tretende Suche nach*
   einem Halt.
— *Die Liebe zur Natur und die Fähigkeit, Vogelstimmen zu hören und*
   zu erkennen.
— *Der von ihr im Verhalten und Gang vermittelte Eindruck, als wolle*
   sie nichts mehr sehen. Darin wird neben der schamhaften Rückzugstendenz auch ein
   Ruhebedürfnis vermutet.

Wenn solche Faktoren bekannt sind, kann gezielt SensoMotorische Erlebniszentrierte Interaktion eingesetzt, können konkrete methodische Angebote ausgewählt oder entwickelt werden. Die diagnostische Phase, nämlich das Erkunden und auch das gezielte Entdecken von Ressourcen und Ansätzen, kann schon ein erster Schritt der Therapie sein und verändernd wirken, indem das Augenmerk auf bestimmte Aspekte, Fähigkeiten und Kompetenzen gerichtet wird, welche der Aufmerksamkeit der Erkrankten und des Umfeldes entschwunden waren.

In der Gruppenarbeit wurden Kassetten mit Naturgeräuschen vorgespielt. Dabei wurde den Therapeutinnen bzw. Therapeuten wie auch den anderen Gruppenteilnehmerinnen und -teilnehmern sowie den beteiligten Beschäftigten des Heimes und auch Frau B. überhaupt erst deutlich, dass sie in besonderer Weise fähig ist, Vogelstimmen zu identifizieren. Wenn sie Naturgeräuschen lauscht, freut sie sich und kann in Ruhe genießen. Wegen dieser Kompetenz und wegen ihrer feinen Hörfähigkeit wurde sie bewundert.

Die Diagnose ist keine Phase, die zeitlich vor der soziotherapeutischen Interaktionsarbeit beginnt und dann abgeschlossen ist. Das mechanistische Denken, erst Diagnostik dann Therapie, ist nicht nur unrealistisch, sondern widerspricht auch dem

Grundgedanken der Interaktion, dem wechselseitigen aufeinander bezogenen Handeln, das immer wieder neue Erkenntnisse und damit auch Beiträge zur Diagnostik hervorbringt. Die Diagnostik von SMEI ist wie jede soziotherapeutische Diagnostik prozessual. Vor Beginn der Arbeit mit Frau B. wurden vorher vorhandene Informationen zusammengetragen, der Hauptteil der Informationen ergab sich im Kontakt und in der gemeinsamen Arbeit mit Frau B.. In der Gruppe wurde zum Beispiel deutlich, dass Frau B. sich aufrichtete und gerichtet andere Menschen anschaute, wenn jemand traurig war und weinte. In solchen Situationen nahm sie wahr und wurde wahrgenommen. Ihre Fähigkeit, sich aufzurichten und die Aufmerksamkeit nach außen zu richten, war eng mit emotionaler Resonanz verknüpft. Solche Einsichten gelingen nicht, wenn Frau B. nur unter dem Aspekt der Verkümmerung und in den Momenten betrachtet wird, in denen sie auf den Boden schaut. Sie entstehen im gemeinsamen Interaktionsprozess und können in diesem aufgegriffen und vertieft werden.

2.3   Hauptmethoden

SMEI kann das breite methodische Repertoire der Kreativen Soziotherapie nutzen (Baer 1996, Deutscher Fachverband für Sozialtherapie 2001). Welche Methoden eingesetzt werden, entscheiden die Diagnostik, die Phase des therapeutischen Prozesses und die persönlichen Kompetenzen der Therapeutin oder des Therapeuten. Im Folgenden werden die Hauptmethoden qualitative Sensibilisierung, spielerische Förderung des Gerichtetseins, Stärkung des Körpererlebens, Raum- und Richtungsleibbewegungen, sensomotorische Kontaktförderung, Mobilisierung des Leibgedächtnisses, Sicherheits- und Wertschätzungsübungen sowie aktives Fantasieren und Identifikationshilfen exemplarisch vorgestellt, um die zu Grunde liegende Methodologie zu skizzieren und die SMEI-Arbeit zu erläutern. In den Bezeichnungen der Hauptmethoden klingen gleichfalls die Absichten an. In den konkreten Einzel- und Gruppenangeboten von SMEI werden die verschiedenen Hauptmethoden ergänzt, variiert und kombiniert. Die Strategeme sind dabei wichtiger als jede Methode, an ihnen orientiert sich jedes SMEI-Angebot.

2.3.1 Qualitative Sensibilisierung: „… den Kanarienvogel, den bösen"

SMEI legt das Hauptaugenmerk nicht auf die quantitative Erweiterung der Sinne nach dem Muster: mehr tasten, mehr hören, mehr schmecken, mehr sehen – auch wenn dies gewissermaßen beiläufig erreicht wird. In der SMEI-Arbeit geht es vielmehr im ersten Schritt darum, überhaupt den „Sinn für die Sinne" zu aktivieren, die demenzkranken Menschen anzuregen, ihren Sinnen zu begegnen, zu entdecken, dass sie Sinne haben und dass diese Sinne einen Kontakt zur Umwelt ermöglichen.

Frau F. zum Beispiel, 82 Jahre, blind, im Altenheim, klagt in der SMEI-Gruppe, dass sie nichts mehr vom Leben habe, dass sie nichts mehr mitbekomme, dass sie zu nichts mehr tauge. Sie erntet Mitleid – mehr aber auch nicht. Die ständige Wiederholung ihrer Klagen ruft bei anderen Bewohnerinnen und Bewohnern immer wieder ein kurzfristiges Aufflackern von Fürsorge hervor, stumpft aber auf Dauer ab und verstärkt letzten Endes die Einsamkeit von Frau F. In der SMEI-Gruppenarbeit gingen wir mit ihr auf eine Sinnesentdeckungsreise. Diese Reise war immer wieder mit Widerstand verbunden: „Das kann ich doch nicht", oder „Was soll das denn". Doch nach einigen Wochen löste sich Frau F.s Fixierung auf den Verlust des Augenlichtes, ihre ausschließliche Beachtung des Sehsinns. Sie stellte fest, wie gut und wie genau sie hörte und wie gut und wie genau sie tastete. Sie stellte fest, dass sie am Händedruck anderer Menschen erkennen konnte, mit wem sie es zu tun hatte, ob diese anderen Menschen ihr wohl gesonnen waren oder nicht, ob sie ihnen vertrauen konnte oder nicht. Als sie sich sicher sein konnte, wem sie sich anvertrauen konnte, legte sie manchmal ihren Blindenstock weg, um mit den anderen Gruppenteilnehmerinnen zu tanzen und stellte zu ihrer großen Überraschung und Freude fest, dass sie nicht nur Stimmen genau unterscheiden, sondern auch singen konnte. Sie sang in den Gruppen Lieder, Kinderlieder und alte Volkslieder, deren Texte sie noch genau konnte. Dadurch bekam sie eine aktive Rolle innerhalb der Gruppe und auch außerhalb der Gruppenstunden in der Beziehung zu Mitbewohnerinnen. Über die Neugier und das wachsende Vertrauen, über die Qualitäten des Kontaktes, die sie über diese Sinnesarbeit entdeckte, entfaltete sich dann auch ihr inneres Auge und ihr inneres Sehen. Beim Singen von alten Volksliedern fielen ihr Märchen ein, und sie begann, in der Gruppe Märchen zu erzählen. Sie tat dies so anschaulich und plastisch, als würden vor ihrem inneren Auge Filme ablaufen.

Wenn ein Sinn aufgrund eines Unfalls, einer Behinderung oder Verkümmerung ausgefallen oder eingeschränkt ist, dann hat dies unmittelbare Auswirkungen auf das gesamte Körpererleben, auf das Selbstwertgefühl und auf die Emotionalität des Menschen, auf die Motorik, auf die Beziehung zu den anderen, auf die Gedanken über sich und das Leben. Die Methode der qualitativen Sensibilisierung der Sinne bietet Übungen zum Gebrauch der Sinne an und lenkt dabei – im zweiten Schritt – die Aufmerksamkeit immer wieder auf die mit dem Gebrauch der Sinne verbundenen Bewertungen sowie Gefühle, Gedanken, Bewegungen und Kontakte.

Herr M., 68 Jahre, wirkte von der Statur her rüstig, aber von der Haltung und Bewegung her gleichzeitig verkümmert, scheu und fahrig. Er saß häufig, äußerte große Unlust, sich zu bewegen; im Gehen und Stehen wirkte er leicht zitterig. Er klagte über Gleichgewichtsstörungen, verlief sich immer häufiger und hielt im Gehen die

Hände fest an seinem Körper. Die Mitarbeiterinnen und Mitarbeiter vermuteten eine beginnende Demenz.

Herr M. hatte eine einschneidende Erfahrung gemacht: Er hatte sich auf Grund eines Schwindelanfalles nicht halten können und war gefallen.

In der Gruppenarbeit wurde festgestellt, dass Herr M. Schwierigkeiten hatte, anderen die Hand zu geben, aufzustehen, andere zu berühren oder sich berühren zu lassen. Bei ihm war eine Kettenreaktion mit zwei Elementen bemerkbar, die sich gegenseitig verstärkten: Herr M. war voller Misstrauen, wem er die Hand reichen, wer ihn oder was er festhalten konnte; er hielt die Hände folglich an sich und wurde immer unsicherer. Diese Unsicherheit äußerte sich in einem flachen und fahrigen Atmen. Das wiederum verstärkte die Gleichgewichtsstörungen, welche die Rückzugstendenzen aufrechterhielten und vergrößerten ... Die SMEI-Leiter boten Herrn M. Vertrauens- und Tasterfahrungen an. Während Herr M. verschiedene Gegenstände berührte, wurde er innerlich immer mehr „berührt". Ein besonders tiefes Erleben war für ihn das Angebot des Therapeuten, seine Hand zu halten. Herr M. fasste Vertrauen zu dem Therapeuten, begab sich „in seine Hand". Er erfuhr, dass es ihm Sicherheit vermittelte, die Hand des Therapeuten zu halten. Und gleichzeitig begann er weinend von seiner Sehnsucht zu erzählen, von anderen Menschen gehalten zu werden. Mehrere Situationen in seinem Leben beschrieb er als Ereignisse des „Fallens". Sein älterer Bruder war im Krieg „gefallen", seine erste Frau hatte ihn „fallen gelassen", aus einer Leitungsposition in einer Firma war er „herabgefallen" ...

Der Halt durch die Hand des Therapeuten und die Erleichterung durch das Mitteilen seiner biografischen „Fall"-Erfahrungen machten den Weg frei, auf die Suche nach Möglichkeiten für mehr „Halt" im Altenheim zu gehen. Die Beziehung zum Therapeuten gab Halt, ebenso die in der Gruppe sich vertiefenden Kontakte mit anderen Heimbewohnern, die Herrn M. neu und offener als zuvor erlebten. Doch auch im buchstäblichen Sinn ging Herr M. in Begleitung des Therapeuten auf die Suche nach Halt: Welchen Menschen seiner Umgebung, konkret welchen Händen, welchen Objekten seiner Umgebung konnte er trauen, welche waren fest und fassbar und welche wirklich verlässlich und welche unzuverlässig? Dies war kein bloßes Üben, kein Training, sondern ein qualitatives Sensibilisieren des Tastsinnes und eine Erweiterung seines Erlebens- und Beziehungsraums – und Herr M. nutzte dies intensiv. Er fand Stellen in seinem Zimmer, in dem Treppengang, auf dem Flur, im Essraum, an denen er sich sicher festhalten konnte. Er fand Menschen, von denen er sich stützen lassen konnte, und er traf immer wieder auf Menschen, deren Arm er nicht annahm, um die er einen Bogen machte. Die Sensibilisierung des Tastsinnes drehte sich um die Qualität des Vertrauens. Und sie stärkte den inneren Ort des Bewertens, unterstützte die Entscheidungsfähigkeit und wirkte so demenzieller Entwicklung entgegen.

Die qualitative Sinnesarbeit in SMEI nutzt Fantasiereisen. Längeren Fantasiereisen könne viele demenziell Erkrankte nicht folgen, deshalb werden die Gruppenteilnehmerinnen und -teilnehmer zu kleinen Fantasie-„Ausflügen" aufgefordert: „Sie betreten einen angenehm wirkenden Raum, in dem ein Bild hängt. Welche Farben müssen dabei sein, dass es Ihnen gefällt?" Einige Antworten:
– „Blau, wie ein Bergsee."
– „Rot, wie mein Kleinmädchenkleid."
– „Schwarz-Rot-Weiß, wie die deutsche Reichsfahne."
– „Blau, wie der Himmel."
– „Grün mit Gelb und Rot, wie eine Waldwiese." (P 5 u. a.)
Wesentlich ist, dass nicht nur die visuelle Vorstellungskraft angeregt wird, sondern dass diese Vorstellungen mit qualitativen Bewertungen verknüpft werden. Der „innere Ort der Bewertung" wird gestärkt. Fast nie wird eine Farbe „pur" erwähnt, fast immer werden Assoziationen und Erinnerungen angefügt. Es entstehen viele Gespräche über früher und heute, Vergleiche, Bewertungen usw.

Zu Beginn der Beschäftigung mit einem Sinn sind Achtsamkeitsübungen oft sinnvoll. Die sinnliche Wahrnehmung hat sich bei vielen Teilnehmerinnen und Teilnehmern nach und nach reduziert, so dass sinnliche Achtsamkeitsübungen eine notwendige Hilfestellung sind, um überhaupt bestimmte Sinne bewusst wahrnehmen zu können. Die Einheit zum Geruchssinn beginnt z. B. oft mit einer Atemübung: „Bitte atmen Sie eine Zeitlang nur durch die Nase und anschließend nur durch den Mund und achten Sie auf den Unterschied ...

Bitte halten Sie nun das linke Nasenloch zu, atmen ein, öffnen das linke, schließen das rechte und atmen aus. Das gleiche dann umgekehrt ..." (Das hört sich vielleicht kompliziert an, ist aber nachvollziehbar, wenn der Leiter bzw. die Leiterin die Übung deutlich vor- und mitmacht.) Insbesondere der Geruchssinn ist in Altenwohnungen und Altenheimen häufig „abgeschaltet", da Uringerüche z. B. bei Inkontinenz abgewehrt werden. Wird dem Geruchssinn in einer SMEI-Gruppe besonderer Raum gegeben, werden oft Ressourcen und Bewertungsfähigkeiten reaktiviert. Nach der Einführung werden unterschiedliche Materialien im Kreis herumgereicht und berochen. Dazu zählen z. B. Tannenzapfen, Kernseife, Meersalz, Blumen usw. Zwei spontane Reaktionen treten auf: Die Beteiligten äußern entzückte oder ablehnende Bewertungen. Um die Stärkung der Bewertungsfähigkeit geht es vor allem, daraus entwickeln sich Gespräche, die das Gedächtnis mobilisieren, den Kontakt intensivieren und Verknüpfungen zwischen innerem Bewertungszentrum und sinnlichen Eindrücken verstärken. (P19/9 u. a.) Manche Gruppenteilnehmer/innen kennen den Umgang mit Düften aus anderen Gruppenerfahrungen so, dass sie erraten müssen, was wie duftet. Darum geht es in SMEI nicht. Ein isoliertes Gedächtnistraining wird aus den beschriebenen Gründen abgelehnt. Wenn Sinneserkundungen mit qualitativen Bewertungsaktivierungen verknüpft werden, ist darin ein Gedächtnistraining implizit enthalten, indem sowohl Lebenserfahrungen erinnert und mitgeteilt als auch vor kurzer Zeit erfahrene Eindrücke damit verknüpft werden. Diese Art von Gedächtnisarbeit betrifft das gesamte Gedächtnis, nicht nur dessen kognitiven Anteile. Und es hat einen weiteren Vorteil: Es ist nicht beschämend.

Für die Einheit zum Hörsinn werden häufig verschiedene Geräusche mitgebracht. Dies kann auf CD oder anderen Tonträgern geschehen. Die Geräusche und Klänge können auch von den SMEI-Therapeut/innen erzeugt werden: ein Papier raschelt, eine Trommel wird geschlagen oder ein Kinderlied gesummt, eine Kaffeemühle wird gedreht usw. Die Teilnehmenden werden vorher gebeten, sich entspannt hinzusetzen und einfach zuzuhören. Sie können die Augen geschlossen halten oder geöffnet lassen, ganz, wie sie wollen. Die einzelnen Klänge werden nicht danach ausgewählt, um bestimmte Reaktionen wie Erinnerungen o.Ä. hervorzurufen. Die Erfahrungen der SMEI-Gruppen haben gezeigt, dass das Einzige, was in dieser Arbeit vorhersagbar ist, die überraschenden Reaktionen der Beteiligten sind. Der Klang eines raschelnden Papiers erinnert eine Frau an ihre Schulzeit, eine andere an ihre Angst vor Schlangen, eine dritte an das Auspacken von Weihnachtsgeschenken und einen Mann daran, wie er als Junge mit seinem Vater Papierdrachen gebaut hat.

Überraschend anregend sind auch Musikerfahrungen mit Klängen, die für die Beteiligten eher fremd sind. Nach der Aufforderung, sich gut und aufnahmebereit hinzusetzen und möglichst entspannt zu atmen, wird gebeten, sich auf eine Musik einzulassen, „die Ihnen wahrscheinlich sehr fremd ist, wahrzunehmen, was Sie vor Ihrem geistigen Auge sehen, wenn Sie die Musik hören, was Sie fühlen, welche Jahreszeit das sein könnte, in welcher Landschaft sie erklingen könnte ...“

Anschließend wird eine japanische Flötenmusik mit begleitenden Naturgeräuschen gespielt: „Frühling in Kyoto“. Danach wird gefragt: Was haben Sie gehört? Was haben Sie beim Hören gesehen? Was wollen Sie mitteilen? Als Antwort werden fast immer Geschichten erzählt. Der griechische Morgen mit Sonnenaufgang und Kaffeegeruch erscheint ebenso wie die Berglandschaft, in der aus der Ferne die Schäferflöte zu hören ist. Ein alter Mann fühlt sich an einen Schäfer erinnert, der ein neues Lied einübt, dabei bei seinen Schafen sitzt und über sie wacht ... Zwei Frauen sind sich einig darin, dass sie bei der Musik an den jetzt erwachenden Frühling gedacht haben, an das Grün, an die sprießenden Blüten und Blumen ... (P2/2)

Der Hörsinn wird auch qualitativ angeregt, wenn die Beteiligten aufgefordert werden, sich zurückzulehnen, gut zu atmen, nach Wunsch die Augen zu schließen und zu hören: Nichts anderes zu tun als wahrzunehmen, was man hört, von außen oder von innen. Auch wenn ihnen keine besonderen Klänge oder Geräusche angeboten werden, wird ihr Hörsinn aktiviert, hören sie vor allem mit ihren „inneren Ohren“. Nach einiger Zeit erscheint bei mehreren Teilnehmenden ein seliges Lächeln auf dem

Gesicht, woran sie sich in der anschließenden Gesprächsrunde zumeist nicht erinnern. Auf die Frage: „Was haben Sie gehört?", kommen Antworten von der „himmlischen Ruhe" bis zum „Kanarienvogel, den bösen, wie er Krach macht". (P2/1) Hier wird besonders deutlich, dass die von außen kommenden Klangimpulse nicht immer entscheidend sind, sondern das innere Klangerleben. Wird diesem Achtung geschenkt, werden Erinnerungen und Bewertungsprozesse aktiviert.

Eine Mitarbeiterin berichtet von ihrem SMEI-Angebot zu verschiedenen Sinnen: „Inzwischen waren auch die Sonnenblumen verwelkt und die Köpfe hingen schwer nach unten geneigt an den dicken Stielen. Ich schnitt die verwelkten Blütenköpfe ab und nahm sie mit zu den Bewohnern. Die großen Fotos befestigte ich an einer Wand im Gemeinschaftsraum, die Blüten- bzw. Samenstände mit den unzähligen Kernen legte ich zum Anschauen, Betasten, Riechen, Schmecken, zum Wahrnehmen auf den Tischblock. Die Bewohnerinnen kamen sehr schnell über dieses vertraute Medium miteinander ins Gespräch. Nach einiger Zeit forderte ich die Anwesenden auf, irgendeinen Gedanken, ein Gefühl, einen Wunsch, eine Sehnsucht, nur ein Wort oder einen Satz bezüglich der Sonnenblumen zu äußern. Alles, was sie sagten, schrieb ich auf ein großes Stück Papier. Der nachhaltigste Ausspruch kam von einer 94-jährigen, fast blinden und oftmals desorientierten und verwirrten Bewohnerin, die sagte: ‚Nun musste ich so alt werden, um zu begreifen, dass man auch sehen kann, indem ich so was Schönes fühle.'" (P15/7-8)

Solche Erfahrungen werden in Gruppen gemacht, deren Teilnehmer/innen sich teils im Frühstadium, teils im mittleren Stadium der Demenz befinden (s. Teil I, Kap. 1). Solange die verbale Artikulationsfähigkeit wenigstens teilweise noch gegeben ist, regen die Erfahrungen qualitativer Sinnesarbeit zu Äußerungen an, von denen Angehörige und Pflegende oft überrascht sind. Kommunikationswege werden eröffnet, die schon verschüttet schienen. Je früher in der demenziellen Entwicklung diese Arbeit angeboten wird, desto intensiver und nachhaltiger sind die Wirkungen. Doch auch bei Menschen mit fortgeschrittener Demenz können Angebote qualitativer Sinnesarbeit Rementing-Erlebnisse initiieren. Die Arbeit mit Erkrankten in dieser Phase erfolgt im Rahmen von SMEI in der Regel in der Einzelarbeit.

2.3.2 Spielerische Förderung des Gerichtetseins

Bei den meisten demenzkranken Menschen muss eine Förderung des Richtungserlebens mit einer grundlegenden Stärkung des Körpererlebens beginnen. „Ich erlebe immer wieder, dass demenzkranke Menschen sich sehr verkrampfen und diese Verkrampfung sich dann natürlich auch in den Bewegungsabläufen bemerkbar macht und zu Krankheitsbildern wie Versteifen und dergleichen führt", berichtet eine Altenpflegerin (IB 1). Eine Orientierungslosigkeit besteht nicht nur aus Schwierigkeiten, *woraufhin* sich der demenzkranke Mensch mit seiner Aufmerksamkeit, seinem Interesse, seinem Erleben richtet. Desorientierung bedeutet auch, dass sich der *Ausgangspunkt* der Orientierung verdunkelt.

Das, was demenzkranken Menschen immer zugänglich bleibt, ist das Erleben des eigenen Körpers. Sei es auch noch so eingeschränkt, das Körpererleben ist der Ausgangspunkt, von dem aus die Orientierung in die Welt hineingreift. Seine Stärkung fördert den Boden, von dem aus sich Gerichtetsein und Orientierung spielerisch entfalten können.

„Spielerisch" bedeutet nicht oberflächlich und leichtfertig. Wenn Kinder spielen, ist dies ernsthaft und gleichzeitig leicht und experimentell.

2.3.2.1 Stärkung des Körpererlebens: „Wir haben viel gelacht."

Ursula Koch Straube (2003) beschreibt, wie in dem von ihr untersuchten Altenheim (und nicht nur dort) der Körper von Geist und Seele „abgetrennt" und der Leib damit „zerstückelt" wird. Die Abtrennung äußerst sich darin, dass die Krankheiten und Gebrechlichkeiten des Körpers im Vordergrund der Aufmerksamkeit stehen und in der Pflege ausschließlich auf sie eingegangen wird. Ein Ausdruck ist auch „der geringe Stellenwert des Verwöhnens und Genießens" (S. 235). Die Abtrennung des Körpers wird durch ausschließlich körperbezogene Aktivierung und gymnastische Ertüchtigung aufrecht erhalten bzw. sogar verstärkt. SMEI versucht demgegenüber, dieser Abtrennung entgegenzuwirken und beinhaltet als eine der Hauptmethoden die Stärkung des Körpererlebens. SMEI greift auf das gesamte Repertoire erlebensorientierter Bewegungsarbeit und des Tanzes zurück. Dabei wird vier Aspekten besondere Aufmerksamkeit geschenkt:

1. *Die Leute dort abholen, wo sie sind, und daran anknüpfen, was geht.*
Zum Beispiel: „Machen Sie die Bewegung ruhig nur mit der rechten Hand und lassen Sie die linke Hand, wenn Sie mit ihr nicht so gut können, nur gelegentlich mitmachen. Es reicht auch, wenn Ihre linke Hand nur in Ihrer Vorstellung die rechte Hand begleitet."

2. *Den Atem beachten.*
Die alten Menschen brauchen (wie andere Menschen auch) immer wieder Hinweise darauf, dass sie den Atem nicht anhalten, sondern fließen lassen. Atmen kann ausdrücklich immer wieder angesagt oder dadurch unterstützt werden, dass zu Tönen aufgefordert wird, die in die Arbeitseinheiten eingebaut werden.

3. Grenzen beachten im sanften Spiel.

Alte Menschen haben deutliche körperliche Grenzen. Die Methoden von SMEI beinhalten nicht, über diese Grenzen hinauszugehen, sondern an sie heranzugehen und diese Grenzen zu umspielen.

Gesagt wird nicht: Strecken Sie die Arme nach oben!

Sondern: Heben Sie die Arme hoch, so weit Sie jeweils können.

SMEI ermutigt die teilnehmenden Menschen, an ihre motorischen Grenzen zu gehen, diese Grenzen zu spüren. Dabei bemerken sie in der Regel, dass sie viel mehr können, als sie sich selbst zugetraut haben. Diese Erfahrung vermeidet Beschämung und bestärkt das Selbstbewusstsein und Selbstwertgefühl und ist der erste Schritt, die Grenzen sanft zu erweitern. Oft hören wir solche Sätze wie: „Ich kann mich nicht mehr bücken." Oder: „Ich kann den Arm nicht mehr heben." Gemeinsam mit dem Menschen wird probiert, wie weit genau er sich bücken kann, wie weit genau er den Arm heben kann. Indem wir den Grenzen Aufmerksamkeit schenken, werden die Grenzen flexibler, variabler. Wenn Menschen ihren körperlichen und psychosozialen Radius nicht überprüfen, werden auf Dauer diese Grenzen immer enger. Die eingeschränkte körperliche Bewegungsfähigkeit beeinflusst die Vorstellung vom Körper, das Körpererleben wird mit Enge, Schmerz und Einschränkung verbunden, so dass bei jedem Bewegungsimpuls eine Warnlampe aufleuchtet und „Stopp" signalisiert.

Eine Möglichkeit, mit den Grenzen zu spielen, kann darin bestehen aufzufordern: „Wenn Sie mögen, probieren Sie doch einmal, den Arm einen Millimeter höher zu heben, als Sie das bisher konnten. Aber bitte nicht mehr als einen Millimeter, wirklich nur einen Millimeter. Atmen Sie dabei gut aus und achten Sie darauf, was passiert. Ob es geht, ob es nicht geht. Es ist gar nicht schlimm, wenn es nicht geht, es geht nur darum, dass Sie es vielleicht mal probieren ..."

Eine besondere Hilfe kann auch darin bestehen, mit inneren Bildern zu arbeiten: „Stellen Sie sich vor, Sie sind eine Giraffe und schauen aufrecht über die Landschaft ..." Oder: „Sie sind ein Baum, dessen Äste von einem leichten Wind bewegt werden ..." Wenn Menschen aus der Identifikation mit solchen Bildern heraus sich bewegen, loten sie auf sanfte Weise ihre Bewegungsgrenzen aus, ohne Druck, ohne Angst und ohne Beschämung.

4. Spielerisch statt leistungsorientiert.

Die demenzkranken Menschen, die SMEI erleben, sind in der Regel alt und körperlich eingeschränkt. Eine Bewegungsarbeit, die darauf hinzielt, möglichst gerade zu sein, sich möglichst weit zu strecken, große Bewegungen zu machen usw., führt in der Regel dazu, dass die Menschen sich nur umso mehr ihrer Gebrechlichkeiten bewusst werden. Die SMEI-Methodik ist nicht leistungsorientiert, sondern spielerisch, akzeptiert die Gebrechen und körperlichen Einschränkungen und lädt ein zu spielerischer Bewegung:

„Ja, ich höre von Ihnen, dass Sie vieles nicht mehr können, und ich glaube Ihnen das. Lassen Sie uns ein bisschen spielen. Wir werfen uns gegenseitig dieses schöne Seidentuch zu ...“

„Ja, Sie sitzen im Rollstuhl und können nicht mehr tanzen wie früher. Und ich lege jetzt den Walzer auf und Sie reichen mir Ihre Hände. Ich setze mich Ihnen gegenüber und Sie tanzen mit all dem, was Sie bewegen können und so gut Sie es bewegen können, den Walzer. Wir lassen die Musik in uns erklingen und schauen einmal, was für Bewegungen daraus entstehen, wo der Schwung in unserem Körper ist ...“ Und fast immer „stiftet“ der Walzer zu Bewegungen an, die sich die Erkrankten im Alltag nicht zugetraut hätten. Die Generation der Menschen, die in den Jahren vor und nach der Jahrhundertwende an Demenz erkrankt sind, sind in der Regel sehr leistungsorientiert. Nachkriegszeit und Wiederaufbau haben die meisten in einem Leistungsdenken geprägt, das zu Selbstabwertung und Rückzug führt, wenn früher selbstverständlich erscheinende Leistungen nicht mehr erbracht werden können. Dieser Selbstabwertung gilt es entgegenzuwirken, indem immer wieder das spielerische Element betont wird. Dass alte Menschen dieses Spielerische als „kindisch“ abwerten könnten, ist eine oftmals geäußerte Vermutung bzw. sogar als sicher vorausgesetzte Annahme vieler Begleiterinnen und Begleiter, die wir nicht bestätigen können.

Die Stärkung des Körpererlebens wird bei SMEI auch häufig mit der qualitativen Sensibilisierung verknüpft. Oft stehen Sinneserkundungen in Verbindung mit Bewegungsspielen:

„Nehmen Sie diesen Luftballon und spüren Sie, wie leicht oder wie schwer er ist. Ertasten Sie den Umfang, nehmen Sie ihn in beide Hände mit den Fingerspitzen. Werfen Sie ihn Ihrer Nachbarin oder Ihrem Nachbarn zu und der Nachbar wirft ihn weiter zum nächsten ... Wenn Sie den Luftballon werfen, geben Sie ihm einen Ton mit, ein Pusten, einen Klang, ein Geräusch, was immer Ihnen einfällt ...“

In einem solchen Spiel wird das Gerichtetsein auf mehreren Ebenen angeregt: Über das Tasten werden Sinneswahrnehmungen als Brücke zwischen dem Innen und dem Außen gestärkt; das Werfen des Ballons ist eine gerichtete Bewegung, gerichtet auf eine andere Person; durch das laute Atmen, durch den Klang wird die gerichtete Bewegung verstärkt. All dies geschieht auf zwei miteinander verwobenen Ebenen: die Ebene der körperlichen Bewegung und die Ebene des Erlebens. Das Gerichtetsein ist leiblich. Dies schließt das Körperliche ein, geht aber weit darüber hinaus, betrifft die Haltung, die Orientierung, die Richtung des Erlebens. Wenn eine Frau mit Demenz einen Ballon von einem Ton begleitet ihrem Nachbarn zuwirft, bleibt es nicht bei dieser Bewegung. Die Augen begegnen sich, die Erregung steigt, kommentierende Worte werden gewechselt und vieles mehr. Die Frau zeigt damit Interesse an dem Nachbarn, dieser erfährt Interesse, vielleicht sogar Zuwendung. Immer ist bei solchen spielerischen Begegnungen – vorausgesetzt, sie finden in einer Atmosphäre der Gelöstheit und Offenheit statt – zu beobachten, dass sich die Qualität der Begegnung der Menschen untereinander verändert.

Basis jeder Förderung des Gerichtetseins ist die spielerische Wahrnehmung des eigenen Körpers. Einheiten, die diese Wahrnehmung fördern, stehen deshalb häufig am Anfang einer Gruppen- oder Einzelarbeit.

Zum Beispiel:

„Wiegen Sie Ihren Körper hin und her …"

„Lockern Sie nun Ihre Hände …"

„Nehmen Sie Ihre Füße wahr …" Der Leiter, die Leiterin zeigt auf die Füße und bewegt sie leicht hin und her.

„Nehmen Sie Ihre Beine wahr (wie oben) …"

„Nehmen Sie Ihr Becken wahr (wie oben) …"

„Nehmen Sie Ihren Bauch wahr (wie oben) …"

„Nehmen Sie Ihren Rücken wahr …"

„Ihre Schultern …"

„Ihren rechten Arm … Ihren linken Arm …"

„Ihren Kopf …"

Dann schließen sich Fragen danach an, wie die demenzkranken Menschen ihre Körpererfahrungen bewerten: „In welchem Körperteil hat es sich angenehm, in welchem unangenehm angefühlt?"

Die Teilnehmenden antworten. Wenn z. B. kalte Füße oder ein verspannter Nacken erwähnt werden, können anschließend leichte Übungen angeboten werden, die die Füße wärmen oder den Nacken entspannen können. (vergl. P1-1)

War die Wahrnehmung einzelner Körperteile hier mit leichten Bewegungen verbunden, so gründet sich das auf der Erfahrung, dass ältere Menschen und insbesondere Menschen mit Demenz ihre Körperteile nur selten isoliert wahrnehmen können. Oft brauchen sie Zeit, auf die Anregung, die Schulter wahrzunehmen, zu reagieren, da sie innerlich zuerst auf die Suche gehen müssen, was denn nun mit „Schulter" gemeint ist und wo sich diese befindet. Deshalb gilt es, den Beteiligten Zeit zu lassen und ihnen jede Bewegung vorzumachen. Solche spielerischen Körperreisen wirken oft wie eine Reise durch die Koordinaten des Körpers. Wer die Wahrnehmung z. B. des rechten Arms stärkt, wird sich auch besser nach rechts hin orientieren können. In den SMEI-Gruppen ist nahezu immer zu beobachten, dass sich die Gruppenteilnehmer/innen in einem Tanz sicherer und gerichteter bewegen können, wenn sie vorher solche spielerischen Wahrnehmungsübungen gemacht haben, als ohne sie.

Die spielerische Körperwahrnehmung ist auch im Sitzen möglich. Als besonders beliebte Bewegungsspiele im Sitzen haben sich erwiesen:

Die Stirn hochziehen und wieder loslassen.

Die Augen aufreißen und entspannen.

Die Nase rümpfen, so tun, als würde man etwas Unangenehmes riechen usw.

Den Unterkiefer lockern und hängen lassen, möglichst so, wie man das sonst nie tun würde.

Mit dem Unterkiefer das Kinn nach vorne schieben.

Die Finger spreizen und dabei einen Ton machen, den Atem mit dem Spreizen fließen lassen.

Den Kopf ein wenig fallen lassen und wieder heben.

Mit dem Gesäß auf dem Stuhl hin und her rubbeln.

Sich auf die Oberschenkel klopfen und, wenn möglich, auch auf die Unterschenkel.

Die Füße im Sitzen vom Boden lösen und in den Fußgelenken drehen.

Mit den Füßen im Sitzen aufstampfen.

Gähnen und Räkeln.

Mit den Fingern tanzen.

Mit den Fingern Tango tanzen.

Mit den Fingern zu zweit Tango tanzen.

Besonders bei den ersteren Übungen werden häufig Grimassen geschnitten und es wird viel gelacht.

Mit den Fingern zu tanzen, ermöglicht das Erlebnis zu tanzen, auch wenn dies mit dem ganzen Körper nicht mehr oder nur noch eingeschränkt gelingt. Häufig wird in SMEI deshalb Tanzmusik gespielt und zu einem Tanz der Finger eingeladen. In einem Bericht über eine SMEI-Gruppe heißt es z. B.:

„Zu flotter Rock'n Roll-Musik klopfen wir mit den Fingerkuppen den ganzen Körper ab. Klopfen uns selbst und auch mal dem Nachbarn auf die Schulter.

Die Teilnehmer nehmen jedes einzelne Körperteil wahr und entdecken für sich neue Bewegungsmöglichkeiten, die sie gar nicht mehr für möglich gehalten haben. Kommentar einer Teilnehmerin: ‚Ich wusste gar nicht, wie gelenkig wir noch sein können.'"(M2)

Wichtig ist wie immer, dass all diese Einheiten klar und deutlich vorgemacht werden, damit diejenigen, die die Worte nicht verstehen oder einordnen können, sich über das Imitieren beteiligen können und sich mitreißen lassen (P4-1, P 12-1). Besonders gern werden alle bislang genannten Übungen gemacht, wenn sie von Tönen begleitet werden. In einigen Gruppen wurde deshalb die folgende Einheit als wiederkehrende Anfangseinheit genutzt:

„Sich zurücksetzen, aufrecht setzen, gut atmen.

Dann dem Atem einen Ton geben; den Bauch festhalten, in den Bauch atmen, dabei Ton bzw. Geräusch entstehen lassen.

Die Schultern bewegen; den Ton dazu geben, den die Schultern machen würden; das gleiche mit dem rechten Fußgelenk, mit dem linken Fußgelenk, mit den Knien, mit dem Po, mit den Handgelenken. Die Töne, die den einzelnen Menschen der Gruppe dazu einfielen, wurden schnell immer noch einmal von der ganzen Gruppe ausprobiert. Es kamen solche Sachen wie ‚knarr', ‚Oh, wie gut', viele genüssliche Töne." (P2/1) Wenn Töne, die Einzelne zu ihren Bewegungen machen, von der Gruppe wiederholt werden, wirkt dies auf viele der Beteiligten als Ernstgenommen-werden und hebt ihr Selbstgefühl. Gleichzeitig macht es den Erkrankten Spaß und ist fast immer Anlass für Freude und Lachen.

Wenn sich demenzkranke Menschen gemeinsam bewegen, gibt dies gegenseitige Sicherheit. Deswegen wird in den SMEI-Gruppen oft als Einstieg das Walzer-Ritual angewendet:

„Wir stehen im Kreis, halten uns an den Händen und wiegen uns leicht zu einem langsamen Walzer. Dieses Ritual ist eine gute Möglichkeit, um in der Gruppe anzu-kommen und Ruhe zu finden."(P19/2)

Die Einheiten zur Stärkung des Körpererlebens sind immer auch von Gesprächen begleitet. SMEI trennt nicht schematisch zwischen Gespräch und Körperarbeit. Nach einem Bewegungsritual wie dem Walzer-Ritual wird jeder Einzelne nach seiner Befindlichkeit gefragt. Jedem anwesenden Menschen mit Demenz wird die Sicher-heit gegeben, dass er wichtig ist. Das Zusammengehörigkeitsgefühl der Gruppe wird zum Ausdruck gebracht. In manchen Gruppen beschreiben die Anwesenden ihre Befindlichkeit z. B. anhand einer Wetterkarte: „Heiter und sonnig." „Sturmtief." Oder auch nur: „Schlechtes Wetter."

Dadurch lernen sie, ihre Stimmungen und Gefühle auf einer anderen als der üblichen Ebene auszudrücken. Dies trägt zudem zur Auflockerung bei und regt die Fantasie an.

Die meisten und intensivsten Gespräche entstehen in unmittelbarer Verbindung mit den Erfahrungen des Körpererlebens. Da „springen" die Assoziationen vom Trommeln der Finger auf den Oberschenkeln über die Trommelgeräusche des Regens hin zum bewegenden Erzählen über die Flucht aus der nationalsozialistischen Wehr-macht bei Kriegsende: „Ich versteckte mich bei strömendem Regen in Italien in einer Schäferhütte. Das Trommeln der Regentropfen höre ich immer noch. Ich wusste: Wenn die mich erwischen, werde ich als Deserteur aufgehängt."

Jede Bewegungserfahrung, die nicht technisch und funktional ausgeführt wird, sondern unter den beschriebenen Bedingungen ein Teil des Körpererlebens ist, kann Erinnerungen freisetzen und innerem Erleben eine Richtung nach außen geben. Eine demenzkranke Frau wurde von mir in einer Einzelarbeit gebeten, ihr Atmen durch leichte Bewegungen des Oberkörpers zu begleiten, in denen sich ihr Oberkörper ein wenig engt und weitet. Sie tat dies, ihr Atem wurde stärker und hörbarer. Als ich sie ermunterte, ihr Ausatmen mit Tönen zu begleiten, begann sie mit jedem Ausatmen zu stöhnen. Sie unterbrach und erzählte, wie es ihr früher als Kind und später als junger Frau auf dem Bauernhof verboten war, zu klagen oder zu stöhnen. „Selbst als ich meine Tochter bekam, musste ich bei der Geburt leise sein. Dabei tat es doch so weh." Die Unterstützung des Ein- und Ausatmens durch die Bewegung und die Töne setzte bei ihr Erinnerungen frei, die sie mitteilen konnte und die anteilnehmendes Gehör fanden. Schmerz und Freude waren zugleich vorhanden: der Schmerz über das erlebte Leid und die Freude, nun die Erlaubnis, ja, die Ermutigung zu haben, Töne von sich zu geben. Als sie die Bewegung und das Tönen wieder aufnahm, entstand ein lautes und lustvolles Stöhnen und Seufzen, in dem das Seufzen über vergangenes und über aktuelles Leid erklang und die Begeisterung, endlich einmal laut seufzen zu dürfen.

2.3.2.2 Arbeit mit Raum- und Richtungsleibbewegungen: „... wie ein König"

In die spielerische Körperarbeit zur Förderung des Körpererlebens werden immer, wenn dies irgendwie möglich ist, Akzente zur Förderung des Gerichtetseins eingebaut. Gezielte tanztherapeutische Interaktionen (mit der rechten Schulter tanzen, mit den Füßen rollen ...) können die Körperorientierung reaktivieren, zumindest vorhandene Potenziale sichtbar, erlebbar und für den Lebensalltag nutzbar machen. Bei solchen spielerischen Einheiten sind Imaginationen, Rhythmus und Musik hilfreich. Für demenzkranke Menschen, die gehen können, ist folgende Einheit dazu angetan, sowohl die Richtung des Aufrichtens als auch die Richtung nach vorne zu erfahren und gleichzeitig zu üben: „Ich spiele nun eine Musik aus der Oper Aida, den Triumphmarsch. Bitte gehen Sie, schreiten Sie ... Lassen Sie sich von der Musik bewegen." Die Musik, v. a. ihr Rhythmus, regt an, sich schreitend in Bewegung zu setzen, auch wenn die Teilnehmenden die auffordernden Worte nicht verstehen, v. a. dann, wenn sich die Anleitenden als Vorbild auch schreitend bewegen. (P6-1).

Bei manchen verwirrten alten Menschen ist der innere Orientierungsrahmen (rechts, links, oben, unten) verschoben. Wenn für Herrn N. seine von außen gesehen halblinke Orientierung vom inneren Erleben her ‚vorne' bedeutet, dann wird er sich auch immer nach halblinks bewegen, wenn er nach vorne gehen möchte. Es hat wenig Sinn, mit Training sowie Lob und Tadel gegen den inneren Orientierungsrahmen anzukämpfen. Was Sinn macht ist, die Verwirrung ernst zu nehmen und am inneren Orientierungsrahmen anknüpfend allmähliche Veränderungen zu ermöglichen.

Herr N. hat eine halbseitige Lähmung auf der rechten Seite, d. h., sein Blick und seine Körperorientierung sind auf die linke Seite beschränkt. Im Krankenhaus wurde sein Nachttisch auf die rechte Seite gestellt, um ihn zu zwingen, die rechte Seite zu benutzen, sich nach rechts hin zu orientieren. Seine Krankengymnastin und sein Arzt hatten die gleiche Anweisung gegeben: Alle mussten ihn von rechts her ansprechen, durften sich ihm nur von rechts her nähern.

Die SMEI-Arbeit holt ihn von da ab, wo er ist: „Wir sprechen ihn von links an, fassen ihn von links her an, sehen ihn von links her an. Wir holen ihn links ab, gehen mit seinen Bewegungen mit, mit den Richtungen seines Körpers. Dabei ist der Walzer wichtig, um im Kreis umherzudrehen, um sich hin und her zu schwingen. In die Bewegung, in die Bewegungsrichtungen von Herrn N. werden Variationen eingebaut, wird tänzerisch und spielerisch ein Einbeziehen der rechten Seite erprobt. Dabei beachten wir die Grenzen der Beweglichkeit und Bewegungskompetenz, dabei spielen wir mit diesen Grenzen, dabei geben wir Herrn N. Sicherheit, innerhalb seiner Bewegungsgrenzen zu bleiben und sie gleichzeitig zu erweitern." (M 11/11-13)

Ein anderes Beispiel: „In der Bewegungsarbeit (...) wurden Übungen zum Thema König, Diener, Herr, Knecht durchgeführt: Sich paarweise gegenübersetzen, sich jeweils mit dem Zeigefinger berühren, die Zeigefinger bewegen sich, bewegen den Arm, jeweils eine/r übernimmt die Führung, die/der andere lässt sich führen; oder im Kreis: Jede/r versucht, wie ein Diener zu sitzen, jede/r versucht, wie ein König zu sitzen, jede/r holt wie ein König einen Diener zu sich heran, jede/r schickt wie ein König jemanden von sich weg.

Dem schloss sich die Gesprächsrunde zu dem Thema an: Wie wäre ich als König, was würde ich als König machen? Allmählich wächst die Lust an der Vorstellung, selbst einmal König zu sein, den König in sich zu entdecken, ein Selbstbewusstsein zu zeigen, das oft verloren wurde; erstaunlich viele und erstaunlich lebendige Bilder entstehen und werden ausgetauscht. Bei welchem Volk würde ich König sein? Wo würde ich leben? Wie würde ich aussehen? Wer war früher in meiner Familie der König? Und so weiter. Zum Abschluss gibt es einen Tanz zur Kleinen Nachtmusik mit der Vorstellung, ein König tanze mit einem anderen König. Der Abschluss ist eine Verbeugung in hochherrschaftlicher Achtung voreinander." (M10/2)

Musik und Tanz wecken die Erinnerungen, auch Körpererinnerungen, und damit oft die Fähigkeit zu einem Körperbewusstsein und einer koordinierten Bewegung. Wir haben oft festgestellt, dass demenzkranke Menschen mit geringem Körperbewusstsein und geringer körperlicher Koordinationsfähigkeit in der Lage sind, in einem geschützten Setting zu bekannter Musik, z. B. einem Foxtrott, zu tanzen. Die dabei wieder erlebten körperlichen und räumlichen Koordinierungs- und Orientierungsfähigkeiten bieten Ansatzpunkte und Ressourcen zur weiteren Förderung des Gerichtetseins.

2.3.3 Sensomotorische Kontaktförderung: „... als ob die fremde Hand ein Geschenk wäre"

Kontakt heißt wörtlich übersetzt „Berührung". SMEI geht bei der Förderung von Kontakten von den Sinnen und der Bewegung aus. In SMEI wird insbesondere mit dem Tastsinn gearbeitet. Der Einstieg besteht in der Regel darin, sich selbst zu berühren, mit sich selbst in Kontakt zu kommen. Dies ist für viele demenzkranke Menschen zwar ungewohnt, jedoch weniger Angst machend, als sich in Kontakt mit anderen Menschen zu begeben.

„Bleiben Sie auf Ihrem Stuhl sitzen. Ich stelle jetzt eine Musik an. Lauschen Sie der Musik ...

Reiben Sie leicht und sanft die Hände aneinander, vor allem die Fingerspitzen ...

Legen Sie nun die Fingerspitzen einer oder beider Hände auf irgendeine Stelle ihres Gesichtes. Spüren Sie, was Ihre Finger ertasten, und spüren Sie in Ihrem Gesicht die Berührung Ihrer Finger. Wechseln Sie auf eine andere Stelle und gehen Sie mit den Fingern immer weiter, bis Sie Ihr ganzes Gesicht ertastet haben ...

Streichen Sie dann über Ihr Gesicht, so oft und so lange Sie mögen."

In den anschließenden Austauschrunden berichteten die Teilnehmenden oft, dass die körperliche Berührung mit großer innerer Berührung einhergeht. Die meisten waren noch nie in ihrem Leben in dieser Qualität und Intensität mit sich in Kontakt getreten.

Der nächste Schritt in der sensomotorischen Kontaktförderung führt zum Kontakt mit anderen Menschen, mit den Anleitenden und mit den anderen Teilnehmerinnen und Teilnehmern in der Gruppe. Dies kann sowohl im Rollstuhl geschehen oder am Bett als auch in besonderen Gruppenräumen. Hilfreich bei dieser Kontaktaufnahme sind geeignete Medien wie Bälle oder Tücher, Folien oder Seile. Sie alle haben einen hohen Angebotscharakter zur Kontaktaufnahme und -entwicklung. Der Kontakt ist spielerisch, wird nie erzwungen und ist voller Überraschungsmomente. „Wir (...) suchen uns ein Tuch aus und versuchen, eine Bewegung mit dem Tuch zu finden, die wir anschließend der Gruppe vorführen.

Wir knüpfen ein großes Tuch und versuchen, gemeinsam das Tuch möglichst lange in der Luft schweben zu lassen."(P19)

In der unmittelbaren körperlichen Berührung anderer wird in SMEI an Alltagshandlungen wie dem Handgeben und anderen Begrüßungsformen angeknüpft. „Wir suchen uns einen Partner und begrüßen uns mit Begrüßungsformen aus unterschiedlichen Ländern. Wir achten darauf, welche unterschiedlichen Gefühle durch die verschiedenen Formen in uns ausgelöst werden."(P19) Sehr beliebt ist auch die Begrüßung mit geschlossenen Augen: „Geben Sie Ihrem Nachbarn oder Ihrer Nachbarin mit geschlossenen Augen die Hand. Berühren Sie die Hand, als ob die fremde Hand ein Geschenk wäre."

Berührende Wechselwirkungen sind dabei zu beobachten: Wenn man sich selbst wahrnimmt, kann man auch andere besser und freier wahrnehmen. Andere wahrzunehmen fördert wiederum auch, sich selbst wahrzunehmen. Sich selbst zu beachten, heißt, auf sich zu achten und andere zu achten. Sich selbst zu achten und zu berühren, gibt Kraft, Sicherheit und Mut, auf andere Menschen zuzugehen, Kontakte zu anderen Menschen erlebbarer zu machen.

Die Protokolle und Berichte sind voll davon, wie überrascht und berührt die Gruppenleiterinnen und Gruppenleiter davon waren, dass sich viele demenzkranke alte Menschen, die zuvor sehr zurückgezogen waren, leicht und freudig auf spielerische Kontakte einließen.

2.3.4 Mobilisierung des Leibgedächtnisses: „Seine Mutter duftete nach Vanille."

SMEI spricht von der Aufgaben und den Chancen der Gedächtnismobilisierung, weil sie auf der Erfahrung beruhen, dass durch die SMEI-Methoden manche verloren gegangenen Kenntnisse und Kompetenzen des Gedächtnisses wieder reaktiviert und mobilisiert werden können. Das Leibgedächtnis wird betont, weil die bisher verbreiteten Formen des Gedächtnistrainings (u.a. Leitner 2000, Stengel 2000) vor allem an die verstandesmäßigen Aspekte des Menschen gerichtet sind, auf seine kognitiven Leistungen des Verstehens und Erinnerns, während Aspekte wie das Körpergedächtnis, das emotionale Gedächtnis und das soziale Gedächtnis völlig oder weitgehend ausgeblendet werden. SMEI versucht demgegenüber, mit der sensomotorischen Gedächtnismobilisierung alle Aspekte des Gedächtnisses zu berücksichtigen. Ein Beispiel:

In einer SMEI-Gruppe gingen wir mit Frau M. auf eine Sinnesentdeckungsreise. Bei der Arbeit mit den Gerüchen erzählte sie, dass sie als Kind in der Küche oft ein Spiel gespielt hat: Die Augen wurden zugebunden, man wurde mehrmals umgedreht und musste dann die Richtung zur Tür erraten und erraten, wo sich was befand. Sie war immer Siegerin in diesem Spiel, weil sie gerochen hat, wo etwas war. Sie erzählte ferner, dass sie mit geschlossenen Augen andere Menschen an ihrem Geruch erkennen konnte. In dem Altenheim, in dem sie sich aufhielt, war ihr Geruchssinn abgestumpft und nahezu ausgeschaltet. (Dies ist ein in Altenheimen oft bei Beschäftigten und alten Menschen verbreitetes Phänomen, um Gerüche nach Urin, Schweiß, Desinfektionsmitteln usw. nicht riechen zu müssen.) Wir gingen dann mit Frau M. auf Entdeckungsreise, suchten Gerüche – sie und wir konnten erstaunlich viele unterschiedliche Gerüche entdecken. Wir verstärkten dies, indem auf bestimmten Tischen, an Türen und auf Fensterbänken kleine Töpfe mit Kräutern und anderen duftenden Gewächsen aufgestellt wurden. Für Frau M. wurden durch diese Erfahrung zumindest ihr Zimmer und mehrere Räume in dem Heim zu einem, wie sie sagte, „Duftgarten". Ihre räumliche Desorientierung konnte deutlich verringert werden. Wir vereinbarten mit den Mitarbeiterinnen und Mitarbeitern, dafür Sorge zu tragen, dass Frau M. auch in Zukunft die Möglichkeit gegeben wird, sich an Düften zu orientieren.

Erstaunlich große Erfolge sind insbesondere durch die Mobilisierung des Körpergedächtnisses zu erreichen. Wenn z. B. Menschen nicht mehr in der Lage sind, in ihren Bewegungen rechts und links zu koordinieren, also z. B. das rechte und das linke Bein, den rechten und den linken Arm koordiniert zu bewegen, wird oft vermutet, dass diese Fähigkeit generell abhanden gekommen ist. Wird das Körpergedächtnis, insbesondere das Körperlangzeitgedächtnis mobilisiert, zeigt sich in den meisten Fällen, dass diese Koordinierungsfähigkeiten nicht völlig abhanden gekommen, sondern nur nicht mehr zugänglich sind.

Dies zeigte sich z. B. bei der in der Einführung erwähnten Frau, die im Tango-Tanz zu einer Koordinationsfähigkeit zurückfand, die ihr niemand zugetraut hatte. Diese Erfahrung griffen wir in SMEI auf. In einer Folge von zwanzig Einzelstunden und in der Gruppenarbeit wurde mit ihr eine systematische Mobilisierung des Körpergedächtnisses über Tänze geübt und fortgeführt. Allmählich stärkte sich ihr Gehvermögen deutlich, die Koordinationsprobleme der Hände beim Essen wurden geringer, auch wenn sie nicht verschwanden. Insgesamt konnten wir eine deutliche Besserung der körperlichen Koordinations- und Bewegungsfähigkeit feststellen. Damit einher ging ein deutlich verbessertes Wiedererkennen von anderen Menschen und von Teilen der Räumlichkeiten. Diese Frau war nicht mehr ständig damit beschäftigt, ihre Gliedmaßen zusammenzuhalten, um sich bewegen zu können. Sie hatte mehr Spielräume, auch durch die positiven Gruppenerfahrungen, die positiven Rückmeldungen der anderen Menschen und das gestärkte Selbstvertrauen, sich zumindest ein wenig mehr ihrer Umgebung zu öffnen.

Oft wird gesagt, dass demenzkranke alte Menschen nur noch über das Langzeitgedächtnis verfügen, aber nicht mehr über das Kurzzeitgedächtnis. Scheinbar sind Lang- und Kurzzeitgedächtnis getrennt, haben nichts miteinander zu tun. In der Gedächtnismobilisierung über das Erleben zeigen sich aber interessante Verbindungen, die die in Kapitel II-3 erörterten Zusammenhänge bestätigen. Ein Beispiel:

Frau W., mit weitgehend geschwundenem Kurzzeitgedächtnis, nahm an einer Gruppe in einer Alteneinrichtung teil. Wir boten ihr und den anderen Gruppenmitgliedern mehrere Objekte an, die sie mit geschlossenen Augen berühren konnten. Unser Vorschlag war, dass sie erzählten, was ihnen dazu einfiel, an was es sie erinnerte usw. Unsere Absicht war, über das Berühren Zugänge zum Langzeitgedächtnis und den damit verbundenen Erfahrungen, Erinnerungen, Emotionen anzubieten. Bei den meisten Teilnehmenden wurde es eine sehr angeregte und aufgeregte Erzählstunde. Frau W. fühlte ein Buch, das sie an ein Gesangbuch erinnerte. Sie brach sofort in

Tränen aus und teilte uns und der Gruppe weinend sehr schmerzvolle Erinnerungen mit. Sie war in einer kirchlichen Gemeinde aktiv gewesen, aber von einem Menschen so getäuscht und enttäuscht worden, dass sie diesen Gemeindezusammenhalt aufgegeben hatte. Die Trauer darüber hatte sie seit Jahrzehnten mit niemandem geteilt. Durch die Berührung mit dem Buch, das wie ein Gesangbuch wirkte, wurde diese Erinnerung akut. Sie konnte der Gruppe dies erzählen und sang uns später Kirchenlieder vor. Interessant an dieser Erfahrung war für uns nicht nur, dass durch die bloße Berührung eines Buches ein wichtiger Zugang zu verschütteten Erfahrungen geöffnet wurde. Wichtig war darüber hinaus, dass diese aktuelle Trauerarbeit auch das Kurzzeitgedächtnis beeinflusste: Es wurde besser, vor allem das Personengedächtnis. Es war, als hätte sich ein Schleier gelüftet, als hätte diese Frau wieder Kraft und Energie gewonnen, anderen Menschen zu begegnen, sich an sie zu erinnern, ihren Namen zu wissen, also neue Erfahrungen zu bewerten und so mit alten Erfahrungen zu verknüpfen usw.

Auch spätere Erfahrungen und Erfahrungen anderer bestätigen dies. Eine Musiktherapeutin berichtet:

„Es scheinen aber auch Erinnerungen an emotional wichtige Erlebnisse überlebensnotwendig zu sein – oder sagen wir es etwas weniger dramatisch: Emotional besetzte Erinnerungen scheinen notwendig zur besseren Bewältigung des Alltags zu sein. So führte z. B. das Erleben von Schlafliedern – etwas sehr früh Gelerntes – dazu, dass eine als inkontinent geltende Frau ihr Bedürfnis, auf die Toilette zu gehen, wieder wahrnahm. Die Erinnerung an Schlaflieder und die Erinnerung an ,vorm Schla-fengehen noch einmal aufs Töpfchen' fallen ja etwa in die gleiche Zeit.

Auf eine sehr viel spätere Erlebnisebene fiel bei einer alten Frau das Lied von den zwei Kameraden, von denen der eine im Krieg fiel und der Überlebende dem Gefallenen die ewige Treue schwor (,Ich hatt' einen Kameraden'). Dieses Lied war der ,Code' zu den zentralen emotionalen Erlebnissen ihres Lebens: Ihr Mann fiel nach einem halben Jahr Ehe im Krieg, sie schwor ihm ewige Treue und hat tatsächlich nie wieder einen Mann gehabt. Mit der Erinnerung an dieses lebensbestimmende Ereignis kehrte das Neugedächtnis wieder (ein zugegebenermaßen seltener Fall vollständiger Reversibilität) und damit die Bewältigung des Alltags." (Muthesius 1990, S. 728)

Jede Sinneserfahrung, jede Berührung von Gegenständen, jede Begegnung kann das Leibgedächtnis mobilisieren. Der Anlässe gibt es viele. Entscheidend ist, dass dafür Raum und Zeit genommen wird, dass Erinnerungen aufgegriffen werden und die Erinnerung jeder beteiligten Person ihren Platz hat. Exemplarisch deshalb hier nur ein Auszug aus einem Protokoll zu einer Arbeit mit dem Geruchssinn. Die Teilnehmerinnen und Teilnehmer einer Gruppe wurden gebeten, sich einen willkommenen Duft vorzustellen:

„Diese Übung löst eine angeregte Diskussion über die Zubereitung von typischen Mahlzeiten aus. Frau B. gerät richtig ins Schwärmen. Ihr Vorstellungsduft war Wirsing mit Speck; sie hält sich den Bauch; Frau L. denkt an grüne Bohnen; Frau Be. an Sauerkraut. Frau Br. möchte über ihr Dufterlebnis nicht reden.

T. stellt sich Vanillepudding vor, von dem er eine sehr intensive Vorstellung hat – Lieblingsspeise, seine Mutter duftete nach Vanille.

J. stellt sich frischen Knoblauchduft vor, wobei wieder eine ‚Diskussion' entsteht. Frau Br. ‚empört' sich über Knoblauch, während Frau Be. Fami-lienerinnerungen daran anknüpft." (P21/18a)

Dass die Achtsamkeit für den Geruchssinn Erinnerungen an Speisen hervorruft, liegt nahe. Genauso häufig werden allerdings Erinnerungen an nahestehende Personen mobilisiert. Gemeinsame Mahlzeiten sind immer auch nahe Begegnungen zwischen Familienangehörigen. Auch darüber hinaus sind Näheerfahrungen oft auch Geruchserfahrungen. „Sich (nicht) riechen zu können", ist eine Aussage darüber, wie nah ein Mensch einem anderen kommen darf. Solche Erinnerungen werden durch Gerüche oft mobilisiert.

2.3.5 Sicherheits- und Wertschätzungsübungen: „Hier geht es nicht nach Leistung."

Wie schon bei den Ausführungen über das Strategem Würde betont, ist in der Arbeit mit SMEI die Unterstützung, Entfaltung, ja Wiederentdeckung des Selbstwertes und der Bewertungsfähigkeit der demenzkranken Menschen von besonderer Bedeutung. Für viele alte Menschen (nicht nur demenzkranke!) ist das Thema Wertschätzung gar kein Thema mehr, ihnen sind die Maßstäbe abhanden gekommen. Und wenn sie auftauchen, dann geschieht das meist im negativen, verächtlichen Sinne. Diese Verachtung gilt vor allem ihnen selbst, im Sinne von „nichts mehr wert", „ich tauge ja zu nichts mehr" (Lehr 2003). Diese Geringschätzung und Verachtung äußert sich dann auch in manchen aggressiven Eruptionen gegenüber anderen Menschen. Andere alte Menschen legen besonderen Wert auf die Beachtung formaler Wertschätzung, also von „korrekter" Kleidung und Höflichkeitsregeln. Dies fußt sicherlich darauf, dass in der Biografie dieser Menschen solchen Formen der Wertschätzung besondere Bedeutung zukam, und dient als äußerer Halt, der der inneren Verunsicherung entgegenwirken soll.

Eine der SMEI-Methoden ist das Üben von Wertschätzungen. Bewertungen können neu gelernt werden, mit sich wiederholenden Fragen: „Was gefällt mir, was gefällt mir nicht, was mach' ich gern, was mach' ich nicht gern?" Vieles, was vordem selbstverständlich war, ist abhanden gekommen und kann über solche Erfahrungs- und Erlebnisangebote neu entdeckt werden.

Als Medien haben sich bewährt: die Berührung verschiedener Gegenstände und Stoffe, Farben, Musik und Geräusche, Fotos, Puppen usw.

Diese Wertschätzungsübungen führen immer wieder zur Entdeckung von Ressourcen, von Fähigkeiten und Kompetenzen, die demenzkranke Menschen zweifellos haben. Sie verbessern immer das Selbstbewusstsein und das Selbstwertgefühl.

„Bitte schließen Sie die Augen und ertasten Sie die unterschiedlichen Materialien, die ich Ihnen in die Hand geben werde."(Oder: „... die im Kreis herumgegeben werden.") Es geht nicht darum, etwas zu erraten, sondern herauszufinden, was gefällt und was nicht. Man kann auch fragen: „Welcher Gegenstand war am angenehmsten? Welcher am unangenehmsten?" Als unangenehm werden häufig ein Kamm, Metallgegenstände, eine Nuss und eine Kerze u.Ä. bezeichnet, als angenehm eine Feder, ein Seidentuch, ein Fell, manchmal aber auch die Nuss und die Kerze. Fast automatisch schließen sich weitere Bewertungsrunden an, weil es immer wieder Überraschungen gibt, wie unterschiedlich angenehm oder unangenehm die Gegenstände bewertet werden, je nachdem, ob sie gefühlt oder gesehen werden.

Solche Bewertungsübungen mobilisieren gleichzeitig das Leibgedächtnis, weil über das Tasten Erinnerungen wieder wach werden, jüngere oder weiter zurückliegende, und Menschen darüber ins Gespräch kommen.

Werden in den SMEI-Gruppen Bilder oder Objekte gestaltet, ist entscheidend, dass keine Selbstabwertungen und Vergleiche die Atmosphäre und das Klima bestimmen. Immer wieder wird darauf hingewiesen, dass jede beteiligte Person ihre eigenen Ausdrucksmöglichkeiten hat und „eigensinnig" entscheiden sollte, was sie wie gestaltet. „Richtig" oder „falsch" hat hier keinen Platz. Wenn eine solche Haltung das Klima prägt, sind diese Aktivitäten mehr als Basteln, dienen sie der Erhöhung des Selbstwertes und sind Übungen, Entscheidungen darin zu treffen, was den demenzkranken Menschen wertvoll ist und was nicht. Dann ist auch der Boden bereitet, stolz auf sich selbst zu sein bzw. positive Rückmeldungen anderer aufnehmen zu können:

— „Ich wusste gar nicht, dass Frau R. so ein Bild malen kann!"
— „Ich bin so stolz auf mein Bild!"
— „Stellen Sie sich vor, meine Tochter möchte mein Bild haben und zu Hause aufhängen!"
— „Ich habe schon lange nicht mehr so viel Freude gehabt!"
— „Endlich gibt es wieder etwas Persönliches, was ich meiner Familie schenken kann!"
— „Ich habe gar nicht gedacht, dass ich doch noch etwas kann!"
— „Meine Tochter hat noch zwei weitere Bilder in Auftrag gegeben!"
— „Der Heimleiter hat mein Bild gesehen und mich gelobt!"
— „Ich kann diese Woche noch nicht ins Krankenhaus, weil wir Freitag unsere Ausstellungseröffnung haben!"

– „Endlich spricht meine Mutter mal über etwas anderes als ihre Krankheit!"
– „Mein Mann hat nur noch von seinem Bild gesprochen!"
– „Meine Mutter hat die ganze Zeit überlegt, was sie als nächstes malen soll!"
(vergl. P16/8-9)

Die Teilnehmerinnen und Teilnehmer der SMEI-Angebote spüren sehr genau, ob die Atmosphäre Wertschätzung fördert oder nicht. Eine ältere Teilnehmerin sagte einmal: „Hier geht es nicht nach Leistung, um richtig und falsch, hier geht es nur darum, was gut tut. Für die älteren Teilnehmerinnen war dies oft neu, eine Erfahrung, die der eigenen Erlaubnis bedurfte nach einem Leben, in dem auf dem Hintergrund von Weltkriegen und Wiederaufbau meist nur die Werte von Leistung und die Kriterien von richtig und falsch entscheidend waren.

Das Selbstbewusstsein von Menschen mit Demenz wird durch direkte wertschätzende Rückmeldungen wesentlich gefördert. In einem Protokoll einer SMEI-Gruppe heißt es:

„Ich erlebte Frau K. anfänglich ambivalent. Einerseits freute sie sich über Zuwendung, andererseits kapselte sie sich schnell wieder ab. Erst die Körperarbeit mit ihr brachte den Durchbruch. Als sie ihre Hände aufs Gesicht legte, äußerte sie: ‚Ich habe keinen, der mich lieb hat.' Frau M. stand spontan auf und tröstete sie mit Worten. Wir bestätigten ihr, dass es traurig ist, wenn man keine Angehörigen hat, aber dafür hat sie uns in der Gruppe und wir mögen sie. Sie ließ es danach zu, dass ich sie in den Arm nehmen und streicheln durfte. Ein Strahlen ging über ihr Gesicht und spontan lud sie uns zum Kaffee ein. Seitdem zieht Frau K. sich während des Angebotes seltener zurück. Die Konzentrationsfähigkeit hat zugenommen. Herzlich lacht sie beim Ballspielen. Beim Liedteil singt sie mit. Nach der Gruppenstunde sitzen wir beide meist noch zusammen und unterhalten uns." (P13/6)

In der SMEI-Arbeit wird der unmittelbare Zusammenhang zwischen Sicherheit und Wertschätzung deutlich. Menschen, die Wertschätzung erfahren, fühlen sich sicherer als diejenigen, die keine erfahren. Menschen, die darin unterstützt und ermutigt werden, selbst Entscheidungen zu treffen, fühlen sich sicherer, als wenn das Gegenteil der Fall ist und die Entscheidungsmöglichkeiten, die ihnen bleiben, noch reduziert werden. Dies gilt für alle Menschen und insbesondere für diejenigen, die durch eine Erkrankung wie die Demenz verunsichert werden. Die wichtigste und nachhaltigste Unterstützung des Sicherheitserlebens der Menschen mit Demenz besteht darin, ihnen Wertschätzung zu zeigen und sie in allen möglichen Entscheidungsspielräumen zu unterstützen.

Darüber hinaus wird in der SMEI-Arbeit berücksichtigt, dass die demenzkranken Menschen sichere Rahmenbedingungen brauchen. Klare Grenzen geben Sicherheit, bilden einen festen Rahmen, innerhalb dessen Entfaltungsspielräume wachsen. Wesentlich für die Förderung der Sicherheit sind Rituale (Belliger u. a. 2006).

Am Beginn und am Ende einer SMEI-Gruppe steht ein Ritual. Z. B.: Alle Gruppenteilnehmerinnen und -teilnehmer stehen (wenn sie nicht können, sitzen sie auf dem Stuhl oder im Rollstuhl) zu Beginn der Gruppe. Eine Hand liegt auf dem Bauch. Sie spüren, wie ihr Atem den Bauch und die Hand bewegt. Zumeist kehrt eine innere Ruhe ein, allmählich entsteht aus dieser Ruhe ein Schwingen, das sich langsam verstärkt. Die Leiterin oder der Leiter legen Musik auf; am besten bewährt hat sich ein langsamer Walzer, gespielt von einer Bigband, nicht zu ernsthaft, eher swingend. Aus dem Schwingen entsteht ein schwingender, wiegender Anfangstanz.

Dieses Eingangsritual nach der immer gleichen Tanzmusik setzt einen Anfang, markiert den Übergang vom Alltag in die geschützte Gruppensituation. Es führt jede Teilnehmerin auf sich, ihren Atem, ihren Körper zurück und öffnet sie gleichzeitig für den Kontakt zur Gruppe.

Auch am Ende jeder Gruppeneinheit steht häufig ein Tanz, der sich zu einem freien, integrierenden Tanz entwickelt, in dem verschiedene Elemente und Erfahrungen der Gruppeneinheit aufgegriffen und gestaltet werden. Beim Abschlussritual wird dementsprechend passende, wechselnde Musik (Walzer, Tango, Cha-cha-cha, Foxtrott, Menuett, Kleine Nachtmusik ...) verwendet. In manchen Gruppen haben wir ein gemeinsames Musizieren mit Instrumenten als Abschlussritual eingesetzt, in anderen das Singen eines gemeinsamen Liedes.

2.3.6 Aktives Fantasieren und Identifikationshilfen: „... wie Kaiser Wilhelm den Kopf hielt"

Wer sich in der Demenz verwirrt, irrt umher, geht in andere Welten, andere Zeiten, lebt quasi in mehreren Filmen gleichzeitig: in Gegenwart und Fantasien, in Zeiten der Sicherheit oder der Sehnsucht, in Zeiten des Terrors und des Schmerzes. Das, was demenzkranke Menschen erleben, wenn sie sich in andere Zeiten, Welten, Personen, Umgebungen fantasieren, erleben sie als real. Sie verknüpfen es mit ihrer realen Umgebung, es ist für sie von Bedeutung, erregt sie häufig sehr und schafft für sie in hohem Maße Sinn. Es verletzt ihre Würde und ruft oft nur ein Festklammern an diesen anderen Welten und Fantasien hervor, wenn diese Welten und Fantasien als „unwirklich" abgetan werden und wenn sie immer wieder mit der für sie unrealen Wirklichkeit konfrontiert werden. Eine solche Art von Realitätsorientierung ist, wie erwähnt, nicht nur schmerzhaft und verletzend, sie führt oft dazu, dass Unsicherheit und Desorientiertheit verstärkt werden, dass Menschen das, was für sie real ist, bedroht sehen und noch verrückter und verwirrter werden.

Die SMEI-Hauptmethode Aktives Fantasieren und Identifikationshilfen knüpft daran an, dass demenzkranke Menschen sich teilweise in einer anderen Welt erleben.

Es gilt, zunächst einmal zu akzeptieren, dass das, was für andere Menschen Fantasie ist, von den demenzkranken Menschen als real erlebt wird. Es gilt, sie ernst zu nehmen, ja, noch weiter zu gehen: zu akzeptieren, dass in der konkreten, spezifischen Art und Weise der Verwirrung und Fantasie einer konkreten Person ein Sinn besteht, auch wenn andere ihn nicht unmittelbar und vielleicht auch nie erschließen können. Es ist nicht zufällig, welche Verwirrungen und welche Fantasien jemanden „befallen". Wichtig ist zu versuchen, zu diesem Film, zu dieser Fantasie eine Brücke zu schlagen und, wenn möglich, einen Sinnzusammenhang mit biografischen und sonstigen Erfahrungen des einzelnen Menschen herzustellen. Oft sind es Kriegserinnerungen oder andere traumatische Erfahrungen, sind es schmerzliche Verluste anderer Menschen, oft sind es auch unerfüllt gebliebene Sehnsüchte und Träume, die in der Verwirrung Realität werden. Der Brückenschlag zu diesen Träumen hilft, überhaupt die Beziehung aufrechtzuerhalten bzw. sie wieder aufzubauen. In der Regel führen die Fantasien demenzkranker Menschen dazu, dass der Kontakt zu allen anderen abgebrochen wird, dass sie einsamer werden und sich so immer weiter in diese Fantasien flüchten müssen. Einen Brückenschlag sinnvoller Akzeptanz mit diesen Fantasien eröffnet die Möglichkeit, diesen Kreislauf der Einsamkeit zu durchbrechen, Resonanz zu schaffen und Beziehungen zu entwickeln. Er kann ferner dazu führen, dass die in den Fantasien zutage tretenden Sehnsüchte, Träume, schmerzlichen Erfahrungen etc. auch in anderer Weise als in der Verwirrung Ausdruck finden können: z. B. über die Musik, über das Reden, über das Malen, über andere Ausdrucksmöglichkeiten, sofern sie den Menschen zur Verfügung stehen oder sich ihnen wieder erschließen.

Wir setzen mit dieser Hauptmethode den Fantasien, die die demenzkranken Menschen überwältigen, andere selbstgesteuerte und selbstgewählte Fantasien entgegen. Wir knüpfen dabei an eine Fähigkeit dieser Menschen an, nämlich sich selbst Fantasiewelten zu schaffen. Durch Fantasiereisen, durch Fantasieanreize, über Collagen, über Bewegungen, über Objekte können Menschen die innere Bühne des Erlebens betreten, die sie sich herbeiwünschen, werden Umgebungen geschaffen und Atmosphären hergestellt, werden innere Filme produziert. Zum Beispiel:

„Sie hören diese Musik mit den Naturgeräuschen. Stellen Sie sich vor, Sie befinden sich auf einer Wiese. In der Nähe, am Rande dieser Wiese, befindet sich andere Natur, sind Bäche, Flüsse, Wälder, Berge, Ebenen, was immer Sie wollen, was Sie sich vorstellen. Schaffen Sie sich Ihre Umgebung ... Stellen Sie sich vor, Sie könnten eine Person herbeizaubern auf Ihre Wiese ... oder mehrere Personen. Lassen Sie sie nacheinander zu Ihnen treten ..."Für Beteiligte sind die erscheinenden Personen real vorhanden, weil sie einen Platz in ihren Innenwelten haben. Ein Frau erzählte strahlend: „Mein Opa war da und hat mich an die Hand genommen. Wie früher."

Eine besondere Form aktiven Fantasierens ist die Arbeit mit Idolen, mit denen sich Menschen mit Demenz mit ihnen wichtigen Personen identifizieren. Dadurch, dass die Identifikation auch körperlich-sinnlich erfolgt, identifizieren sie sich auch oft mit verloren gegangenen oder in den Hintergrund getretenen persönlichen Ressourcen, kräftigenden Aspekten ihrer Persönlichkeit. In diesem Prozess sind mehrere Schritte notwendig.

„Denken Sie zurück an Menschen, die Ihnen wichtig waren. Seien es reale Menschen oder Menschen aus Filmen, Musik, aus Politik oder anderen Bereichen der Gesellschaft. Überlegen Sie, wer ist Ihr Idol ..." (im Folgenden u.a. nach P 16) Ob das Wort „Idol" passend ist oder durch andere Bezeichnungen wie z. B. „Vorbild" oder „gute Autorität" ersetzt wird, hängt von den Teilnehmenden ab. Entscheidend ist, dass Menschen ausgesucht und erinnert werden, „zu denen aufgeschaut" wurde, wobei in einer Gruppe in der Regel verschiedene Formulierungen angeboten werden müssen, von denen die eine oder andere „zündet".

Es werden z. B. Idole genannt wie: Kaiser Wilhelm II, Hans Albers, Peter Alexander, Marika Röck, „mein Mann", Johannes Heesters ... Es folgt eine Austauschrunde, in der die Idole beschrieben werden und über sie erzählt wird. Dabei versuchen die Leiter/innen der Gruppen konkretisierend nachzufragen. Wenn Erinnerungen oder andere innere Bilder konkret beschrieben werden, wird nicht nur das Bild deutlicher, auch das mit dem Erinnern verbundene Erleben tritt kräftiger hervor.

„Erinnern Sie sich genauer an Ihr Idol. Vielleicht sehen Sie eine Filmszene oder ein Foto, ein Bild dieses Idols vor sich, vor Ihren inneren Augen. Was war denn das Charakteristische an Ihrem Idol, gab es eine charakteristische Haltung oder eine besondere Bewegung?"

Hier gibt es erstaunlich oft sehr prägnante Beschreibungen: „das Lachen", „die Kopfhaltung mit dem Schal", „der herrische Blick", „die Stärke in den Händen, er hat mich immer so fest gehalten..." usw.

Bis zu dieser Stelle befinden sich die Beteiligten noch in einer Beobachterrolle. Sie schauen in ihrer Fantasie auf die Idole, diese sind lebendig vor ihre inneren Augen getreten. Um Ressourcen lebendig werden zu lassen, bedarf es nocheines weiteren Schrittes, bedarf es der Identifikation:

„Probieren Sie nun einmal, diese Haltung oder diese Bewegung, die Sie jetzt beschrieben haben, aus, um uns Ihr Idol zu zeigen, indem Sie es nachmachen. Sie dürfen ruhig etwas übertreiben, so dass das, was Sie an Ihrem Idol sehen, andere auch sehen können ..." Oft bleibt es bei diesem Schritt – wenn die Teilnehmenden gerne tanzen, folgt noch der nächste:

„Ich lege jetzt eine Musik auf und Sie tanzen allein oder miteinander. Sie tanzen so, als wären Sie Ihr Idol. Mit diesen Bewegungen, mit dieser Haltung, diesem Blick usw. ..."

In der Phase der Identifikation bedarf es konkreter Hilfestellungen. Eine Frau hatte z. B. Kaiser Wilhelm als Idol erwähnt. Sie hatte ihn einmal auf der Straße in einem Auto vorbeifahren gesehen. „Aber das ging so schnell, dass ich kaum etwas sah." Beim Nachfragen stellte sich heraus, dass sie ein Bild von ihm hatte.

„Was hat Ihnen an diesem Bild gefallen?"

„So wie er den Kopf hielt, das war so königlich, ja wie ein Kaiser, so, ich weiß nicht, wie soll ich sagen …"

„So würdevoll?"

„Ja, genauso, würdevoll."

„Dann versuchen Sie doch einmal, Ihren Kopf genauso würdevoll zu halten."

Die Frau tat dies, hielt den Kopf aufrecht und leicht geneigt und strahlte: „Das fühlt sich aber gut an!!!"

Insbesondere mit der Unterstützung von Bewegung, Musik und Tanz ist es möglich, atmosphärisch dichte Identifikationen mit Idolen oder anderen Identifikationsfiguren herzustellen. Oft werden dabei bislang verkümmerte Aspekte der Menschen entdeckt und ergeben sich Möglichkeiten, verloren gegangene Fähigkeiten, Kompetenzen, Ausdrucksweisen der Persönlichkeit des demenzkranken Menschen zu reintegrieren. Eine fast blinde Frau nannte Rudolf Schock. Sie liebte seine schöne klare Stimme und wusste, dass er gerne wanderte. Am wichtigsten aber war ihr, dass er seine Mutter sehr liebte. „Die Familie wäre sehr arm gewesen und die Mutter hätte auch wunderschön gesungen." (P29-6) Hier wurde das Thema Mutterliebe lebendig. Die Frau erzählte bewegt, wie sehr sie ihre Mutter geliebt hatte und wie traurig sie darüber war, dass die Mutter gestorben war, als sie selbst zehn Jahre alt war, und war stolz, dass sie von ihren Töchtern geliebt wurde.

Als weitere Möglichkeiten in der Arbeit mit Aktivem Fantasieren und Identifikationen wird die Identifikation mit Pflanzen oder Tieren genutzt.

Dabei sind die genauen Fragestellungen von besonderer Bedeutung. „Welche Blume sind Sie?", wird andere Fantasien und Haltungen hervorrufen als die Frage: „Welche Blume würden Sie gern sein?"

Die Antworten auf die Frage, welche Blume die Teilnehmenden gern sein würden, sind Türöffner zu Erinnerungen oder geben Hinweise auf das Selbstbild bzw. das Selbst-Wunschbild:

– „Silberblümchen, ganz klein und zart, kenne ich aus der alten Heimat."
– „Margarite, die ist so schön als Abwechslung im Bukett."
– „Rosa Rose, duftet so schön."
– „Rote Rose, auch schön duftend."
– „Tulpe, in Erinnerung an Hollands Felder. Ein Strauß ist ein schöner Schmuck."
– „Veilchen, klein und zart."
– „Alpen-Edelweiß, schwer zu pflücken."

Wenn anschließend gebeten wird, die jeweilige Blume zu verkörpern, wird noch deutlicher, wie verschollene, ungesehene oder ungelebte Anteile der Persönlichkeit sichtbar und fühlbar werden. Die schwere und schwermütige Frau macht sich „klein und zart", ihre Nachbarin richtet sich zu einem Alpen-Edelweiß auf, als verkörpere sie nicht nur die Blume, sondern auch den Berg, auf dem sie wächst. Ihr Haltung und Ihr Blick demonstrieren würdevollen Eigensinn: „schwer zu pflücken".

Auch hier kann sich eine tänzerische Einheit anschließen: „Alle Teilnehmerinnen und Teilnehmer machen sich auf ihre Art ganz eng, falten sich zusammen, hocken, kauern, sitzen, stellen sich dabei vor, sie seien eine Knospe. Langsam erscheint die Sonne, bestrahlt die Knospe, die Knospe öffnet sich, entfaltet sich, mit den Händen, mit den Armen, mit dem Oberkörper, mit den Beinen, richtet sich auf und öffnet sich der Sonne entgegen, wiegt sich im Schein der Sonne, streckt sich zur Sonne hin." (M10/1)

Ein unmittelbarer Weg in die Biografiearbeit ist die Frage: „Welches Tier würden Sie gerne sein?" Es muss nachgefragt werden: „Warum dieses Tier? Wie sieht es aus? Wo lebt es?"

Einige Antworten:
- „Ein Vogel, der ist unabhängig und frei, überall hinfliegen zu können. Er ist klein und wachsam."
- „Ein Feldhase, der ist schnell und nett, hat lange Ohren. Da habe ich viele Erinnerungen an früher dran, der lebt auch gerne im Wald."
- „Ein Elefant, der kommt überall hin, zertritt andere, wenn es nicht anders geht. Er hat wedelnde Ohren, ist stark und hat eine dicke Haut."
- „Ein Kaninchen, das erinnerte mich an alte Tage."
- „Ein Reh, das ist ziemlich schnell, ich war mit meinem Vater früher auf der Jagd ..."
- „Eine Bergziege, die ist flink und kann kraxeln, die versteckt sich gut und lebt in guter Luft. Sie hat einen Harem."
- „Ein bissiger Hund, ein Dobermann, der mit dem Vater zur Nachtwache geht. Der schnappt zu und lässt sich nichts gefallen."
- „Ein lieber Hund, den darf man schimpfen, aber nicht schlagen."
- „Ein Kuckuck, den hört jeder."

Auch hier werden zahlreiche Erinnerungen wach. Oft wird so viel erzählt und ausgetauscht, dass die Zeit zu einer Identifikation mit dem Tier nicht mehr reicht. Wird die Arbeit in der darauf folgenden Stunde fortgesetzt, kann selbst bei demenzkranken Menschen der zweiten Phase der Erkrankung zumeist unmittelbar an die vorherige Stunde angeknüpft werden. Teilnehmende, die die Namen der anderen nicht kennen, sprechen sich häufig – auch außerhalb der SMEI-Gruppen – mit den Tierbezeichnungen an.

In der Identifikation wird Leiden lebendig, das nun Trost finden kann, und Sehnsucht. Der „liebe Hund, den man schimpfen, aber nicht schlagen darf", ist eine demenzkranke 82-jährige Frau, die von den vielen Schlägen erzählt, denen sie ausgeliefert war, und die nie darüber sprechen durfte und konnte. Nun findet sie

Gehör und Trost und damit Erleichterung. Der „bissige Hund, der zuschnappt und sich nichts gefallen lässt", ist eine 78-jährige ehemalige Verkäuferin, die davon träumt, sich endlich einmal ihrer „Haut zu wehren", wie sie sagt. Sie knurrt in der Gruppe wie der bissige Dobermann und alle klatschen Beifall und sagen, dass sie Angst gehabt hätten. Sie strahlt.

3

Würdigende Hilfen: Sanfter Tanz

3.1   Das Konzept

Ein besonderes Angebot innerhalb der Mobilen Orientierungsschulen für alters-verwirrte Menschen und der SMEI-Angebote war und ist der Sanfte Tanz. Sanfter Tanz ist ein Konzept, dass entsprechend den genannten Strategemen Tanztherapie in besonderer Weise auf die Erfordernisse und Bedingungen alter Menschen, vor allem auf die demenzkranker Menschen, anpasst und darin die verschiedenen Aspekte und Hauptmethoden von SMEI integriert.

Sanft bedeutet nicht, dass nur sanfte Bewegungen durchgeführt werden dürfen, sanft bedeutet auch nicht, dass nur sanfte Gefühle während der tänzerischen Einheiten lebendig werden dürfen, sanft bedeutet vor allem die Gelegenheit zu erfahren, mit sich selbst wohlwollend zu sein. Das Sanfte im Sanften Tanz ist in erster Linie die Haltung, die sich allerdings in verschiedenen methodischen Aspekten niederschlägt. Sanfter Tanz ist weder eine Schritt- noch eine Übungsfolge, sondern ein bestimmter Stil, mit Menschen mit dem Medium Tanz zu arbeiten.

Das Konzept Sanfter Tanz wurde wie SMEI in ersten Grundzügen nach 1987 aus den Erfahrungen experimenteller tanztherapeutischer und bewegungstherapeutischer Gruppenarbeit mit demenzkranken Menschen sowie mit chronisch Kranken (v.a. Schlaganfall-Patientinnen und Patienten) entwickelt. Das hier vorgestellte Konzept ist eine Erweiterung und Modifizierung auf der Grundlage der vorgenommenen Analyse der Innenwelten demenzkranker Menschen.

Im Vordergrund der meisten tänzerischen Modelle stehen die verschiedenen Komponenten des Tanzes wie Rhythmus, Dynamik, Raum usw. Sie beziehen sich auf die Beschreibung, Entwicklung und Vermittlung des Tanzes. Der Tanz steht im Mittelpunkt des Interesses. Dagegen stehen im Mittelpunkt des Interesses der Arbeit mit demenzkranken Menschen die tanzenden Menschen. Die tanztherapeutische Nutzung des Tanzes zielt nicht auf die Entwicklung eines Tanzes, sondern auf die Entfaltung der Identität und der Kompetenzen der tanzenden Personen.

Sanfter Tanz zielt auf die Entwicklung und Entfaltung des Bewegungspotenzials und Körpergefühls der Teilnehmerinnen und Teilnehmer. Im Unterschied zur „10-

Minuten-Aktivierung" (Mertens 1988, Schmidt-Hackenberg 1996) stehen nicht vorgegebene Aktivierungsziele im Vordergrund, der Sanfte Tanz nimmt das Erleben der Tanzenden als Aus-gangspunkt. Beim Sanften Tanz gilt: Nicht die Form bestimmt die Bewe-gungsfähigkeit, sondern die Bewegungsfähigkeit des oder der Tanzenden bestimmt die Form. Nicht die Schrittfolgen des Walzers bestimmen die Bewegungs-anforderungen an die Tanzenden, sondern die Bewegungsfähigkeit der Tanzenden bestimmt die Formen, in denen sie einen Walzer tanzen. Sanfter Tanz ist als Verfahren somit insbesondere geeignet für Menschen, die auf Grund von Einschränkungen ihrer Bewegungsfähigkeit durch Krankheit, Behinderung, Alter und in diesem Kontext durch eine demenzielle Erkrankung nicht oder unzureichend durch sonstige Tanz- und tanztherapeutische Angebote angesprochen werden. Es nehmen auch Menschen mit nicht eingeschränkter Bewegungsfähigkeit an Angeboten Sanfter Tanz teil. Das Besondere des Konzeptes Sanfter Tanz liegt aber darin, dass es Tanzmöglichkeiten, Tanzerfahrungen und Tanzzugänge für Menschen mit Einschränkungen ihrer Bewegungsfähigkeit bietet, was bei vielen demenzkranken Menschen der Fall ist.

Für demenzkranke Menschen ist das Angebot Sanfter Tanz nach den vorliegenden Erfahrungen in besonderer Weise indiziert,
– wenn das Körpererleben reduziert ist,
– wenn eine Förderung des Gerichtetseins angezeigt ist und
– wenn eine spielerische Förderung des Kontaktes mit anderen Menschen sinnvoll ist, um dem Vereinsamungsprozess entgegenzuwirken.

Im Sanften Tanz ist weniger wichtig, welche Übungen bzw. Einheiten durchgeführt werden, sondern wie, in welchem Zusammenhang, mit welchem Augenmerk, mit welcher Gewichtung und in welcher Beziehung zu den Teilnehmenden. Sanfter Tanz wird hier deshalb als Konzept, Stil, Matrix beschrieben, innerhalb dessen im Rahmen der vorgestellten Zielsetzungen und in Bezug auf die beschriebenen Zielgruppen vier Essentials maßgebend sind:
– Tanz von innen
– Erlaubnis-Klima statt Ideal-Orientierung
– Mit den Bewegungsgrenzen spielen
– Kontakt- und Raumerfahrung.

3.2   Tanz von innen

Eine demenzkranke 81-Jährige Frau, in einem Altenheim lebend, sagt von sich: ‚Ich kann nicht mehr tanzen.' Sie meint damit: Ich kann keine großen und schnellen

Bewegungen mehr machen, ich kann keine Schrittfolgen behalten, ich kann die anderen im Raum nicht sehen.

Gleichzeitig ist aber noch etwas anderes da, die Erinnerung, vage und undeutlich, an die Tänze in der Jugend, die Erinnerung an die Musik und darüber an den Hochzeitstanz, die in ihr erklingenden Töne während einer Fantasiereise ... An dieses Erleben knüpft Sanfter Tanz an. Tanzen von innen bedeutet, den Fokus auf den Zusammenhang von Erleben und Bewegungspotenzial zu richten, über das Erleben, das Tanzen von innen, die Bewegungsfähigkeit anzusprechen und zu erweitern. Für die meisten demenzkranken Menschen sind die Zugangshilfen die Musik und die Erinnerung. Die Musik z. B. des Tangos oder des Walzers ermöglicht, wie schon beschrieben wurde, über das Leibgedächtnis nicht nur die Erinnerung an den Tanz, sondern auch an die damit verbundenen Zeiten und Personen, an verschüttete Teile der Biografie. Das Nacherleben oder auch das neue Einfühlen in den inneren Charakter des Tanzes machen Mut und setzen Energien frei, sowohl neue Möglichkeiten des Erlebens wie auch der Bewegung zu erproben und zu entdecken.

Musik ist dabei hilfreich, ermöglicht Erinnerung. Musik setzt durch Rhythmus und Dynamik einen Rahmen, innerhalb dessen die eigenen Bewegungsmöglichkeiten gespürt und erprobt werden können. Musik ist aber auch verführerisch, ist aus sich heraus „grenzenlos" im Hinblick auf eine „unbegrenzte" Erweiterung der Bewegungsfähigkeit über die Potenziale von Tanzenden hinaus. Hierin liegt eine besondere Verantwortung der Leitenden von Sanfter-Tanz-Gruppen, auf die Grenzen dessen zu achten, was den Beteiligten zugemutet werden darf.

Neben der Musik sind wesentliche Zugangshilfen zum Tanzen von innen Fantasien, Geschichten, Bilder, welche mit tänzerischen Bewegungsübungen verknüpft werden.

Auch bei relativ „harmlos" beginnenden tänzerischen Bewegungsfolgen können z. B. durch Veränderungen der Labanschen Energiequalitäten (Laban 1988) (kraftvoll – leicht, plötzlich – allmählich, direkt – flexibel, gebunden – frei) oder der konstitutiven Leibbewegungen (s. Kap. II-2.3) Verknüpfungen mit innerem Erleben hergestellt und darüber neue Türen zur Erfahrung und zum Erweitern des individuellen Bewegungspotenzials geöffnet werden, z. B.: „Tanzen Sie weiter und versuchen Sie, sich dabei besonders kraftvoll (oder gelöst, schwebend, lebendig ...) zu bewegen."

3.3   Erlaubnisklima statt Idealorientierung

Ein Mann, 50 Jahre alt, nach einem Schlaganfall halbseitig gelähmt, sitzt in einer Gruppe „Tänzerische Gymnastik" einer anderen Person gegenüber. Beide bemühen sich, im Rhythmus der Musik die Hände und Arme schräg nach oben einander entgegenzustrecken. Die Aufgabe wurde gestellt nach dem Motto: vormachen – nachmachen.

Der Mann wird zwar mitgerissen von der Musik und von der Gruppe, doch in seinem Inneren quält er sich: „Ich kann das nicht so gut wie die anderen. Ich kann das nicht so gut wie früher. Ich kann das nicht so gut, wie die Gruppenleiterin es vorgemacht hat …"

Vor seinem inneren Auge schwebt ein Ideal, das Ideal der „guten und schönen" Bewegung, der „richtigen" Bewegung. Gemessen daran ist das, was er tut, falsch, unvollständig, ungenügend. Gerade der respektable Versuch, sein Bewegungspotenzial zu entfalten, konfrontiert ihn innerlich mit seinen Schwächen, Defiziten, Einschränkungen. Dies führt leicht zur Resignation, zum Widerstand gegen die Bewegung und die Übungen insgesamt. Die Beschäftigung mit dem eigenen Unvermögen produziert Druck, der alle Energien bindet.

Dieses Ideal als Maßstab für richtig und falsch, für gut und schlecht, für fähig und unfähig schwebt in der Regel bei Gruppen mit bewegungseingeschränkten Menschen im Raum, ganz gleich, ob dies noch durch Vormachen oder entsprechende Anweisungen und Aufforderungen verstärkt wird oder ob es als innerer Maßstab von den Teilnehmenden mitgebracht wird.

Sanfter Tanz orientiert sich immer daran, dieses Ideal beiseite zu stellen, es einmal zu vergessen. Sanfter Tanz orientiert sich im Gegenteil daran, ein Erlaubnisklima zu schaffen: Die Erlaubnis, etwas zu dürfen, etwas zu können und nicht zu können, etwas auszuprobieren …

Dabei sind verschiedene Aspekte wichtig:
-   Die Art der Bewegungsanweisung weist die Richtung. Es ist ein Unterschied, ob gesagt wird: „Heben Sie die Arme hoch", und dies dabei eventuell noch vorgemacht wird oder ob gesagt wird: „Stellen Sie sich vor, Sie stehen nachts am Strand unter freiem Himmel und zeigen mit Ihren Armen auf die Sterne, die Sie sehen." Bei der zweiten gibt es kein Richtig und kein Falsch, sondern die Erlaubnis, die eigene Form entsprechend dem eigenen Bewegungspotenzial zu finden.
-   Es gilt, ein Klima der Erlaubnis zu schaffen. Immer wieder wird die Erfahrung gemacht, dass es am Anfang von Gruppen wichtig ist, dass der Leiter bzw. die Leiterin der Gruppe sagen: „Sie dürfen ausatmen …, Sie dürfen den Takt verlassen und sich einfach nur wiegen …, Sie dürfen beim Tanzen auch sitzen bleiben …, Sie dürfen …, Sie dürfen …, Sie dürfen …" Nach einigen Gruppenstunden geschieht es oft, dass die Teilnehmerinnen und Teilnehmer sich diese Du-darfst- oder Sie-dürfen-Erlaubnis gegenseitig geben.
-   Die Aufmerksamkeit auf vorhandene Stärken und Potenziale zu lenken, sollte meinen: „Ich kann dies." Oft wird gemeint oder gesprochen: „Ich kann dies noch." Gerade das „noch" bringt häufig versteckte Leistungsmaßstäbe in die

Gruppenpraxis, die Entfaltungs- und Wachstumsmöglichkeiten behindern. Dies bedeutet für die Leitenden von Sanfter-Tanz-Gruppen, dass sie Wahrnehmungsübungen einsetzen mit dem Ziel, dass persönliche Maßstäbe sich entwickeln, sich setzen und hinterfragen lassen. Vorhandene Wertungen sind aufzudecken, verschiedene Wertungsmaßstäbe der Gruppenteilnehmerinnen und -teilnehmer auszutauschen, Gelegenheit zum Erproben neuer Maßstäbe und Wertungen ist zu geben. Dies kann oft und erfolgreich darüber geschehen, dass den Teilnehmenden in dem spielerischen und experimentellen Ausprobieren verschiedener Bewegungen und Bewegungsqualitäten die Wahlmöglichkeit zu eigenen Wertungen gegeben wird: „Welche Bewegung zu dieser Musik gefällt Ihnen am besten? In welcher Qualität sagt Ihnen die letzte Bewegung am meisten zu? Welches Tempo entspricht Ihnen, Ihrer Stimmung?"

– Um Wahlmöglichkeiten zu geben und ein Erlaubnisklima zu schaffen, sind Sicherheiten notwendig. Es ist z. B. beängstigend und irritierend, einfach zu freiem Improvisieren aufzufordern. Als notwendig und hilfreich haben sich geordnete, Rahmen gebende Strukturen erwiesen, innerhalb derer Freiräume und tänzerische Experimente angeboten werden. Hilfreich sind Anfangs- und Schlussrituale (z. B. eine bestimmte Atemübung oder ein bestimmter Tanz) sowie festgelegte und wiederkehrende Strukturen des Gruppenablaufs.

– Haben Gruppen Mut gefasst, sich selbst die Erlaubnis zu Vielfalt und zum Ausprobieren zu geben, kann die gegenseitige Wahrnehmung in der Gruppe diese Tendenz verstärken. Gruppenteilnehmerinnen und -teilnehmer können sich mit ihren Bewegungsideen gegenseitig beeinflussen und voneinander lernen, ohne dass dies eine gegenseitige Wertung im Sinne von Richtig und Falsch bedeuten muss. Gerade wenn Vielfalt in der Gruppe vorhanden ist, kann die Gruppenleiterin, der Leiter die Aufmerksamkeit der Tanzenden auf diese Vielfalt lenken und so Mut machen und die Erlaubnis geben, die besondere Eigenart der Bewegung bzw. des Tanzes des einzelnen demenzkranken Menschen noch mehr zu entfalten.

Bei aller Betonung des Erlaubens ist es auch notwendig, bestimmtes Verhalten zu untersagen und zu unterbinden, um für das Erlauben einen sicheren Rahmen zu schaffen. Dies geschieht durch freundliche Hinweise.

Ein dem Erlaubnis-Klima abträgliches Verhalten ist,

– wenn andere Gruppenmitglieder abgewertet werden,
– wenn von anderen Teilnehmenden verlangt wird, etwas zu tun, was sie nicht wollen,
– wenn andere ausgelacht werden,
– wenn über andere statt mit ihnen geredet wird. (s.a. P35/5-6)

3.4   Mit den Bewegungsgrenzen spielen

Frau N. ist nach einer Hüftoperation bewegungseingeschränkt. Sie wiegt sich mit der Musik, sie unternimmt immer wieder Ansätze zur Bewegung, scheut sich aber, die Grenzen ihres eigenen Bewegungspotenzials zu erproben. Sie hat Angst, über ihre Grenzen zu gehen, sich selbst weh zu tun. Sie schränkt sich deshalb „freiwillig" in ihrem Bewegungspotenzial ein, nicht nur bei Bewegungen, die ihr Hüftgelenk betreffen, sondern in ihrem gesamten Bewegungsspielraum. Über ihre Grenzen zu gehen, kann ihr leicht geschehen, da es gerade aus einer solchen ängstlichen Haltung heraus häufig „Ausrutscher" und „Unvorsichtigkeiten" gibt, da die eigenen Grenzen ungenau wahrgenommen und geachtet und beachtet werden. Diese Zurückhaltung wird von ihrer Demenz verstärkt und verstärkt gleichzeitig ihre Unsicherheit und damit ihren Rückzug.

In der Sanfter-Tanz-Gruppe wird sie wiederholt aufgefordert, eine Bewegung „einen Millimeter" zu verlängern, „nicht mehr". Besonders liebt sie das Tanz-Spiel, zu klassischer Klaviermusik tänzerisch Bäume zu umarmen. Einmal sagt sie anschließend: „Haben Sie gesehen? Ich habe nicht nur die dünne Birke, sondern auch die dicke Eiche umarmt!"

Sanfter Tanz legt den Fokus nicht auf zu erreichende Ziele der Bewegungsleistung, sondern auf die Wahrnehmung der Bewegungsgrenzen und die größtmögliche Ausnutzung des Bewegungsspielraumes. Es gilt für die Tanzenden wie auch für die verantwortliche Leitung, dafür Sorge zu tragen, dass niemand über seine eigenen Grenzen geht. Dazu ist es notwendig, dass jeder teilnehmende Mensch erfahren kann: Wo sind meine Grenzen? Wie kann ich mit meinen Grenzen umgehen? Wie kann ich mit ihnen spielen? Dies sind grundlegende Leitfragen bei der tänzerischen Bewegungsarbeit. Besondere Akzente dabei sind:

–   Immer wieder wird die Aufmerksamkeit auf den eigenen Körper und die eigene Bewegung gelenkt. Sanfter Tanz bedeutet, wie am Anfang gesagt, die Erfahrung, mit sich selbst wohlwollend zu sein, mit sich selbst sanft umzugehen. Dazu gehört auch, immer wieder wohlwollend wahrzunehmen, was der eigene Körper macht, was er kann und was nicht, wie man sich selber bewegt.

–   Zentrales Hilfsmittel der eigenen Wahrnehmung und Bewegungsdosierung ist der eigene Atem. Wenn die Bewegung dem Ausatmen folgt, gegebenenfalls verstärkt durch die eigene Stimme, Pusten, Töne – dann erreicht sie ihre eigenen Grenzen und achtet diese. Angst macht atemlos, Angst hält den Atem an. Angst führt so dazu, Bewegungen zu ersticken. Werden Bewegungen dann gegen die Angst und trotz alledem – verführt durch die Musik, den Gruppendruck oder die Gruppenleitung – durchgeführt, dann kann es leicht zur Missachtung der eigenen Körpergrenzen und der Grenzen der Beweglichkeit kommen. Der Atem dagegen ist Wahrnehmungs- und Dosierungsmittel zugleich. Als wichtige Regel gilt beim Sanften Tanz: Dehnen zusammen mit dem Ausatmen! Das Loslassen bei der Anstrengung verhindert Überspannung, lässt die Bewegung leicht und „von allein" geschehen. Da dies ungewohnt ist, muss diese Atem-Bewegungs-Kombination häufig vor- und mitgemacht und an kleinen Bewegungen z. B. des Handgelenks oder des Kopfes geübt werden. Aber auch hier wird nicht darauf bestanden, dass die Atmung so wie vorgeschlagen durchgeführt wird: Es gibt kein Richtig und Falsch, es gibt Vorschläge, Hinweise und Anregungen! (s. a. P31/6)

– Ein weiterer wichtiger Akzent zum Wahrnehmen und zum Umgang mit den eigenen Grenzen des Bewegungspotenziales ist das regelmäßige Feedback über die Bewegungserfahrung und die Bewegungsfähigkeit seitens der Gruppenleiterin oder des Gruppenleiters.

– Die eigenen Bewegungsgrenzen zu spüren, hat zwei Seiten: Die Beteiligten spüren, dass sie nicht weiter können – und sie spüren, dass sie so weit können ... Mit beiden Seiten, zwischen beiden Seiten können sie spielen, können sie spielerisch mit Musik, mit Fantasiebildern ihre Grenzen erproben: „Stellen Sie sich vor, Sie sind eine Blume und wiegen sich innerlich tanzend im Wind. Sie geben dem Wind nach, sind aber fest im Boden verwurzelt. Sie schwanken gerade so weit hin und her zum Hintergrund der Musik oder den Tönen des Windes, die in Ihnen erklingen, dass Sie die Grenzen spüren zwischen Stehen-Bleiben und Sich-vom-Platz-Lösen ..."

3.5   Kontakt und Raumerfahrung

Zwei ältere Frauen kamen kurz nacheinander in ein Altenheim. Die Veränderung ihrer Lebensbedingungen verstärkte ihre Desorientierung und führte zu einem zusätzlichen Verwirrungsschub. Beide kamen zu diesem Zeitpunkt in eine Sanfter-Tanz-Gruppe. Sie waren damals nicht in der Lage, vom Treppenaufgang ihr gegenüberliegendes Zimmer zu erkennen und zu finden.

Bei ihnen zeigte sich, dass Bewegungsfähigkeit und Erlebnisfähigkeit zwei gemeinsame Kategorien haben: Kontakt und Raumerfahrung. Orientierung ist nicht etwas, was man besitzt, sondern aktives und prozesshaftes Wahrnehmen und Handeln. Orientierung vollzieht sich immer im Kontakt und im Raum zugleich.

Bei beiden Frauen ging die Desorientierung im Raum einher mit der Desorientierung im Kontakt zur gesamten Umgebung sowie zu Pflegenden und Mitbewohner/innen. Die Desorientierung zeigte sich gleichzeitig im desorientierten Erleben des eigenen Körpers und der eigenen Bewegungen.

Der zusätzliche Verwirrungsschub konnte bei beiden Frauen nicht vollständig rückgängig gemacht werden, aber durch spezifische SMEI-Angebote wurden über Erinnerungen Bewegungspotenziale aktiviert, die den Frauen die Wiederentdeckung von Orientierungsstrukturen in Bezug auf ihren Körper und ihre Umgebung ermöglichten. Über das subjektive Erleben konnte sowohl die Raumerfahrung erweitert als auch die äußere Orientierungsfähigkeit verbessert werden. Für beide war wichtig, sich im Tanz zuerst einmal selbst zu berühren, um sich zu spüren. Wenn sie sich später, geleitet von der Musik und den Anregungen des Gruppenleiters, aufeinander zu bewegten, entstanden daraus Ansätze neuen Gerichtetseins, das sich allmählich auch im Alltag bemerkbar machte. Nach einigen Monaten waren beide Frauen in der Lage, sich im Umkreis von ein bis zwei Kilometern um das Heim herum selbstständig zu bewegen und zu orientieren.

In allen Sanfter-Tanz-Angeboten wird Wert darauf gelegt, Kontakt und Raumerfahrung miteinander zu verbinden. Wenn ein unmittelbarer Kontakt über Berührung nicht möglich ist, weil die demenzkranken Menschen zu scheu sind oder sich aus Unbeholfenheit zurückhalten, haben Tücher eine verbindende Wirkung.

Als Beispiel seien zwei Varianten des Tüchertanzes aufgeführt:

Die Teilnehmerinnen wählen je ein Tuch aus einem mitgebrachten Tücherberg. Sie haben Zeit, sich die Tücher nach Farben, Größe, Format und Material auszuwählen. Manche Teilnehmerinnen erkennen ihre Lieblingsfarbe oder bestimmte Farbkombinationen. Andere wählen die Farben passend zu ihrer Kleidung aus. Oder sie betasten die Tücher und entdecken ein sie interessierendes Material, z. B. Seide. Einige legen die Tücher um oder benutzen sie als Kopfbedeckung.

Im Anschluss daran beschreibt jede ihr Lieblingstuch. Bei der Beschreibung wird oft deutlich, warum gerade das Tuch ausgewählt wird, Lebensgeschichten werden erzählt, eine Atmosphäre gegenseitigen Interesses entsteht.

Nun folgt der Tanz (aus einem SMEI/Sanfter-Tanz-Erfahrungsbericht):

„Gemeinsam schwingen wir die Tücher zu dem viel geliebten Walzer. Wir stellen uns vor, unsere Arme verlängern sich mit dem Tuch und wir haben die Möglichkeit, die- oder denjenigen, die uns im Kreis gegenübersitzen, mit dem Tuch zu berühren.

Der Kommentar einer Teilnehmerin: ‚Ich hatte das Gefühl, auf Wolken zu schweben.'

Eine andere Variante beinhaltet, dass diejenigen, die stehen können, den Stuhlkreis verlassen und mit einer Partnerin oder mehreren im Inneren des Kreises den Walzer tanzen. Die sitzenden Teilnehmerinnen umschließen mit ihren schwingenden Tüchern den Kreis.

Der Kommentar einer Teilnehmerin : ‚Ich habe früher auch so gerne getanzt. Wer hätte gedacht, dass es heute auch noch möglich ist.'" (M2)

4

Pflege

4.1 Zur Phänomenologie des Erlebens der Pflegenden

In den bisherigen phänomenologischen Untersuchungen wurde das Hauptaugenmerk auf das Erleben der demenzkranken Menschen gelegt. Um aus den Ergebnissen Schlussfolgerungen für die Pflege zu ziehen, ist es sinnvoll, ergänzend zu betrachten, wie sich Angehörige und professionell Pflegende im Kontakt mit den Erkrankten erleben.

4.1.1 Angehörige: „Eine Welt brach für uns zusammen!"

Viele wesentliche Regungen und Bewegungen des Erlebens demenzkranker Menschen spiegeln sich im Erleben der Angehörigen.

Auch für die Angehörigen und sonstigen Nahestehenden der Erkrankten wirkt sich die Erkrankung als Krise aus. Irgendwann wird der erkrankte Mensch nicht mehr als derjenige erlebt, der er einmal war. Die gemeinsame Lebenswelt zerbricht, die Belastungen der Pflege haben oft gewaltige Auswirkungen auf die persönlichen Lebensumstände. „Eine Welt brach für uns zusammen!" (EA: Frenzel 1999, S. 262)

Eine Frau schrieb über ein Gespräch, das sie bei einer Beratungsstelle zu den Folgen der Erkrankung ihres Vaters vereinbart hatte: „Der Ausgang dieses Gespräches sollte unser Leben verändern." (EA: Avadian 1999, S. 44) Die Krisenerfahrung stellt alle Beteiligten vor große Herausforderungen. Trotz aller Beratungen bleiben Fragen offen. Eine Angehörige schrieb: „Etwas jedoch blieb ohne Antwort: Wie lebt man, mehr noch, wie leidet man mit einer geliebten Frau und Mutter, die uns jahrzehntelang willkommene Weggefährtin gewesen war? Jetzt, wo eine tückische, hinterhältige Krankheit sie langsam zerstört, weil ein einzelnes Organ, nämlich das Gehirn, nach und nach seine Funktionsfähigkeit verliert und Schritt um Schritt diesen Menschen schwächt und verändert!?" (EA: Funke 1998, S. 359)

Die Diagnose Demenz erschrickt die Betroffenen, kann sie aber auch erleichtern, weil sie endlich wissen, woran sie sind. Häufig erfahren Angehörige die Diagnose erst, nachdem sie schon lange Zeit mit Veränderungen ihres Vaters oder ihrer Mutter bzw. ihres Ehepartners oder ihrer Ehepartnerin gelebt haben. Vieles konnten sie sich nicht erklären, entsprechend waren sie beunruhigt und besorgt. Nun endlich die Diagnose „Alzheimer" oder „vaskuläre Demenz" zu hören, erleichtert sie in all der Schwere. Astrid Schoene schrieb zum Beispiel: „Ich musste die Diagnose akzeptieren. Erstaunlich, ich fühlte mich erleichtert, wie von einer schweren Last befreit. Mami war krank, und das schon lange, und nicht verantwortlich für all das, was mit ihr passierte." (EA: Schoene 1998, S. 71) Hier ist mit der Kenntnis der Diagnose die Krise nicht beendet, aber es ist nun bekannt, dass es eine Krise ist und welches Ausmaß sie hat. Astrid Schoene fährt fort: „Ich wusste nun, woran ich war." (a. a. O., S. 72)

Auch Alex Funke berichtet über den Zeitpunkt der Diagnose:

„Nun hatten wir die lange gesuchte und eher gefürchtete Gewissheit. (...) Eine bedrückende Gewissheit! Trotzdem: Endlich kein Tappen im Dunkeln und kein Rätseln mehr! Endlich klare Sicht! Endlich das Wissen, worauf wir uns einzustellen hatten ..." (EA: Funke 1998, S. 34)

Oft finden sich Gefühle der Erkrankten auch bei Angehörigen. Bei der Angst vor dem weiteren Verlauf der Krankheit und bei der Trauer über den drohenden Verlust der geliebten Person ist dies naheliegend. Mit der Diagnose (und danach) quälen sich viele Angehörige mit Schuldfragen oder -vorwürfen: „Ist uns das alles damals nicht aufgefallen? (...) Ich trauere unserem Versäumnis nach, ihr frühzeitig gezieltere Hilfe angeboten zu haben." (a. a. O., S. 18) Häufig tritt auch Scham auf: „Hinzu kommt bei vielen Angehörigen ein Schamgefühl gegenüber Außenstehenden. Sie wollen es nicht wahrhaben, dass der über alles geliebte Partner plötzlich geistig behindert ist. Sie versuchen es zu verheimlichen. Sie isolieren sich von der Außenwelt und leben einsam und allein, schüchtern und verzweifelt in ihrem Kämmerlein." (EA: Frenzel 1999, S. 263)

Die soziale Ordnung der Angehörigen gerät aus den Fugen. Das gesamte Alltagsleben „dreht sich" um die zu versorgende kranke Person. Immer weniger können die Kranken allein gelassen werden, so dass häufig auch die sozialen Kontakte der Angehörigen eingeschränkt werden. Die soziale Nutzung des Öffentlichen Raums schwindet. „Die Notwendigkeit ständiger Beaufsichtigung bedeutet für die Betreuer, insbesondere für pflegende Ehefrauen und alleinstehende pflegende Töchter, dass sie das Haus kaum noch verlassen können." (Domdey 1996, S. 57)

Auch der Intime Raum wird gefährdet. Die demenzkranke Mutter durchwühlt die Wäsche der pflegenden Tochter, der demenzkranke Vater irrt nachts suchend in der Wohnung herum, auch im Schlafzimmer der Tochter und des Schwiegersohns.

Die sozialen Kontakte werden quantitativ stark eingeschränkt, verändern sich aber auch qualitativ. Ein pflegender Ehemann beschreibt dies: „Die Menschen beurteilen dich anders, Freunde und Kinder verändern sich. Es ist, als ob sie Angst vor dir hätten.

Du bist ein Witwer, dessen Frau noch lebt, und die Menschen wissen nicht genau, was sie dir sagen und wie sie dir entgegentreten sollen." (zit. n. Buijssen 1994, S. 52)

Eine weitere soziale Veränderung besteht häufig darin, dass sich Geschwister, die Söhne und Töchter demenzerkrankter Menschen, zerstreiten. Feine Risse in den Geschwisterbeziehungen weiten sich aus, latente Konflikte brechen offen aus. Die Pflegeverantwortung ist eine Belastung und macht Druck; finanzielle Angelegenheiten der Erkrankten sind zu regeln und bieten Anlässe für Streitigkeiten; die Entscheidung, ob und wann eine Heimunterbringung notwendig ist, wird durchaus nicht immer einhellig gefällt; Familienverbände können zerbrechen.

Die Erregungskonturen der Kranken färben auf die Erregungsverläufe der Angehörigen ab. Unruhe steckt an, die Schlaflosigkeit der Kranken lässt auch die Angehörigen nicht schlafen. „Die unruhigen Nächte hatten eine verhängnisvolle Auswirkung für mich im gleichen Schlafzimmer: Sie raubten den eigenen Schlaf. Das ließ sich vorübergehend ertragen, jedoch nicht über Wochen und Monate." (EA: Schoene 1998, S.48) Auch die Überforderung trägt nicht gerade zu entspannten Nächten bei. „24 Stunden bereit sein, kein Loslassen, Verantwortlichkeit Tag und Nacht." (a.a.O., S.65)

„Stress und innere Unruhe fraßen mich auf." (EA: Avadian 2001, S.150)

Pflegende Angehörige leiden sehr unter der Response-Resonanz, die in ihnen entsteht. Zumeist äußert sie sich in Wut und Ärger. Einige Beispiele:

„Oft ärgerte ich mich über ihre Gleichgültigkeit, mit der sie vielen, früher für sie so wichtigen Dingen des Lebens begegnete. Ich reagierte wütend, wenn ich sah, wie nachlässig sie wurde, dass es sie nicht störte, wie es in ihrer ehemals gepflegten Wohnung aussah." (EA: Schoene 1998, S.31)

„Ob nun das Schicksal der Topfpflanzen oder der Hauch eines Geruches Schuld daran war, bleibe dahingestellt, auf jeden Fall explodierte ich an jenem Tag. Erstaunlich, wie die Wut einen in eine andere Person verwandelt – eine Person, die einen abstößt, von der man sich in dem Augenblick, in dem man zu ihr geworden ist, mit ihrer Stimme spricht, voller Ekel ungläubig abwendet. Die Wut war ganz plötzlich da, wie aus heiterem Himmel. ‚Ich habe dir doch gesagt, du sollst das lassen! Ich habe dir gesagt, du sollst das lassen!' In diesen Augenblicken der Raserei haben weder sie noch ich eine Ahnung, wovon ich rede. Aber die Person, die da spricht, drückt sich bald klarer aus. Auch kalt und tödlich. ‚Du bist verrückt. Bekloppt. Du weißt nicht, erinnerst dich an nichts, scherst dich um nichts.' Die Worte werden von wilden, aggressiven Gebärden begleitet. Iris zittert heftig. ‚Also', sagt sie, und diesem banalen Vorspiel zu einer scheinbar vernünftigen Bemerkung (in diesem Tonfall oft bei BBC-Diskussionen gehört) folgt für gewöhnlich ein nicht ernst zu nehmendes Geplapper, das die Frage nicht beantwortet. Iris' ‚Also' fällt zurück in Äußerungen wie ‚wenn er kommt' oder ‚muss für einen andren es jetzt tun' oder ‚aufhören gut zu borgen wenn'. Ich ertappe mich dabei, wie ich im Spiegel den Mann anschaue, der gesprochen hat. Ein fürchterliches Gesicht, pflaumenfarben." (EA: Bagley 1999, S. 238)

„Die Wut erscheint jetzt manchmal als eine Möglichkeit, immer noch das Eingeständnis zu verweigern, dass da etwas nicht in Ordnung ist. Wie ein ernst gemeintes Kompliment. DU bist so wie immer, Gott sei Dank (oder: zum Teufel auch), und das werde ich auch sein. Ich würde dich nie dadurch beleidigen, dass ich so tue, als wäre es anders." (a. a. O., S. 239)

Manchmal schlägt die Hilflosigkeit der Angehörigen in aggressive Gefühle und in gewalttätige Handlungen um, ähnlich den emotionalen Prozessen der Erkrankten. Ein Ehemann erzählt zum Beispiel:

„Den Rest des Abends teilte ich meine Aufmerksamkeit zwischen meiner Frau und einem Fußballspiel. Eine ganze Weile später federte Lucie plötzlich hoch. ‚Wann gehst du nach Hause?' Ich sah erstaunt auf.

‚Ich habe gefragt, wann du nach Hause gehst!', wiederholte meine Frau drängend, viermal hintereinander. Ich versuchte, mich nicht provozieren zu lassen und ruhig zu bleiben. Es gelang mir immer weniger.

‚Ich bin hier zu Hause', antwortete ich, noch ruhig.

‚Du glaubst ja wohl nicht, dass ich einen fremden Mann in meinem Schlafzimmer haben will? Ich geh nicht ins Bett, bevor du nicht aus dem Haus bist!'

‚Das ist unser Haus. Deins und meins ... Wir haben es zusammen gebaut.'

‚Das ist mein Haus. Du hast damit nichts zu schaffen.' Die Spannung stieg. Ich versuchte zu argumentieren, zu überzeugen, zu beschwören. Nichts half.

‚Komm mit', sagte ich schließlich. Ich führte sie ins Schlafzimmer. ‚Wem gehört das Bett da?'

‚Mir. Und meinem Mann.'

‚Wer ist dein Mann?'

‚Das geht dich nichts an.'

‚Wir haben Kinder!'

‚Ich habe Kinder!'

‚Wie heißen sie?'

‚Lucien und Lucette.'

‚Ich bin ihr Vater!'

‚Ich bin nie mit dir im Bett gewesen. Gott bewahre!'

Ich war mit meiner Weisheit am Ende." (EA: Vilsen 2000, S. 58)

Außenstehende mag diese Auseinandersetzung vielleicht zu einem Lachen reizen, für die Beteiligten muss sie schrecklich sein, was sich in der Folge zeigt. Die Auseinandersetzung ging weiter, wurde heftiger und mündete schließlich in Gewalt: „Ich fasste meine Frau an den Handgelenken, schüttelte sie heftig und gab ihr ein paar mannhafte Ohrfeigen ..." (a. a. O., S. 60)

Auch von einer Verstärkung der Synchron-Resonanz, der Erfahrung gemeinsamen Schwingens, berichten Angehörige, hier ein Ehemann über die Resonanz mit seiner Frau: „Wir können immer noch so miteinander reden, wie früher, aber es ist unverständlich geworden – für beide Seiten. Ich kann nicht mehr so antworten wie früher, sondern nur noch so, wie sie jetzt mit mir spricht: mit Scherzen oder Unsinn, worüber sie noch immer lachen kann. Und so sind wir auch jetzt noch einer ein Teil des anderen." (EA: Bagley 2000, S. 220)

Selbst die Desorientierung „färbt ab": „Unsere Gedanken wurden so sehr von Mardigs Angelegenheiten beherrscht, dass wir oft wie weggetreten waren. Einmal verlor ich auf einer mir vertrauten Straße die Orientierung und wusste nicht mehr, wo ich war." (EA: Avadian 1999, S. 66) Und später schreibt sie: „Ich redete schon genauso wirres Zeug wie er." (a. a. O., S. 166) Und berichtet: „Ich bin erst Ende 30 und doch war ich bei drei Gelegenheiten in Gedanken so sehr mit den Angelegenheiten meines Vaters beschäftigt, dass ich aus der Garage fuhr, bevor ich das Garagentor geöffnet hatte!" (a. a. O., S. 240)

Pflegende Angehörige verlieren Woche für Woche, Monat für Monat ein wenig mehr von ihrem Vater oder ihrer Mutter, von Ehemann oder Ehefrau. Dieser Prozess des Loslassens ist ein Prozess des Trauerns: „Da war die Wohnung, dunkel und stickig, dieses Durcheinander der persönlichen Sachen, an denen sie gehangen, die ihr wichtig gewesen waren – und sie schaute aus den riesigen Farbfotos, die an den Wänden in jedem Zimmer hingen, so adrett, so gepflegt auf dieses Chaos hinab. Ich empfand Trauer." (EA: Schoene 1998, S. 25)

Die psychische und soziale Belastung der Familien, in denen Menschen mit Demenz gepflegt werden, ist folglich so groß, dass fachliche und psychosoziale Hilfen für die Pflegenden dringend geboten sind (Besselmann 2003). Jährlich müssen 25 % der demenziell erkrankten Menschen, die häuslich gepflegt werden, stationär untergebracht werden (Zellhuber 2005). Dies ist in der Verschlimmerung des Zustands der Erkrankte ebenso begründet wie in dem Umstand, dass pflegende Familienangehörige die Belastungen, die aus der Pflege erwachsen, nicht mehr aushalten. Zu psychosozialen Belastungen kommen die körperlichen: 50 % der Pflegenden sind über 65 Jahre, 25 % sogar über 75 Jahre alt (Domdey 1996, S. 55).

4.1.2   Fachkräfte: „Manchmal ist mir alles zu viel."

Viele Phänomene des Erlebens der Angehörigen finden sich auch bei den professionellen Begleiterinnen und Begleitern, den Fachkräften. Da sie nicht den gesamten Alltag mit den Menschen mit Demenz teilen, sind sie weniger von den Einschränkungen sozialer Beziehungen betroffen als die Angehörigen. Auch sind sie in der Regel nicht von der familiären Dynamik und ihrer Geschichte betroffen. Doch zahlreiche weitere belastende Phänomene sind auch bei ihnen zu beobachten. Als emotionale Resonanz wird vor allem die Hilflosigkeit betont, wie eine Begleiterin berichtet:

B.: „Ganz spontan ist natürlich erst einmal eine große Hilflosigkeit da, weil ich zwar da sein kann und kann auch ein bisschen trösten, aber es ist ja so, dass ich nicht helfen kann in dem Sinne, eine Lücke wieder zu schließen. Man kann natürlich ganz gezielt arbeiten, indem man ressourcenorientiert z. B. die Leute wieder heranführen kann an alte Fähigkeiten, aber das ist ein spezielles Training und im normalen Pflegealltag ist dafür keine Zeit. Ganz hart gesagt."

U.B.: „Wie gehst du mir der Hilflosigkeit um?"

B.: „Mit meiner Hilflosigkeit? Ich versuche das in meinem Umfeld ein bisschen zu kompensieren, durch Gespräche mit Freunden und Bekannten, oder auch auf fachlicher Ebene, mit Kollegen, indem da ein Austausch stattfindet. Die Hilflosigkeit bleibt aber. Es ist jetzt nicht so, dass sich da irgendetwas verändert, immer wenn der Kontakt aufs Neue stattfindet, ist die Hilflosigkeit auch wieder da. Es ist nicht so, dass sie mich lähmt, sondern ich merke da schon eine Angst bei mir, selber in einen solchen Zustand zu geraten. Es ist eigentlich eine permanente Hilflosigkeit." (IB 3)

Neben der Hilflosigkeit werden immer wieder andere, ebenfalls emotionale Resonanzen genannt:

U.B.: „Welche Resonanzen, welche Echos ruft die Demenzerkrankung bei dir hervor?"

B.: „Zunächst einmal eine Betroffenheit, auch eine Trauer und natürlich eine Angst, selbst an einem solchen Krankheitsbild einmal zu erkranken. Das ist das Erste. Im Laufe der Arbeit merke ich dann jedes Mal, welche Ressourcen trotz allem da sind und dass eine Demenz, so schlimm sie auch ist – es ist bestimmt nicht der richtige Ausdruck, wenn ich das sage – auch etwas Positives an sich haben kann. Und zwar insofern positiv, weil unwahrscheinlich viel Leben noch in dem alten Menschen sein kann und so sehr viele positive Charaktereigenschaften da sind. Sehr viel Wärme bekomme ich einfach immer mit. Sie sind, und das erlebe ich ganz deutlich, ein vollwertiger Mensch, trotz der Demenz." (IB1)

Solche positiven Äußerungen sind selten. Zumeist werden Gefühle hilflos abgewehrt, vor allem Gefühle wie Scham, Angst, Hilflosigkeit usw., die als negativ erlebt werden: „Diese so genannten schlimmen Gefühle, die von Mitarbeitern so bezeichnet werden: Angst sollte man nicht haben, traurig sollte man nicht sein, weinen schon gar nicht – und dann eben noch die Angst davor, dass diese Bewohner in ein tiefes Loch fallen, wo ich die nicht mehr rauskriege." (IB 2) „Manchmal ist mir alles zu viel und ich muss mir die Kranken vom Hals halten. Dann werde ich dicht. Und krieg nichts mehr mit. Und bekomme auch mich nicht mehr mit." (IB 3) Es bedarf besonderer Anstrengungen, um die Fremdheitsgefühle und Dissoziationen zu überwinden: „Wenn ich frei habe, brauch ich immer einen Tag, um wieder lebendig zu werden. Ich geh dann einkaufen oder fahre viel Fahrrad oder putze und räume wie verrückt. Erst am nächsten Tag merke ich wieder, dass ich ich bin."(IB 3) Emotionale Überforderung führt zu Distanzierung nach außen wie nach innen.

Diese ist Teil eines Burnout-Syndroms, unter dem zahlreiche Mitarbeiterinnen und Mitarbeiter der Altenpflege leiden (Hölzer 2003). In Erhebungen wiesen 30 % der Pflegekräfte Symptome auf, die denen des Burnout-Syndroms entsprachen (Zellhuber 2005, S. 26). Innerhalb von nur 5 Jahren verlassen 50 % der in der Altenpflege Beschäftigten ihre Tätigkeit (KDA-Informationen, Internet 2005), Erhebungen über Fehlzeiten in der Altenpflege ergaben Zahlen zwischen 21 und 24 % der Jahresarbeitszeit (Zellhuber 2005, S. 26).

Die Betäubung und Verdrängung der affektiven Regungen schafft eine bestimmte Atmosphäre des Unbeteiligtseins, die in Berichten wiederholt beschrieben wird:

„Das Grundgefühl war Hilflosigkeit, Perspektivlosigkeit und latenter Ärger.

Das Grundgefühl drückte sich in den Handlungen aus: Die Stimmlage der Mitarbeiter war häufig gepresst oder unangemessen munter und leutselig, wenn sie mit den Bewohnern sprachen. Die Wortwahl war sehr gestelzt.

Manchmal wurden Sätze nur angefangen und unfertig gelassen. Es wurde laut in den Raum hineingeredet, ohne zu gucken, ob irgendjemand aufmerksam ist.

Im Blickkontakt lag etwas Beobachtendes und Distanzierendes.

Nach der Frühstückspause gingen die Mitarbeiter rasch in den Aufenthaltsraum der Bewohner, sprachen miteinander und zogen an den Stühlen der Bewohner, um eine andere Sitzordnung herzustellen. Dabei sprachen sie nicht mit den Bewohnern oder erklärten ihnen ihre Absicht.

Es wurde eine Singrunde gestaltet, bei der die Mitarbeiterin die von ihr angesungenen Lieder nicht konnte. Der Zivi blätterte währenddessen im Buch und probierte weitere Lieder aus." (P17/6-7)

Ursula Koch-Straube bezeichnet in ihrer ethnologischen Studie „Fremde Welt Pflegeheim" (2003) dies als „Rückzug der Pflegenden" (S. 242 ff). Sie beobachtet Unterbrechungen des Kontaktes durch Vertrösten, Kontakte im Vorübergehen, Diskontinuitäten und Rückzug in verschiedenen Symptomen wie Dissoziation, mit Formen des Ausblendens und der doppelten Wahrnehmung. Auch sie deutet dies als Ausdruck von Überforderung (a. a. O., S. 244).

4.2   Was eine würdigende Pflege braucht

Demenzkranke Menschen brauchen eine besondere Förderung durch besonders geschulte Kräfte. Dazu dienen die SMEI-Gruppen und Sanfter-Tanz-Angebote bzw. die soziotherapeutische SMEI-Einzelarbeit. Bleibt diese Förderung aber ein isolierter Bestandteil des Alltags demenzkranker Menschen, der sich nicht an den genannten Strategemen orientiert, dann zeigen solche Aktivitäten nur beschränkte Wirkungen. Es ist unbedingt notwendig, dass die pflegenden Angehörigen ebenso wie die professionellen Pflegekräfte eine an den Strategemen orientierte Haltung einnehmen. Die vorhergehenden Analysen und die Auswertung der Interviews lassen sich vor allem in fünf Punkten verdichten, die für die pflegende Begleitung wesentlich sind.

4.2.1   Verstehendes Mitgefühl

Dass sie Mitgefühl haben und zeigen, werden viele Pflegende für sich in Anspruch nehmen. Mitgefühl bedeutet, mit jemandem gemeinsam zu fühlen und sich in jemanden hineinversetzen zu können. Das ist nicht identisch mit dem häufig abwertenden und Menschen auf Distanz haltenden bzw. innerlich abschiebenden Mitleid, auch wenn Mitfühlen ebenfalls Mitleiden enthalten kann.

Die Fähigkeit, sich in demenzkranke Menschen hineinzuversetzen, ist nicht selbstverständlich. Existiert keine Zugangsmöglichkeit zu den an Demenz Erkrankten, bleiben diese „außen vor". Dies zeigt sich in Atmosphären, wie sie in einem Praktikumsbericht beschrieben werden: „Mir fiel auf, dass die Bewohner mit einer besonderen Stimmlage begrüßt wurden, die auf mich betulich wirkte und die Positionen Betreuer und Betreuter deutlich machte. Jeden Tag wurden die gleichen Fragen nach dem Befinden gestellt. Es kam mir wie ein eingespieltes Rollenspiel ohne innere Anteilnahme vor.

Es wurde viel zu den Bewohnern gesprochen, aber nicht mit ihnen. Die Mitarbeiter erzählten ihren Kollegen von ihren privaten Erlebnissen und banden die Bewohnerinnen nicht in das Gespräch ein." (P17/6)

Pflegende, die sich für mehr Würde in den Altenpflegeeinrichtungen einsetzen, betonen die Notwendigkeit verstehenden Mitgefühls immer wieder:
– „Also erst einmal würde ich mir wünschen, dass die Menschen, also die Pflegekräfte, die damit zu tun haben, sich ein Stück weit mehr damit auseinander setzen (...) Aber ich denke, wenn man um den Zustand weiß und um die Krankheit auch weiß, dann ist das noch mal ein anderer Zugang dazu." (IB3)
– „Und ich will gesehen werden, und gesehen zu werden, heißt für mich, wirklich mit allem wahrgenommen werden, wenn ich würdevoll behandelt werden will. Ich will gesehen werden und das muss ich spüren und dann hat der andere die Pflicht, dass ich es so spüre, den Weg dahin zu suchen, weil ich es vielleicht nicht mehr klar sagen kann, und das scheitert hier." (IB 2)
– „Ich würde es nie machen, dass ich immer wieder sage: ‚Nein, das ist nicht so, du bist hier', wenn z. B. jemand denkt, er muss zur Schule gehen ... Was ich auch nicht machen würde, den Menschen immer mit der Realität zu konfrontieren.

Immer zu sagen, so und so ist es nicht, da stößt man den Menschen noch mehr vor den Kopf und die Angst und Verwirrung bei den dementen Menschen erhält dabei noch einen Schlag." (IB 3)

– „Eine sehr große Empathie hilft, sage ich mal. Dass man denjenigen kennt und eine gute Kenntnis der Vorgeschichte oder der Lebensgeschichte des Betroffenen hat und entsprechende Verhaltensweisen eventuell auch einschätzen und nachvollziehen kann. Wenn z. B. jemand früher Bäcker war, der morgens um 4.00 Uhr versucht, aus dem Bett aufzustehen, und sich anzieht und dann irgendwie losmarschiert, dann ist das ja ganz klar, dass der irgendwie zur Arbeit will. Einfach so und nicht weil er Rambazamba im Pflegeheim machen will. Ich sage das immer so: Man muss in gewisser Weise mitspielen in deren Welt, wie auch immer die aussehen mag. Das funktioniert auch nicht immer, aber es hat öfters funktioniert. Ich war schon oft Ehemann und Bruder oder was auch immer, und wenn ich das dann erkannt habe und ich dann irgendwie die Möglichkeit hatte, mitzuspielen, dann hat das auch meistens geholfen." (IB 3)

Meine Kolleginnen und ich waren und sind in Fortbildungen für Pflegefachkräfte immer wieder überrascht, wie fremd es vielen ist, sich mit demenzkranken Menschen zu identifizieren. Mitleid ja, aber sich wirklich in Menschen hineinversetzen zu können, mit denen Gefühle geteilt werden wollen und sollen, das ist weitgehend unbekannt. Wenn wir über Rollenspiele bzw. Sensomotorische Simulationen (Frick-Baer/Baer 1992) eine Identifikation mit demenzkranken Menschen ermöglichen, zumindest was einzelne Aspekte von deren Erleben betrifft, hören wir häufig Äußerungen wie: „So habe ich das noch nie gesehen …", „Jetzt verstehe ich erst einmal, was in diesen Menschen vorgeht …" usw.

Mit Mitgefühl ist hier ein verstehendes Mitgefühl gemeint, das eine mitfühlende Haltung und die Erfahrung der Identifikation sowie ein geistiges Verständnis dafür beinhaltet, wie Menschen mit Demenz sich und die Welt erleben. Ein solches verstehendes Mitgefühl muss eigentlich Bestandteil jeder pflegerischen Ausbildung (und Weiterbildung) sein, die Fähigkeit zum verstehenden Mitgefühl Voraussetzung für die Aufnahme einer Berufstätigkeit als Altenpflegerin bzw. Altenpfleger. „Auseinandersetzung mit meinen Gefühlen und meiner Erlebenswelt, das ist eigentlich die einzige Chance, wirklich mit demenzkranken Menschen umzugehen und sich auf diese Vielfältigkeit einzustellen. Das ist der Weg! In der Ausbildung zum Altenpfleger ist das am Rande Thema, du kriegst mehr diese Rezepte. Ich glaube, dieser Umweg, über meine Erlebenswelt ein Verstehen zu schaffen für die verschiedene Erlebenswelt der Bewohner, für Zugangswege, ich glaube, dass das eine Chance ist." (IB 2)

Mitfühlen ruft Resonanzen hervor. Die eigene Hilflosigkeit wird ebenso anklingen wie Erfahrungen der Trauer und des Zorns, der Angst und der Einsamkeit. Solche

Gefühle sind für die meisten Menschen nicht angenehm und werden eher abgewehrt. Menschen mit Demenz zu pflegen, ist eine Tätigkeit, die solche Gefühle in den Pflegenden hervorruft, wenn sie nicht abstumpfen, sondern Mitgefühl empfinden. Doch wie mit diesen Gefühlen umgehen? Wie sie mit anderen teilen? Damit sind die meisten Pflegenden überfordert. Deshalb braucht verstehendes Mitgefühl Raum für die emotionalen Regungen, die beim Mit-Fühlen mitklingen und anklingen.

Verstehendes Mitgefühl braucht Ausbildung und Weiterbildung. Allerdings kein Dozieren über Demenz-Erleben, sondern lebendige Auseinandersetzung, lebendiges Hineinversetzen. Dazu gibt es ein breites erlebensöffnendes methodisches Repertoire. Wenn Pflegende solche erlebensorientierten Fortbildungen durchlaufen haben, merken sie unter anderem, dass ihr Interesse breiter und tiefer wird. Sie nehmen mehr von den demenzkranken Menschen wahr, sie nehmen mehr auf, in ihnen schwingt mehr mit. Dies steigert das Interesse und ruft sogar eine besondere Form des Interesses hervor: Staunen. „Staunen, genau! Staunen! Ich denke, es ist fast wie ein Wunder. Denn wenn man einen Menschen erst so sieht, wie er sich bewegt, wie er sich verhält, in der Sprache usw., dann ist zunächst eine Betroffenheit da, es ist nicht der Mensch, der er früher mal war. Und wenn ich aber Kontakt zu ihm aufgenommen habe, wenn da wirklich eine Beziehung da ist, dann kommt bei mir wirklich das Staunen ... Ich staune, was da einfach alles in den Menschen steckt an Wunder, sage ich jetzt mal. Es ist ein Stück Wunder für mich. Ich habe mit stark dementen Bewohnern so etwas erlebt: Ich hatte drei Monate keinen Kontakt mehr zu den Bewohnern gehabt, und als ich dann in das Haus kam und ich merkte, eine Bewohnerin war völlig aufgeregt, habe ich mich mit ihr unterhalten, habe den Vorschlag gemacht, ins Plauderstübchen zu gehen und zusammen eine Tasse Kaffee zu trinken. Sie ging runter, wurde ruhiger, setzt sich auf ihren alten Platz und sieht raus und sagt: ‚Ich glaube, hier war ich früher oft.‘"(IB 1)

4.2.2   Krisenmanagement: einfühlen, andocken, abholen

Die Demenzerkrankung wird von den Betroffenen oft als schleichende bzw. akute Krise erlebt. Als Krise tritt sie in vielen Situationen auch den Pflegenden entgegen. Zumeist sind die Reaktionen auf die Krise, das Krisenmanagement, von Hilflosigkeit geprägt.

Pflegende Angehörige und professionelle Pflegende bedürfen eines Trainings im Krisenmanagement. Sie müssen erstens über verstehendes Mitgefühl die Krisenhaftigkeit des Erlebensprozesses der an Demenz Erkrankten wahrnehmen und sie müssen die Gelegenheit haben, über szenische Spiele und/oder supervisorische Auswertung von Alltagsbegegnungen neue Wege des Verhaltens in den als krisenhaft erlebten Situationen zu trainieren. Die Kernschritte für diesen Weg sind das Einfühlen, das Andocken und das Abholen. In der vorliegenden Untersuchung wurden bereits zahlreiche Beispiele dafür angeführt. Deswegen seien die Schritte hier nur noch kurz skizziert.

Eine Mitarbeiterin berichtet von einer alltäglichen Pflegesituation:

„Wenn ich auch manchmal Szenen zwischen Mitarbeitern und Bewohnern beobachte, finde ich es enorm, welche Sensibilität der demente Bewohner auch hat, der kriegt das doch mit, ob der Mitarbeiter ihn überredet. Da habe ich gerade einen Bewohner vor Augen mit einer Szene am Freitag: Er wollte abends zu Bett, es war noch relativ früh, die Mitarbeiterin war noch in der Pflege und er war offensichtlich wütend, weil er nicht drankam. Und es ging ihm nicht gut, weil ihm seine Zähne weggenommen worden waren, weil sie in Reparatur mussten. Es ging nicht anders. Ja, und eine Mitarbeiterin kam dann und sagte: ‚Ja, gehen Sie doch mal in die Sitzecke, da sind die anderen.' Das war einfach nicht sein Thema in dem Moment. Der wurde auch immer wütender und wütender. Die Mitarbeiterin meinte es gut, aber …"

U.B.: „Was hätte er gebraucht?"

B.: „Erstmal hätte er gebraucht, dass jemand stehen bleibt, er sitzt im Rollstuhl, und dann mit ihm auf Augenhöhe in Augenkontakt geht, dass man eine gemeinsame Ebene schafft und dass man zuhört. Was hat er jetzt, was ist es, was ihn wütend macht." (IB 2)

Einfühlen braucht als Voraussetzung Achtsamkeit, in diesem Fall Zuhören. Oft bedarf es darüber hinaus der Fähigkeit, den Subtext der Äußerungen bzw. Verhaltensweisen von Menschen mit Demenz zu verstehen. Einfühlen bedeutet, im Sinne des verstehenden Mitgefühls fühlend wahrzunehmen, was der Demenzkranke gerade erlebt (Richard 2000, Feil 1990).

Dies ist die Voraussetzung für das Andocken. Damit ist gemeint, einen Bezug zu der demenzkranken Person herzustellen und mit ihr in Verbindung zu treten. Dafür gibt es keine Rezepte, die immer und überall gelten, sondern nur individuelle Lösungen, die der jeweiligen Situation angemessen sind. Für das Verhalten in unterschiedlichen Situationen gibt es Orientierungen, die hilfreich sind: Wesentlich ist immer, dass man sich körperlich, in Haltung und Bewegung, auf die Ebene der betreffenden Person begibt und über die Sinne einen Bezug herstellt. Wenn jemand unruhig hin und her tigert, kann man andocken, indem man mit hin und her geht und dann vielleicht selbst langsamer und ruhiger wird und den demenzkranken Menschen über den hergestellten Bezug „mitnimmt". Sich auf die gleiche Augenhöhe zu begeben, ist notwendig, im wörtlichen ebenso wie im übertragenen Sinn.

Anknüpfend an das Gebot des Andockens fordert eine Mitarbeiterin, „die Wut ernst zu nehmen, aufzugreifen, weil ich oft merke: Dann ist die Spannung raus zwischen den beiden, auch für den Bewohner. Ich habe da eine Bewohnerin vor

Augen, die ruft ständig, eine andere aus dem Bereich muss 50 Mal am Tag auf die Toilette. Sie hat immer Angst, sich einzunässen. Ob ich nun im Vorbeigehen sage: ‚Ja, ja, Frau Klein, ich komme gleich', oder ob ich einen Moment stehen bleibe und sage: ‚Geht es noch einen Moment, können Sie es noch einen Moment aushalten?', dann merke ich einen Unterschied bei ihr. Kenne ich selber. Leider wird mehr die erste Variante gemacht. Das hilft nicht. Mit beidem verfolge ich ja das Gleiche, aber das erste hilft nicht. Ich glaube, im Vorbeigehen zu reagieren, hilft nicht, weil die Bewohner einen Moment brauchen, um überhaupt zu registrieren, dass der andere sie wahrnimmt." (IB 2)

Dann, und erst dann, können verändernde Interventionen initiiert werden. Wenn eine Pflegerin sich in den Ärger des Mannes einfühlt und bei ihm „andockt", kann sie ihn abholen. In diesem Beispiel könnte sie ihm mitteilen, dass sein Ärger verständlich ist, sie sich beeile und ihm zusichere, sich in einigen Minuten um ihn zu kümmern. Oder sie könnte ihm eine Aktivität vorschlagen, die er gerne unternimmt, um die Wartezeit zu überbrücken. Viele Pflegende, die Wut und Ärger als krisenhaft und bedrohlich erleben, zeigen sich in Fortbildungssituationen an dieser Stelle sehr ratlos und wissen nicht, was sie demenzkranken Menschen mitteilen oder vorschlagen sollen. Sie sind es gewöhnt, solche Vorschläge gleichsam und buchstäblich „im Vorbeigehen" anzubringen, ohne sich vorher eingefühlt und angedockt zu haben. Dann wirken Interventionen zumeist Krisen-verschärfend, da sich die demenzkranken Menschen nicht verstanden und nicht ernst genommen fühlen. Spüren sie dagegen Resonanz, fühlen sie sich nicht mehr so allein und werden zumeist ruhiger. Wenn Pflege-Fachkräfte in Rollenspielen bzw. in der Sensomotorischen Simulation in Fortbildungen und in der anschließenden Begegnung mit demenzkranken Menschen das dreischrittige Vorgehen Einfühlen – Andocken – Abholen praktizieren, sind sie in der Regel überrascht, wie sehr sie sich darauf verlassen können, dass ihnen nach dem Andocken wie selbstverständlich Schritte einfallen, die die demenzkranken Menschen aus der krisenhaften oder potenziell krisenhaften Situation abholen können.

4.2.3 Beziehungskontinuität und Beziehungsfähigkeit

Demenzkranke Menschen erleben Veränderungen oft als Bedrohung, abrupte Veränderungen als existenzielle Bedrohung. Also bedarf es einer möglichst hohen Kontinuität. Die Forderungen nach Beziehungskontinuität in der Pflege sind alt, aber schwer zu realisieren (Bauer 1997, Grond 2000). Ungeachtet aller organisatorischen und finanziellen Schwierigkeiten ist zuerst einmal wichtig, was angestrebt wird. Wenn in der Pflege die Beziehungskontinuität kein Thema ist, kein Ziel, das weitgehend zu verwirklichen versucht wird, dann werden auch die Möglichkeiten, die die Rahmenbedingungen zulassen, nicht realisiert.

Manche Pflegende sagen, dass viele demenzkranke alte Menschen sie „sowieso nicht wiedererkennen", also käme es auf Beziehungskontinuität nicht so sehr an. Die Erkrankten spüren durchaus, ob ihnen jemand vertraut ist oder nicht. Sie können nur den Bezug, die Verbindung zwischen der Person und dem Erinnerten nicht mehr herstellen. Ein Altenpfleger betont diese Fähigkeiten: „Es ist ja auch nicht so, dass alles weg ist bei den Menschen, er hat in einer anderen Form ein Wiedererkennungspotenzial. Das heißt, wenn jemand daher kommt, mit der er irgendetwas Positives verbindet, dann wird das auch so sein, nur er kann jetzt nicht sagen, du bist der Paul oder der Gerd oder sonst wer, sondern da wird vielmehr über Schwingungen und Gefühle registriert. Ich denke mir schon, dass das eben auch einen Rahmen braucht, bezogen auf das Pflegepersonal, dass die eben auch eine solche Situation leisten können. Dafür brauchen die Pflegepersonen einen entsprechenden Rahmen." (IB 3)

Und zweitens brauchen Menschen mit Gedächtniseinschränkungen umso mehr Kontinuität, als diese Einschränkungen existenziell verunsichern. Wenn das Gedächtnis die Kontinuität des Erlebens nicht mehr oder nicht mehr ausreichend herstellt, dann müssen die Menschen der Umgebung so gut wie möglich diese Kontinuität fördern. Viele Beispiele dieser Untersuchung belegen, wie Veränderungen und Brüche die demenzielle Entwicklung verstärken können.

Eine wesentliche Hilfe, mit der Pflegende das Kontinuitätserleben der Menschen mit Demenz fördern können, sind Rituale. Die Bedeutung der Rituale haben wir schon für die Gruppenarbeit betrachtet, auch im Pflegealltag sind kleine und große Rituale von hoher Bedeutung, wenn sie lebendig und situationsangemessen sind.

Eine Pflegemitarbeiterin betritt den Raum von Frau F. Sie legt die Lieblingsmusikkassette von Frau F. ein, alte Operettenmelodien. Frau F. erkennt die Pflegerin nicht, aber sie erkennt die Musik und verbindet sie mit der Mitarbeiterin. Dieses kleine Musikritual stellt für die demenzkranke Frau Kontinuität her und gibt ihr Sicherheit. Ähnliche Rituale können über alle Sinne, über Berührungen, über Gerüche, Töne und dergleichen mehr durchgeführt werden. Dies hat ohne großen zeitlichen Aufwand hohe Konsequenzen für die Lebensqualität der demenzkranken Menschen (und der Pflegenden).

Damit Beziehungskontinuität überhaupt angestrebt werden kann, muss die Bedeutung der Beziehungsebene in der Pflege anerkannt werden. Pflege vollzieht sich wie andere soziale Tätigkeiten immer auf drei Ebenen: Pflege ist erstens eine Dienstleistung, die verkauft wird und den entsprechenden sozialpolitischen und wirtschaftlichen Rahmenbedingungen unterliegt. Die zweite Ebene ist die Ebene der professionellen Beziehung. Hier stehen die professionelle Haltung und die berufliche Kompetenz der Pflegenden im Vordergrund, denen auf der anderen Seite die Versorgungsbedürfnisse und das Leiden der demenzkranken Menschen gegenüberstehen. „In der Pflegebeziehung wirksam wird schließlich eine dritte Ebene: die Ebene der persönlichen Beziehung." (Gröning 2001, S. 98) Werden die ersten beiden Ebenen zu sehr betont, wird die Ebene der persönlichen Beziehung zur „Restkategorie". Hinsichtlich der persönlichen Beziehung mit den demenzkranken Menschen werden die meisten Pflegenden aber allein gelassen. Die Ausbildung betrifft fast ausschließlich die professionelle Ebene; Supervision und eine kontinuierliche Weiterbildung, die das Erleben der persönlichen Beziehungsebene einbezieht und nicht von der professionellen Ebene abtrennt, fehlen in den meisten Einrichtungen der Altenhilfe und erst recht für die privat pflegenden Angehörigen.

Wenn Pflegefachkräfte sich auf der persönlichen Beziehungsebene überfordert fühlen, geraten sie, wenn sie keine Hilfe erhalten, in eine Schutzhaltung, die zu Rückzug oder aggressiver Abwehr führt. Die Überforderung der Pflegenden trifft dann auf die Überforderung der zu Pflegenden, Rückzug begegnet Rückzug, aggressive Abwehr stößt auf aggressive Abwehr. Konfliktsituationen sind ebenso die Folge wie Burnout, hoher Krankenstand und Berufsflucht. Eine Aus- und eine praxisbegleitende Weiterbildung, die die persönliche Beziehungsebene zum Thema hat, ist gleichzeitig ein Training in Erhalt und Entwicklung der Beziehungsfähigkeit, der Voraussetzung aller Bemühungen um Beziehungskontinuität.

Gefühle, die auf der Ebene der persönlichen Beziehung zu demenzkranken Menschen auftauchen, dürfen nicht nur als Belastung bewertet werden. Sicherlich ist diese abwertende Haltung Gefühlen gegenüber in den Institutionen vorherrschend, sie werden als Belastung eingeschätzt, die durch Professionalität beseitigt werden müsse. Sicherlich verschärft der finanzielle Druck, unter dem viele Einrichtungen stehen, diese Haltung noch mehr. „Zu verzeichnen ist eine Hochkonjunktur des zweckrationalen Denkens und Handelns in der gegenwärtigen Organisationsentwicklungsdebatte. Gefühle in der Pflege verschwinden durch die Marktdebatte in der Bedeutung noch mehr." (Gröning 2001, S. 138) Gefühle werden häufig als störend und ablenkend von den wirtschaftlich-organisatorischen Bemühungen angesehen. Doch wenn man genauer hinschaut, zählen emotionale Beziehungsprobleme zu den „schwarzen Löchern" (a. a. O.), in denen Effektivität und Effizienz in Pflegeinstitutionen verschwinden.

Emotionale Probleme führen zu hohem Krankheitsstand und Unzufriedenheit, zu Fluktuation und innerer Kündigung unter den Pflegekräften. Also gilt es, Beziehungsgefühle ernst zu nehmen. Ja, mehr noch, in ihnen nicht nur Probleme, sondern auch Chancen zu sehen. Eine Pflegerin formuliert:

„Das Wissen über Krankheitsbilder ist mit Sicherheit notwendig, aber ich denke, es muss darüber hinaus auch noch etwas anderes geben. Ich sage mal einfach: die Liebe zum alten Menschen. Die muss da sein und nicht das Ganze nur als Job sehen. Es ist mehr als ein Job. Ich denke, dann bekommt man selber sehr viel wieder von den dementen Menschen zurück. Ich habe das nirgendwo so erlebt wie gerade in der Arbeit mit altersverwirrten Menschen." (IB 1)

4.2.4 Haltung statt Techniken: die Würde der Demenzkranken respektieren

In Fortbildungen und Beratungen wird zu Beginn von Pflegenden häufig nach konkreten Techniken gefragt: „Was sollen wir wie tun?" Man möchte einen Koffer mit Handwerkszeug, aus dem man dieses und jenes Instrument nehmen kann, wenn diese oder jene Situation eintritt. Dieses Bedürfnis ist verständlich, da es der verbreiteten Hilflosigkeit entspringt. Nichtsdestotrotz muss es weitgehend frustriert werden und die Pflegenden nehmen in der Regel diese Frustration gerne hin, wenn sie Hilfen und Leitlinien im hier angesprochenen Sinn erhalten. Wichtiger als jede Methode ist die Haltung des verstehenden Mitgefühls, die Haltung des Einfühlens, Andockens und Abholens, die Haltung, die sich an den fünf Strategemen orientiert, die Haltung, die das Erleben der demenzkranken Menschen würdigt und die Würde der Kranken respektiert. Immer, wenn in den Berichten Pflegender oder den Interviews mit ihnen über erfolgreiche Unterstützung und Begleitung berichtet wurde, kam diese Haltung zum Ausdruck. Einige Beispiele dafür:

–   „Als sie davon sprach, dass sie da draußen umgebracht wird, zitterte sie vor Angst. Sie blieb ganz nah bei mir stehen, ließ es zu, dass ich sie in den Arm nahm, und ließ sich einmal durchsacken." (= sinken) (P 17/12) Hier ist das Angebot körperlicher Nähe ein spontaner Impuls und kann so angenommen werden.
–   „Der erste Eindruck, den ich von dieser Gruppe hatte, war: Sie sitzen, gucken sich nicht an und reden nicht miteinander. Der Gesichtsausdruck der Bewohner war meist leer, der Blick irgendwo vor sich hin oder nach außen gerichtet. Der zweite Eindruck war: Sie kennen einander, wissen aber nichts miteinander anzufangen. Sie haben kein Thema.
Nachdem ich nach kurzer Zeit merkte, wie ich selbst starrer und sprachloser wurde, probierte ich aus, wie ich beweglich bleiben konnte und dabei in Kontakt mit den Bewohnern kam.
Mir fiel auf, dass ich zwischendurch anfing zu summen und dann leise vor mich hin zu singen. Einige Bewohner und Mitarbeiter wurden stutzig. Da ich viele Volkslieder kenne, fragte ich die Bewohner, ob sie auch dies oder jenes kennen und welches ihr Lieblingslied sei. Manchmal hatte jemand Spaß zu singen und wir versuchten, das Lied zusammenzubekommen. Dieser Gesang lief beim Spülen und Aufräumen so nebenher.

Da ich vermutete, dass die meisten Bewohner auch einen eigenen Garten hatten und da ich gerne von meinem Garten erzähle, berichtete ich, was ich am Tag vorher darin gearbeitet hatte und wie weit das Wachstum schon ist. Ich schwärmte von der Blütenpracht und ihren Farben und Gerüchen. Das war ein Thema, bei dem mehrere Bewohnerinnen einstiegen. Wir erzählten vom Flieder, der zum Frühling gehört und von den roten Rosen, die wir geschenkt bekommen haben. Bei mancher blitzte es in den Augen auf und sie erzählte von den Situationen, in denen sie die Rosen erhalten hatte." (P17/14) Die Mitarbeiterin „dockt" an der Lebensgeschichte der Bewohner und an ihren Alltagsroutinen an – eine würdigende Haltung im Kontrast zu den meist üblichen Be-schäftigungsangeboten.

– B.: „Zum Beispiel Märchenarbeit. Es ist vielfach so, dass gerade ältere Menschen Märchen ablehnen aus der Angst heraus, es ist Kinderkram. Ich kann genau das Gleiche bringen, aber mit einer ehrfurchtsvollen Haltung (...) und sie spüren genau das. So kann ich im Grunde genommen bringen, was ich will, es kommt an."
U.B.: „Das heißt, diese Haltung ist nicht richtig zu greifen."
B.: „Für mich ist es nicht so zu greifen, ich kann es schlecht beschreiben."
U.B.: „In der Stimme?"
B.: „Ja, in der Haltung, in der Mimik, in der Gestik, im Tonfall, ja in der Art der Kontaktaufnahme, das öffnet einfach Türen. Wenn sie das merken, da ist jemand und der interessiert sich für mich und der interessiert sich wirklich für mich und ihm ist es wichtig, einen Kontakt aufzunehmen, dann öffnen sie sich, dann ist es einfach da. Dann ist der Kontakt da und da ist alles möglich, sehr viel möglich." (IB 3) Wie mit dieser Haltung an Demenz erkrankten Menschen begegnet werden kann und welche Kontaktmöglichkeiten sich daraus entwickeln können, zeigen DVD-Aufnahmen, die im Rahmen eines Kölner Forschungsprojektes entstanden und ausgewertet wurden (Lange 2006).

– „Ich mache einmal in der Woche wieder ein Angebot mit den dementen Bewohnern. Was mich wirklich fasziniert hat an dem Ganzen, sie fanden es einfach unwahrscheinlich schön. Sie strahlten, sie waren zufrieden. Ich habe sie einfach gefragt, was sie so gut an dem Plauderstübchen finden, das konnten sie sofort nicht beantworten und eine Bewohnerin guckte sehr lange und sagte: ‚Es ist wie Zuhause-Sein.' Als ich vorsichtig weiter fragte, sagte sie ganz einfach: ‚Ja, es ist jemand, der zuhört und dann kann man einfach sagen, was man denkt. Und wenn man von der Arbeit kam und richtig erschöpft war, dann konnte man sich Zuhause hinsetzen und dann war die Mutter da und hier im Plauderstübchen ist es fast genauso.'"(IB 3) Die beschriebene Suche demenzkranker Menschen nach Geborgenheit und Vertrautheit kann ihre Erfüllung nicht mehr in der Wiederherstellung früherer familiärer Zustände finden. Die Erlebensqualität von Geborgenheit und Vertrautheit findet sich in der würdigenden Begegnung von Person zu Person.

Die Haltung der Pflegenden ist nicht nur eine Angelegenheit des einzelnen Altenpflegers oder der einzelnen Altenpflegerin, sondern drückt sich auch in den expliziten oder unausgesprochenen Leitbildern der Institution aus. Katharina Gröning spricht davon, dass es in der gerontopsychiatrischen Pflege lange Zeit unbestritten war, „dass Demente gelenkt und geführt werden sollten" (Gröning 2001, S. 10). Sie setzt dem das Leitbild des „holding" entgegen, eine Haltung, die der in dieser Untersuchung herausgearbeiteten nahe kommt. Auch sie betont die Wichtigkeit von Leitbildern für Institutionen und die jeweiligen pflegenden Personen. Welche Haltung Pflegende einnehmen, äußert sich in den Methoden, ist aber mehr als eine Methode. Selbst dem „Strategem Würde" entsprechende Methoden wie die Validation können sowohl aus einer würdigenden Haltung heraus praktiziert werden als auch als Technik, um Menschen mit Demenz zu beruhigen oder gar ruhig zu halten – also als Mittel zum Zweck.

Die Forderung nach einer würdigenden Haltung entspringt einer humanistischen Einstellung und benötigt keine weitere Begründung oder Rechtfertigung. Zusätzlich begründet wird sie durch die leibphänomenologische Analyse des Teils II dieser Untersuchung. Die demenzielle Erkrankung ist ein differenzierter und vielschichtiger Erlebensprozess, in dem die meisten Betroffenen besonders sensibel auf Stimmungen, Atmosphären und andere „weiche" und nicht operationalisierbare Begegnungsfaktoren reagieren. An Demenz erkrankte Menschen scheinen, wie viele Zeugnisse Angehöriger beschrieben haben, oft genaue Nuancen der Haltung, die ihnen entgegengebracht wird, herauszuspüren. Ein Grund mehr zu betonen, dass es auf die Haltung ankommt.

4.2.5   Angemessene Rahmenbedingungen und Entlastung

Pflegende Fachkräfte und pflegende Angehörige brauchen Rahmenbedingungen, um entsprechend den genannten Strategemen mit demenzkranken Menschen pflegend tätig sein zu können. Dazu gehören Aus- und Weiterbildung und Supervision, um zu verstehen, was in demenzkranken Menschen vorgeht, und um die persönliche Beziehungsebene der Pflege bewältigen und nutzen zu können; dazu gehört Fortbildung im Krisenmanagement.

Pflegende Angehörige und professionelle Pflegekräfte klagen häufig über Überforderung. Menschen, die überfordert sind, sind kaum in der Lage, sich selbst und andere wirklich ernst- und wahrzunehmen. Wer überfordert ist, macht Fehler, kann sich auf andere Menschen nicht einstellen, versteht die Aufgeregtheit demenzkranker Menschen nur als zusätzliche Belastung und Störung usw. Stress und Hektik der Pflegenden führen auch bei den erkrankten Menschen zu Unruhe und Rückzug.

Dazu noch ein Auszug aus einem Interview:

B.: „Wenn hier eine sehr große Hektik herrscht, dann erlebe ich auch, dass Bewohner sich dann auch vor mir zurückziehen. Es ist natürlich so, dass dieser Stress im Alltag eines Altenheims nicht vermeidbar ist, aber doch auch ein Stück zur Verschlimmerung des Krankheitsbildes führt."

U.B.: „Quasi eine Überforderung?"

B.: „Ja. Es macht die Bewohner unsicher und es macht ihnen Angst. Sie können es nicht einschätzen und das verschlimmert einfach die Situation." (IB 3)

Überforderung trifft also auf Überforderung und verstärkt sich gegenseitig. Ein für beide Seiten krankmachender und Krankheit verstärkender Kreislauf beginnt. Pflegende und Menschen mit Demenz brauchen Rahmenbedingungen, die Hektik und Unruhe möglichst vermeiden. Sich auf andere einzulassen, braucht Zeit. Diese muss vorhanden sein.

In allen Interviews mit Pflegenden wünschten diese andere Strukturen in den Heimen. Stark ist der Wunsch nach mehr Flexibilität:

B.: „Ich würde mir natürlich grundsätzlich wünschen, dass die Strukturen anders wären. Ein Pflegeheim ist ja schön und gut, nur dass man da eine andere innere Struktur schafft, einfach um den Menschen auch gerecht zu werden."

U.B.: „Welche?"

B.: „Das heißt, dass man einfach flexibler in den Zeiten ist, also nicht bis acht oder neun Uhr das Frühstück irgendwie über die Bühne gehen muss, von zwölf bis eins ist Mittagessen und von 17 bis 18.30 Uhr ist Abendessen und alles, was dazwischen läuft, ist erst einmal schwierig." (IB 1)

Gewünscht werden auch kleinere Gruppen als Lebensräume:

„Dass auf jeden Fall eine kleine Gruppe, sechs, maximal acht Bewohner ein alltägliches Leben leben (...) Dies Alltägliche, diese Lebensräume mit Wohn-Ess-Räumen, mit Küche dabei, weil ich denke, man kann das Essen noch viel mehr nutzen, die Mahlzeiten. Da definieren wir uns alle darüber und es macht gerade hier für diese Generation, für diese Frauen hier viel aus." (IB 2)

Die räumlichen Rahmenbedingungen sind kein Selbstzweck, sondern dienen dazu, „wirklich eine Atmosphäre zu schaffen" (IB 2), wie eine Mitarbeiterin fordert. Atmosphären können kühl oder hektisch sein oder Wärme und Geborgenheit ausstrahlen. Eine Atmosphäre entsteht aus vielen einzelnen Faktoren; räumliche Bedingungen und Haltung und Verhalten der Mitarbeiterinnen und Mitarbeiter einer Einrichtung wirken zusammen und lassen eine Atmosphäre entstehen, so, wie verschiedene Töne ein Klangbild ergeben. „Atmosphäre muss Raum geben, muss ausstrahlen: jeder so, wie er kann; muss spüren lassen, dass jeder noch eine Persönlichkeit hat. Atmosphäre, die Geborgenheit und Sicherheit vermittelt – ich kann mir dies noch selbst geben, aufbauen – ein Demenzkranker ist umso mehr darauf angewiesen, dass dies von außen kommt ..." (IB 2)

Als wichtig wird oft auch angeführt, dass die Pflegenden eine Unterstützung in ihrer Selbstwertschätzung benötigen. Wer die eigene Scham nicht wahrnimmt oder ernst nimmt, wie kann dieser Mensch die Scham einer demenzkranken alten Frau anerkennen? Wer den eigenen Reichtum nicht wertschätzt, wie kann er ressourcenorientiert arbeiten? Erst wenn die Selbstwertschätzung der eigenen Person Raum hat, öffnen sich die Türen für eine wertschätzende Haltung gegenüber den Menschen mit Demenz.

Eine Altenpflegerin fasste die von ihr gewünschten Rahmenbedingungen zusammen:

„Wichtig wären einmal räumliche Bedingungen und zwar kleine Gruppen, die wirklich eine annähernd häusliche Atmosphäre widerspiegeln würden. Mitarbeiter, die sehr viel Verständnis für dieses Krankheitsbild haben. Ich wünschte mir Mitarbeiter, die dann mit dem Herzen und mit dem Verstand arbeiten. Ich wünschte mir Tiere, einen schönen Garten, einen Sinnesgarten mit Kräutern, Blumen und allem Drum und Dran. Ja, und vor allen Dingen, dass die Bewohner mitbestimmen dürften. Das wünschte ich mir." (IB 1)

Teil IV

Zusammenfassung und Ausklang

„Wenn ich keine Frau mehr bin, warum fühle ich mich dann noch wie eine? Wenn ich nicht mehr wert bin, gehalten zu werden, warum sehne ich mich danach? Wenn ich nicht länger empfindsam bin, warum freue ich mich an der Weichheit von Seide auf meiner Haut? Wenn ich nicht länger sensibel bin, warum lassen bewegende lyrische Lieder eine Saite in mir erklingen? Jedes Molekül in mir scheint zu schreien, dass es mich wirklich gibt und dass diese Existenz von irgendjemandem gewürdigt werden muss! Wie kann ich den Rest dieser Reise ins Ungewisse ertragen ohne jemanden, der dieses Labyrinth an meiner Seite durchwandert, ohne die Berührung eines Mitreisenden, der mein Bedürfnis, etwas wert zu sein, wirklich versteht?" (ED: McGowin 1994, S. 141)

Dieser Aufschrei einer demenzkranken Frau muss gehört werden. Er soll deshalb am Ende dieser Untersuchung stehen. Bei allem gebotenen Bemühen um auch distanzierte wissenschaftliche Betrachtung ist mir in allen Interviews, in allen Erfahrungsberichten und in meinem eigenen Erleben während meiner praktischen Arbeit und während dieser Untersuchung klar geworden: Demenz lässt niemanden unberührt. Und das ist auch gut so. Entscheidend ist, welchen Impuls die emotionale Beteiligung auslöst: Führt sie aus Angst weg von den Betroffenen, in Distanz, in Unbeteiligt-sein? Oder führt sie hin zu ihnen, zur Würdigung ihrer Innenwelten, zum Angebot professionell-persönlicher Nähe und Begleitung? Der Aufschrei von Diane Friel McGowin ist eine Forderung nach Letzterem, eindeutig und unüberhörbar.

In dieser Untersuchung habe ich den Versuch unternommen, das Erleben an Demenz erkrankter Menschen phänomenologisch zu beschreiben und daraus ein Modell für das Verständnis dieser Erkrankung zu entwickeln. Auf diesem Weg wurden acht Kernthesen aufgestellt und überprüft.

1. Die Forschung zur Demenz bedarf eines erweiterten Blicks, der über die naturwissenschaftlich-medizinische Forschung hinausgeht und eine Gesamtschau der Erkrankung mit all ihren biologischen, sozialen und psychischen Aspekten anstrebt. Die demenzielle Erkrankung ist als ein komplexer Prozess zu verstehen, der biologische, psychische, soziale und andere Veränderungen umfasst.

2. Demenz ist nicht nur ein Ausdruck kognitiver Störungen, sondern eine tief greifende und komplexe Veränderung der Art und Weise, wie Menschen sich und ihre Welt erleben. Demenz ist ein Erlebensprozess. Die bislang oft als solche betrach-

teten „Begleitphänomene" sind Hauptphänomene. In der Demenz verändern sich nicht nur kognitive Fähigkeiten, es verändern sich das Gefühlsleben, das Sozialverhalten, das körperlich-leibliche Befinden u. a. m. Zum Verständnis der Demenz müssen deshalb Begriffe und Modelle des Erlebens, v. a. der Leibphänomenologie, herangezogen werden.

3. Die klassische Definition der Demenz als Abbauprozess kognitiver Kompetenzen ist zeitlich vor den Entdeckungen der Neurowissenschaften entstanden und mit deren neuen Erkenntnissen und Modellen nicht in Einklang zu bringen. Entscheidende Prämissen wie der Gedächtnisbegriff oder die Trennung von Kognitivem und Emotionalem sind nicht haltbar. Die Erkenntnisse moderner Neurowissenschaften sind in das Verständnis der Demenz und die Konzepte der Hilfen für Erkrankte zu integrieren. Das Ergebnis ist ein neues Gedächtnismodell: das Leibgedächtnis.

4. Demenz ist eine multifaktoral bedingte Störung des neuronalen Regulationssystems. Multifaktoral bedingt meint, dass unterschiedliche vaskuläre, biochemische, vermutlich auch psychosoziale und andere Faktoren ursächlich zum Entstehen einer Demenz beitragen können. Störung des neuronalen Regulationssystems meint, dass vor allem das System der Verknüpfung neuer Erfahrungen mit alten gestört ist und in dieser Störung das Limbische System und damit die v. a. die emotionale Bewertung und Gewichtung der Erfahrungen eine besondere Rolle spielt.

5. Die Störung des neuronalen Regulationssystems kann als zeitweilige Verdunkelung des Zentralen Raums beschrieben werden, die im Verlauf der Erkrankung sich zeitlich immer mehr ausbreitet, aber Phasen oder Momente des Rementing zulässt.

6. Die Innenwelten der an Demenz erkrankten Menschen lassen sich mit Begriffen und Modellen der Leibphänomenologie beschreiben: Krisenerleben, Gefühle und Stimmungen, konstitutive und Richtungs-Leibbewegungen, Erregungsverläufe, Bedeutungsräume, Sinneserleben und Resonanz. Insbesondere des häufige Phänomen der Desorientierung kann so tiefer als Ausdruck eines Ungerichtetseins verstanden werden.

7. Aus dem Verständnis der Innenwelten der Demenz können unterschiedliche Copingstrategien, mit denen erkrankte Menschen hauptsächlich die Herausforderungen der Erkrankung zu bewältigen versuchen, abgeleitet und identifiziert werden.

8. Aus dem Verständnis des Erlebens der Menschen mit Demenz sind eine würdigende Haltung und Methoden zu ihrer Begleitung in Therapie und Pflege abzuleiten.

In der hier vorliegenden Untersuchung wurden die vielfältigen Veränderungen deutlich, die eine Demenz-Erkrankung im Leben und Erleben der Erkrankten hervorruft. Insbesondere die tief greifenden psychosozialen „Begleiterscheinungen" erwiesen sich als Kernelemente demenzieller Veränderung. Die Demenz erwies sich als ein Prozess des Erlebens, der nur multifaktorell beschrieben und verstanden werden kann.

Für das Verständnis des Prozesses demenzieller Veränderung erwiesen sich vor allem zwei Gesichtspunkte als bedeutend. Die aus Leibphilosophie und Leibtherapie entliehenen Begrifflichkeiten ermöglichten, die einzelnen Phänomene des Erlebens demenzkranker Menschen verstehend zu erfassen und zu gewichten. Und die Erkenntnisse moderner Neurowissenschaften ermöglichen die Aufgabe der einseitigen Betonung kognitiver Verluste und ließen das Modell der Demenz als neuronaler Regulationsstörung mit den Hauptaspekten der zeitweiligen Verdunkelung des Zentralen Orts sowie der Bewertungsstörung und damit Störung des Gerichtetseins entstehen. Dieses Modell ließ sich plausibel mit der phänomenologischen Untersuchung des Demenzerlebens in Einklang bringen. Seine Geltungskraft und Wirksamkeit müssen weitere Untersuchungen zeigen.

Das entwickelte Verständnis der Demenz und insbesondere ihrer Innenwelten hat praktische Konsequenzen. Es ermöglicht eine Unterscheidung verschiedener Copingstrategien erkrankter Menschen, die jeweils unterschiedliche Begegnungsformen zur Folge haben können. Vor allem aber ist das Bild der Demenz von wesentlicher Bedeutung für die Haltung, die den Erkrankten gegenüber eingenommen wird. Die Vorstellung des Leibgedächtnisses ermöglicht einen weiteren Blick auf die Ressourcen als das Modell kognitiver Einschränkungen, die durch Gedächtnistraining verlangsamt werden sollen. Die Vorstellung unausweichlich fortschreitender Verplaqung wird weniger therapeutische und andere unterstützende Aktivitäten initiieren als ein Modell der Demenz als neuronaler Regulationsstörung mit zeitweiliger Verdunkelung des Zentralen Ortes. Dieses Modell öffnet Chancen, der zeitweiligen Verdunkelung entgegenzuwirken und zumindest Zeitfenster gelingender Regulation offen zu halten bzw. zu erweitern. Diese Vorstellung impliziert Forderungen, den Zentralen Ort zu stärken und die Regulationsfähigkeit zu unterstützen.

Ich wünsche mir, dass dieser theoretische Bezugsrahmen all diejenigen Bemühungen bekräftigt und unterstützt, die sich um eine Haltung der Würde und Würdigung bemühen. Eine solche Haltung ist nichts Abstraktes, sie lebt im alltäglichen Umgang mit den Menschen mit Demenz und sie konkretisiert sich in den Methoden therapeutischer und pflegerischer Hilfestellung und Begleitung. Aus dcr Untersuchung der Innenwelten der Demenz ließen sich unmittelbar methodische Gewichtungen und Konzepte ableiten, die v. a. im SMEI-Konzept ihren Niederschlag finden.

Ich hoffe sehr, dass die naturwissenschaftlich-medizinische Forschung Hilfen für Menschen, die an Demenz erkranken, entwickelt. Doch selbst wenn es gelänge, mit einem Medikament auf einen Schlag sämtliche Neuerkrankungen zu verhindern, bliebe es eine Tatsache, dass in Deutschland mehr als eine Million Menschen mit dieser Erkrankung leben, die betreut und begleitet werden müssen. Eine medikamentöse Radikallösung ist auf Grund der geschilderten Komplexität des Erkrankungsprozesses m. E. nicht zu erwarten, eher kleinere Schritte, die die Entwicklung der Erkrankung verzögern. Eine gesellschaftliche Entwicklung mit einem immer höheren Anteil alter und damit auch einem wachsenden Prozentsatz demenzkranker Menschen ist eine Herausforderung. Jede einzelne Erkrankung, jeder einzelne erkrankte Mensch ist eine Herausforderung. Um sich diesen Herausforderungen zu stellen, müssen die Innenwelten demenzkranker Menschen geachtet und in die Entwicklung und Weiterentwicklung therapeutischer und pflegerischer Hilfen einbezogen werden.

Für mich hat die intensive Beschäftigung mit dem Erleben demenzkranker Menschen und den Schlussfolgerungen für die Praxis weit reichende Folgen gehabt. Mein Verständnis dieser Menschen und derjenigen, die sie begleiten, hat sich erweitert und vertieft; die sich daraus ergebende Haltung in der praktischen Begleitung wurde klarer; das praktisch-methodische Repertoire in der würdigenden Arbeit mit den Menschen mit Demenz hat sich erweitert und konkretisiert. Einen ähnlichen Nutzen wünsche ich allen Leserinnen und Lesern. Meine große Hoffnung richtet sich an die demenzkranken Menschen, die diesen Text nicht lesen können. Möge er dazu beitragen, dass wir alle mehr würdigen werden, wie sie sich und ihre Welt erleben.

Anhang 1:
Verzeichnis der Protokolle, Materialien, Interviews

1. Narrative Interviews mit demenzkranken Menschen(ID):
   ID: Frau G.
   ID: Frau W.
   ID: Frau S.

2. Narrative Interviews mit Begleitenden (INB):
   CG = INB 1
   US = INB 2
   HF = INB 3
   Teilstrukturierte Interviews mit (IB):
   IW = IB 1
   GS = IB 2
   AS = IB 3
   SG = IB 4
   In den zitierten Interviewpassagen werden die zitierten Personen
   mit B = „Begleitende" abgekürzt.

3. Erfahrungsberichte Angehöriger (EA):
   siehe Literaturverzeichnis

4. Erfahrungsberichte demenzkranker Menschen (ED):
   siehe Literaturverzeichnis

5. Protokolle kreativ-therapeutischer Gruppenarbeit mit Demenzkranken
   (erste Ziffer: fortlaufende Nummer
   zweite Ziffer: Anzahl der Seiten/Umfang des Protokolls)
   P 1/1
   P 2/1-5
   P 3/1-2
   P 4/1-5
   P 5/1-3
   P 6/1-3
   P 7/1-4
   P 8
   P 9/1-3
   P 10/1-2
   P 11/1-3

P 12/1-3
P 13/1-12
P 14
P 15/1-9
P 16/1-9
P 17/1-21
P 18/1-8
P 19/1-34
P 20/1-26
P 22/1-2
P 23/1-7
P 24/1-2
P 25/1-3
P 26/1-3
P 27/1-3
P 28/1-2
P 29/1-25
P 30/1-2
P 31/1-63
P 32/33/1-56
P 34/1-24
P 35/1-10
P 36/1-9
P 37/1-39

6. Weitere Materialien (Ziffern wie 5.):

M 1/1-8	Ulla Nienhaus. Dokumentation über die Mobile Orientierungsschule für altersverwirrte Menschen. 1992
M 2/1-10	Ulla Nienhaus. Dokumentation über die Mobile Orientierungsschule für altersverwirrte Menschen. 1993
M 3/1-3	Diagnostische Beschreibung
M 4/1-4	Diagnostische Beschreibung
M 5/1-2	Diagnostische Beschreibung
M 6/1-4	Diagnostische Beschreibung
M 7/1-7	Konzept
M 8/1-2	Baer. Realitätsebenen
M 9/1-4	Ich bewege mich – ich lasse mich bewegen. Bericht
M 10/1-3	
M 11/1-16	Gabriele Frick-Baer. Erfahrungen und Materialien zur tanztherapeutischen Arbeit mit alten Menschen.1989

M 12/1-32   Beobachtungsnotizen Altenheim
M 13/1-14   Fortbildungsprotokoll/-material
M 14/1-4   Fortbildungsprotokoll/-material
M 15/1   Diagnostik
M 16/1-5   Fortbildungsprotokoll
M 17/1-10   Fortbildungsprotokoll
M 18/1   Fortbildungsprotokoll
M 19/1-3   Basiskonzepte Gerontosozialtherapie
M 20/1-4   Fortbildungsausschreibung
M 21/1-15   G.Wenner. Überlegungen zur gerontosozial-therapeutischen
               Arbeit im Altenheim
M 22/1-8   Fortbildungsmaterialien
M 23/1-5   Fortbildungsmaterialien
M 24/1-3   Phasen der Verwirrung
M 25/1-5   Materialien zur Sinnesarbeit
M 26/1   Gesprächsführung – Notizen
M 27/1   Institutionen – Notizen
M 28/1-11   Udo Baer. Sanfter Tanz. Manuskript 1989

Das Erleben der Demenz

Seminarfragebogen

Mein Name:

Angaben zu einer an Demenz erkrankten Person:

Namensinitialen:

Alter:

Ehemalige Berufstätigkeit:

Vorhandene familiäre Kontakte:

Demenzphase (bitte unterstreichen): 1a 1b 2a 2b 3a 3b 4

Phänomenologische Beschreibung (10 – 20 Beobachtungen, unsortiert, ungewichtet, einfach sammeln ...):

Beispiele für Leibgedächtnis:

Körpergedächtnis:

szenisches Gedächtnis:

akustisches Gedächtnis:

Gedächtnis des Geschmackes oder anderer Sinne:

atmosphärisches Gedächtnis:

sonstiges Gedächtnis des Erlebens:

Gefühle:

Welche Gefühle beobachteten Sie bei der Klientin, dem Klienten im letzten Monat? Bitte ankreuzen.

Angst   O
Zorn, Wut, Ärger   O
Verzweiflung   O
Hilflosigkeit   O
Trauer   O
Scham   O
Sehnsucht   O
Liebe   O
Interesse, Neugier O
Einsamkeit   O
.... O
.... O
.... O

Welche drei dieser Gefühle waren die, die Sie am häufigsten in diesem Zeitraum beobachtet haben?

Welche drei waren am intensivsten?

Krise:
Was hilft an Demenz erkrankten Menschen, die sich in einer Krise erleben?

Zentralität und Entscheidungsfähigkeit:

Schätzen Sie die Entscheidungsfähigkeit der beobachteten Person auf einer Skala von 1 (gar nicht) bis 10 (sehr entscheidungssicher) ein:

1   2   3   4   5   6   7   8   9   10

Kennen Sie Beispiele für Entscheidungsunsicherheiten und deren Folgen? Beschreiben Sie bitte mindestens eine Situation:

Richtungs-Leibbewegungen:

R-Leibbewegungen sind:

vor	–	zurück
rechts	–	links
hinauf	–	hinunter
hinein	–	hinaus

Welche Richtungs-Leibbewegung ist vorherrschend?

Welche wiederholt sich? Welche Kombinationen?

Welche werden vermieden?

Wie stark schätzen Sie das Gerichtetsein der Person ein? (1 = nicht vorhanden, 10 = sehr ausgeprägt)

1   2   3   4   5   6   7   8   9   10

Konstitutive Leibbewegungen (Befinden):

gespannt	–	gelöst
unruhig	–	ruhig
diffus	–	prägnant
sich fremd	–	in sich wohnend

Welche Leibbewegung, welches Befinden ist bei der Klientin, dem Klienten vorherrschend?

Welche Verbindungen sind Ihnen aufgefallen?
(z.B.: „Abends gegen 17.00 Uhr wird Frau X unruhig. Sie wandert hin und her und schaut immer gespannt zur Tür. Dann wiederholt sie mehrmals: ‚Mein Mann kommt gleich von der Arbeit'.")

Erregungskonturen:
Ist das Erregungsniveau der Klientin, des Klienten eher hoch oder eher niedrig?

Wie hat es sich mit der Demenzentwicklung verändert?

Bei welchen Anlässen steigt es?

Verändert es sich eher abrupt oder schleichend?

Beschreiben Sie bitte ein Beispiel für einen Erregungsverlauf:

Wenn die Klientin, der Klient in hoher Erregung gefangen ist, was hilft?

Sinnlicher Kontakt und Resonanz:
Welchen Sinn, welche Sinne nutzt die Klientin, der Klient am meisten?

Über welchen Sinn ist die Klientin, der Klient am ehesten zu erreichen?

Welche Resonanz ruft die Klientin, der Klient in Ihnen hervor?

Coping
Copings sind individuelle Bewältigungsstrategien, vertraute Trampelpfade, auf denen ein Mensch große, v. a. existentielle Bedrohungen bewältigt. Welche der folgenden Bewältigungswege wird von Ihrer Klientin, Ihrem Klienten als Coping der Demenz eingeschlagen?

–   Vertuschen
–   Beschönigen
–   Vorwärtsverteidigung, Aggression
–   Ängstlicher Rückzug, Flucht
–   Auf Stärken besinnen
–   ....

Woran können Sie das festmachen?

Literaturverzeichnis

Alex, K. (1999): Angehörigenbericht. In: Fortschritte und Defizite im Problemfeld Demenz. Referate auf dem 2. Kongress der Deutschen Alzheimer Gesellschaft. Berlin, 9.–11. September 1999, S.105–110

Aguilera, D. C. (2000): Krisenintervention. Bern

Avadian, B. (1999): Die Zeit mit dir. Erfahrungen. Bergisch Gladbach

Avarello, M. (2003): Der alte Mensch lebt auf! Interview zum psychographischen Pflegemodell. In: Altenpflege. Hannover

Baer, U. (1993): SensoMotorische Erlebniszentrierte Interaktionen (SMEI). Ein Verfahren Kreativer Sozialtherapie mit alten Menschen. In: Sozialtherapie, Zeitschrift für Theorie und Praxis der Sozialtherapie. Heft 6–7. Duisburg

Baer, U. (1994): Raum- und Richtungsinterventionen (Teil I): Bedeutungsräume. In: Sozialtherapie. Zeitschrift für Theorie und Praxis der Sozialtherapie. Heft 9. Duisburg

Baer, U. (1995): Sozialkartographie und Bedeutungsräume. Raum- und Richtungsinterventionen (Teil II). In: Sozialtherapie, Zeitschrift für Theorie und Praxis der Sozialtherapie. Heft 12/13. Düsseldorf

Baer, U. (Hrsg.) (1996): Kreative Sozialtherapie. Münster

Baer, U. (1999): Gefühlssterne, Angstfresser, Verwandlungsbilder ... Kunst- und gestaltungstherapeutische Methoden und Modelle. Neukirchen-Vluyn

Baer, U. (2005): Neurowissenschaften, Säuglingsforschung und Therapie. Summeries, Anregungen, Folgerungen. Neukirchen-Vluyn

Baer, U.; Frick-Baer, G.; Heinrichs, A. (1987): Ich bewege mich. Neue Formen und Inhalte für die Gruppenarbeit. In: Altenpflege. Heft 4, April 1987

Baer, U.; Frick-Baer, G. (1996): Die Grammatik der Gefühle. In: Sozialtherapie, Zeitschrift für Theorie und Praxis der Sozialtherapie. Münster, Heft 15

Baer, U.; Frick-Baer, G. (2000/2005): Vom Schämen und Beschämtwerden. Bibliothek der Gefühle, Band 1. Neukirchen-Vluyn

Baer, U.; Frick-Baer, G. (2001a): Leibbewegungen. Methoden und Modelle der Tanz- und Bewegungstherapie. Neukirchen-Vluyn

Baer, U.; Frick-Baer, G. (2001b): Gefühlslandschaft Angst. Neukirchen-Vluyn

Baer, U.; Frick-Baer, G. (2001c): Kreative Therapie ist Leibtherapie. Thesen zur Standortbestimmung. In: *therapie kreativ*, Zeitschrift für kreative Sozio- und Psychotherapie. Heft 30. Neukirchen-Vluyn

Baer, U.; Frick-Baer, G. (2002): Resonanz. In: *therapie kreativ*, Zeitschrift für kreative Sozio- und Psychotherapie. Heft 32/33. Neukirchen-Vluyn

Baer, U.; Frick-Baer, G. (2003): Vom Sich-fremd-Sein zum In-sich-Wohnen. Bibliothek der Gefühle, Band 5. Neukirchen-Vluyn

Baer, U.; Frick-Baer, G. (2004): Klingen, um in sich zu wohnen. Methoden und Modelle leiborientierter Musiktherapie. Neukirchen-Vluyn

Baer, U.; Frick-Baer, G. (2005): Der kleine Ärger und die große Wut. Neukirchen-Vluyn

Bartels, A.; Ceki, S. (2002): Verliebte sind mutig und sanft. In: Gehirn & Geist. 03/2002. Heidelberg

Bagley, J. (1999): Elegie für Iris. München

Bauer, R. (1997): Beziehungspflege. München

Belliger, A.; Krieger, D. J. (2006): Ritualtheorien. Ein einführendes Handbuch. Wiesbaden

Bermes, C. (1998): Maurice Merleau-Ponty zur Einführung. Hamburg

Besselmann, K.; Filibeck, H.; Sowinski, C. (2003): Qualitätshandbuch. Häusliche Pflege in Balance. Köln

Bickel, H. (2000): Demenzsyndrom und Alzheimerkrankheit. In: Gesundheitswesen. Jg. 62

Bickel, H. (2002): Stand der Epidemiologie. In: Hallauer, J. F.; Kurz, A. (Hrsg.) (2002): Weisbuch Demenz. Versorgungssituation relevanter Demenzerkrankungen in Deutschland. Stuttgart

Bickel, H. (2005): Epidemiologie und Gesundheitsökonomie. In: Wallesch, C.-W.; Förstl, H. (Hrsg.) (2005): Demenzen. Stuttgart

Böhm, E. (1989): Pflegediagnose nach Böhm. Basel

Böhm, E. (1999): Verwirrt nicht die Verwirrten. Neue Ansätze geriatrischer Krankenpflege. Bonn

Böhm, E. (2002a): Psychographisches Pflegemodell. Band 1: Grundlagen. Wien

Böhm, E. (2002b): Psychographisches Pflegemodell. Band 2: Arbeitsbuch. Wien

Bollnow, O. F. (1963/2000): Mensch und Raum. Stuttgart ...

Bosch, C. F. M. (1998): Vertrautheit. Studie zur Lebenswelt dementierender alter Menschen. Wiesbaden

Braun, K.; Bock, J.: Gehirnentwicklung. Die Narben der Kindheit. In: Gehirn & Geist. 01/2003, Heidelberg

Braun, R.: Momentaufnahmen in der Erleuchtung. In: Gehirn & Geist. 01/2003, Heidelberg

Bräutigam, W.; Christian, P.; Rad, M. von (1992): Psychosomatische Medizin. Ein kurzgefasstes Lehrbuch. Stuttgart, New York

Breuer, H.: Zellen, die Gedanken lesen. In: Gehirn & Geist. 02/2002, Heidelberg

Bruder, J. (1999): Vergessen und Traurigkeit. In: Niederfranke, A.; Naegele, G.; Frahm, E. (1999): Funkkolleg Altern, Bd.1. Die vielen Gesichter des Alterns. Wiesbaden

Brüsemeister, Thomas (2000): Qualitative Forschung. Ein Überblick. Wiesbaden

Buijssen, Huub (1994): Senile Demenz. Eine praktische Anleitung für den Umgang mit Alzheimer-Patienten. Weinheim

Bundesministerium für Gesundheit und soziale Sicherung (BMGS-Bund) (2005): Wenn das Gedächtnis nachlässt. Ratgeber für die häusliche Betreuung demenzkranker älterer Menschen. Bonn

Canetti, Elias (1977): Das autobiografische Werk: Die gerettete Zunge. Die Fackel im Ohr. Das Augenspiel. München-Wien-Frankfurt/Main

Cramer, Friedrich (1998): Symphonie des Lebendigen. Versuch einer allgemeinen Resonanztheorie. Frankfurt am Main

Damasio, Antonio R. (1997): Descartes' Irrtum. Fühlen, Denken und das menschliche Gehirn. München

Damasio, Antonio R. (2000) : Ich fühle also bin ich. Die Entschlüsselung des Bewusstseins. München

Demski, Renate (1997): Die kleine Dame. Wenn die Mutter wieder Kind wird. Kevelaer

Denzin, Jochen (1993): Wohnformen und Betreuungsmodelle für die gerontopsychiatrische Versorgung. Berlin

Deutsche Alzheimer Gesellschaft e. V. (1999): Fortschritte und Defizite im Problemfeld Demenz. Referate auf dem 2. Kongress der Deutschen Alzheimer Gesellschaft. Berlin, 9. – 11. September 1999

Deutsche Gesellschaft für Psychiatrie, Psychotherapie und Nervenheilkunde (Hrsg.) (2000): Behandlungsleitlinie Demenz. Praxisleitlinie in Psychiatrie und Psychotherapie, Bd. 3. Darmstadt

Deutscher Fachverband für Sozialtherapie (DFS) (Hrsg.) (2001): Sozialtherapie in Aktion. Neukirchen-Vluyn

Deutsches Zentrum für Altersfragen (Hrsg.) (2001): Gerontopsychiatrie und Alterspsychotherapie in Deutschland. Expertisen zum Dritten Altenbericht der Bundesregierung – Band IV, Opladen

Devanand, D. P.; Sano, M.; Tang, M. X. (1996): Depressed mood and the incidenz of Alzheimer's desease in the alderly living in the community. In: Arch. GEN. Psychiatrie. Heft 53

Dierbach, Oskar (1993): Sozialtherapie mit Alzheimer-Kranken. Ein Handbuch für die Altenhilfe. Weinheim ...

Dilling, H.; Mombour, W.; Schmidt, M.H.; Schulte-Markword, E. (Hrsg) (1964): Internationale Klassifikation psychischer Störungen. ICD-10, Kap. V (f). Forschungskriterien. Bern …

Dobrick, B. (1989): Wenn die alten Eltern sterben. Das endgültige Ende der Kindheit. Stuttgart

Domdey, C. (1996): Der dementiell erkrankte Mensch in der Familie. Anregungen zum verstehenden Umgang und Aspekte der Betreuung. Köln

Dornes, M. (1993): Der kompetente Säugling. Die präverbale Entwicklung des Menschen. Frankfurt am Main

Erikson, E. (1996): Einsicht und Verantwortung. Die Rolle des Ethischen in der Psychoanalyse. Stuttgart

Falk, J. (2004): Basiswissen Demenz. Lern- und Arbeitsbuch für berufliche Kompetenz und Versorgungsqualität. Weinheim, München

Faupel, Manohar (1999): Sprache und Kommunikation bei früher Alzheimer-Krankheit. In: Fortschritte und Defizite im Problemfeld Demenz. Referate auf dem 2. Kongress der Deutschen Alzheimer Gesellschaft. Berlin. 9. – 11. September 1999

Feller, H. (2001): Gestaltungs-Sozialtherapie mit alten Menschen in stationären Alteneinrichtungen. In: Deutscher Fachverband für Sozialtherapie (DFS) (Hrsg.): Sozialtherapie in Aktion. Neukirchen-Vluyn

Feil, N. (1990): Validation. Ein neuer Weg zum Verständnis alter Menschen. Augsburg

Fischer, G.; Riedesser, P. (1999): Lehrbuch der Psychotraumatologie. München

Flick, U. (2002/5): Qualitative Sozialforschung. Eine Einführung. Reinbek

Förstl, H., Bickel, H., Kurz, A. (1999): Alzheimer-Demenz. Berlin ...

Förstl, H.; Lauter, H.; Bickel, H. (2001): Ursachen und Behandlungskonzepte der Demenzen. In: Deutsches Zentrum für Altersfragen (Hrsg.) (2001): Gerontopsychiatrie und Alterspsychotherapie in Deutschland. Expertisen zum Dritten Altenbericht der Bundesregierung – Band IV. Opladen

Förstl, H.; Maelicke, A.; Weichel, C. (2005): Demenz. Taschenatlas spezial. Stuttgart

Forster, M. (1992): Ich glaube, ich fahre in die Highlands. Frankfurt am Main

Franzen, J. (2002): Die Korrekturen. Reinbek bei Hamburg

Frenzel, R. (1999): Angehörigenbericht. In: Fortschritte und Defizite im Problemfeld Demenz. Referate auf dem 2. Kongress der Deutschen Alzheimer Gesellschaft. Berlin, 9. – 11. September 1999

Frick-Baer, G.; Baer, U. (1992): Sensomotorische Simulation. In: Sozialtherapie, Zeitschrift für Theorie und Praxis der Sozialtherapie. Heft 2. Duisburg

Friedrich, G.; Preiss, F. (2002): Lehren mit Köpfchen. In: Gehirn & Geist, 4/2002. Heidelberg

Fuchs, T. (1992): Die Mechanisierung des Herzens. Frankfurt am Main

Fuchs, T. (2000): Leib-Raum-Person. Entwurf einer Phänomenologischen Anthropologie. Stuttgart

Fuchs, T. (2001): Psychopathologie von Leib und Raum. Phänomenologisch-empirische Untersuchungen zu depressiven und paranoiden Erkrankungen. Darmstadt

Fuchs, T. (2002): Zeitdiagnosen. Philosophisch-psychiatrische Essays. Zug/Schweiz

Fuhrmann, I. (1999): Die Welt aus der Sicht eines Demenzkranken. In: Deutsche Alzheimer Gesellschaft e.V. (1999): Fortschritte und Defizite im Problemfeld Demenz. Referate auf dem 2. Kongress der Deutschen Alzheimer Gesellschaft,

Berlin, 9. – 11. September 1999

Funke, A. (1998): Mit einer Alzheimer-Krankheit leben: ein Erfahrungsbericht. Bielefeld

Füsgen, I. (1994): Gibt es eine Alzheimer-Prophylaxe? In: Geriatrie-Praxis 12/1994

Füsgen, I. (2000): Leichte kognitive Störungen im Alter – Vorboten der Demenz? In: Geriatrie Journal. Jg. 2, Heft 10

Füsgen, I. (2001): Demenz. Praktischer Umgang mit Hirnleistungsstörungen. München

Gahlen, C. (2003): Umgang mit Demenz. Unveröffentlichtes Vortragsmanuskript

Ganß, M.; Linde, M. (Hrsg.) (2004): Kunsttherapie mit demenzkranken Menschen. Dokumentation des Symposions „KunstTherapie in der Altenarbeit - künstlerische Arbeit mit Demenzkranken". Frankfurt am Main

Gaschler, K. (2002): Gedächtnis. Leben ohne Vergangenheit. In: Gehirn & Geist. 02/2002. Heidelberg

Gatz, S.; Schäfer, V. (2002): Themenorientierte Gruppenarbeit mit Demenzkranken. Weinheim

Geiersbach, B. (1999): „Schlechte Wegstrecke". Angehörigenbericht. In: Fortschritte und Defizite im Problemfeld Demenz. Referate auf dem 2. Kongress der Deutschen Alzheimer Gesellschaft. Berlin, 9. – 11. September 1999

Gerstberger, G. (2002): Verlorenes Ich. Gedichte aus dem Leben mit einem Alzheimer-Kranken. Frankfurt a.M. ...

Glinka, H.-J. (1998): Das narrative Interview. Eine Einführung für Sozialpädagogen. Weinheim

Goffman, E. (1982): Das Individuum im öffentlichen Austausch. Frankfurt a. M.

Göper, E. (Hrsg.) (2004): Gesundheit bewegt. Wie aus einem Krankheitswesen ein Gesundheitswesen entstehen kann. Frankfurt am Main

Göpel, H. (2001): Demenz: Rheingauer Gespräche zur Versorgung und Therapie. In: Geriatrie Journal. Jg. 3

Graumann, C.F. (Hrsg.) (1978): Ökologische Perspektiven in der Psychologie. Bern, Stuttgart, Wien

Gröning, K. (2001): Entweihung und Scham. Grenzsituationen bei der Pflege alter Menschen. Frankfurt am Main

Grond, E. (2000): Altenpflege als Beziehungs- und Bezugspflege. Ein interaktionelles Konzept. Hannover

Grond, E. (2004): Die Pflege verwirrter alter Menschen. Freiburg

Gutzmann, H. (Hrsg.) (1992): Der dementielle Patient, Bern ...

Gutzmann, H.; Zack, S. (2005): Demenzielle Erkrankungen. Medizinische und psychosoziale Interventionen. Stuttgart

Haeckel, E. (1866): Generelle Morphologie der Organismen, Bd. 1 und Bd. 2, Berlin

Hallauer, J. F.; Kurz, A. (Hrsg.) (2002): Weisbuch Demenz. Versorgungssituation relevanter Demenzerkrankungen in Deutschland. Stuttgart

Hansa, H. (2002): Der Geisterschmerz. In: Gehirn & Geist. Heidelberg 02/2002

Hanses, A. (1996): Epilepsie als biografische Konstruktion. Eine Analyse von Erkrankungs- und Gesundungsprozessen anfallserkrankter Menschen anhand Lebensgeschichten. Bremen

Haupt, M. (2001a): Der Verlauf der Alzheimer Krankheit. Ergebnisse einer prospektiven Untersuchung. Paderborn …

Haupt, M. (2001b): Therapie von Demenzkranken – Was ist zurzeit machbar? In: Forschung und Praxis. Heft 235

Heinrich, P. K. (2003): Meine Frau hat Alzheimer. Vom Umgang mit der heimtückischen Krankheit. Berlin

Helmchen, H.; Kanowski, S. (2001): Gerontopsychiatrie in Deutschland. Gegenwärtige Entwicklung und zukünftige Anforderungen. In: Deutsches Zentrum für Altersfragen (Hrsg.) (2001): Gerontopsychiatrie und Alterspsychotherapie in Deutschland. Expertisen zum Dritten Altenbericht der Bundesregierung – Band IV. Opladen

Hentig von H. (2001): Ach, die Werte. Weinheim

Heun, R., Papassotiropulos, A. (1999): Genetik der Alzheimer-Demenz. In: Förstl, H., Bickel, H., Kurz, A. (1999): Alzheimer-Demenz. Berlin …

Hirsch, R. D.; Bruder, J.; Radebold, H. (2000): Aggression im Alter. Bonn

Hock, C.; Hüll, M.; Schecker, M. (Hrsg.) (2000): Die Alzheimerkrankheit. Tübingen

Höfmann, E. (1999): Spaß haben. Aktivierung der Bewohner durch Gedächtnistraining. Hannover

Hölzer, R. (2003): Burnout in der Altenpflege. München, Jena

Höwler, E. (2000): Gerontopsychiatrische Pflege. Lehr- und Arbeitsbuch für die Altenpflege. Hagen

Hüll, M. (2000): Neurobiologische Aspekte der Alzheimerkrankheit. In: Hock, C.; Hüll, M.; Schecker, M. Hrsg.(2000): Die Alzheimerkrankheit. Tübingen

Hülshoff, T. (2002): Wut im Bauch. In: Gehirn & Geist. 02/2002. Heidelberg

Husserl, E (1993): Logische Untersuchungen. 3 Bände. Untersuchungen zur Phänomenologie und Theorie der Erkenntnis. Tübingen

Hüther, G. (1998): Biologie der Angst. Wie aus Stress Gefühle werden. Göttingen

Hüther, G. (2001): Bedienungsanleitung für ein menschliches Gehirn. Göttingen

Ignatieff, M. (1995/2002): Die Lichter auf der Brücke eines sinkenden Schiffs. Frankfurt am Main …

Imholz, E. (1999): Angehörigenbericht. In: Fortschritte und Defizite im Problemfeld Demenz. Referate auf dem 2. Kongress der Deutschen Alzheimer Gesellschaft. Berlin, 9. – 11. September 1999

Jäger, L.: Ohne Sprache undenkbar. In: Gehirn & Geist. Das Magazin für Psychologie und Hirnforschung. Heft 2/2003. Heidelberg

Jorm, A. F.; Jolley, D. (1998): The incidence of dementia. A metaanalysis. Neurology 1998

Jürgs, M. (1999): Reisen ins Niemandsland. In: Fortschritte und Defizite im Problemfeld Demenz. Referate auf dem 2. Kongress der Deutschen Alzheimer Gesellschaft. Berlin, 9. – 11. September 1999

Jütte, R. (2000): Geschichte der Sinne. Von der Antike bis zum Cyberspace. München

Kämmer, K. (2003): Gemeinsame Sprache sprechen (Mäeutik). In: Altenpflege. Fachmagazin für die ambulante und stationäre Altenpflege. Heft 9, September 2003

Kast, V. (1999): Vom Sinn der Angst. Freiburg

Kast, V. (2000): Sich einlassen und loslassen. Neue Lebensmöglichkeiten bei Trauer und Trennung. Freiburg

Kast, V. (2003): Lebenskrisen werden Lebenschancen. Wendepunkte des Lebens aktiv gestalten. Freiburg

KDA (Kuratorium Deutsche Altershilfe) (2001): Qualitätshandbuch Leben mit Demenz. Köln

Keil, A. (1982): Rekonstruktion von Gesundheit aus Leidensbildern. In: Schulz, R.; Schubert, P. (Hrsg.): Die Wiederentdeckung des Körpers. Theater, Therapie und Unterricht. Reinbek

Keil, A. (1999): Wird Zeit, dass wir leben. Wenn Körper und Seele streiken. Kreuzlingen ...

Kipp, J.; Jüngling, G. (1994): Verstehender Umgang mit alten Menschen. Eine Einführung in die praktische Gerontopsychiatrie. Frankfurt am Main

Kitwood, T. (2000): Demenz. Der personenzentrierte Ansatz im Umgang mit verwirrten Menschen. Bern

Klie, T.; Schmidt, R. (2002a): Begleitung von Menschen mit Demenz – Bestandsaufnahme und Formulierung demenzpolitischer Desiderate und Optionen. In: Zeitschrift für Gerontologie und Geriatrie. Jg. 35, Heft 3

Klie, T.; Schmidt, R. (2002b): Demenz und Lebenswelten. In: Zeitschrift für Gerontologie und Geriatrie. Jg. 35, Heft 3

Klessmann, E. (2001): Wenn Eltern Kinder werden und doch die Eltern bleiben. Die Doppelbotschaft der Altersdemenz. Bern ...

Klages, L. (1998): Vom Wesen des Bewusstseins. Bonn

Kluge, F. (1999): Etymologisches Wörterbuch der deutschen Sprache. Berlin ...

Kochendörfer, G. (2000): Vertiefung des Verständnisses von Alzheimer-Demenzen durch Computersimulationen. In: Hock, C.; Hüll, M.; Schecker, M. Hrsg.(2000): Die Alzheimerkrankheit. Tübingen 2000

Koch-Straube, Ursula (2003): Fremde Welt Pflegeheim. Eine ethnologische Studie. Bern ...

Kooij, C. van der (2003): Die Methode des gefühlsmäßigen Wissens. In: Die Pflege demenziell Erkrankter neu erleben. Mäeutik im Pflegealltag. Hannover

Kranich, M. (2001): Dementia Kare Mapping. In: Pflegen ambulant. Jg. 12, Heft 5

Kriz, J. (2002): Kritische Reflexion über Forschungsmethoden in den Künstlerischen Therapien. In: Petersen (2002): Forschungsmethoden künstlerischer Therapien. Grundlagen – Projekte – Vorschläge. Stuttgart

Kruse, L. (1974): Räumliche Umwelt. Die Phänomenologie des räumlichen Verhaltens als Beitrag zu einer psychologischen Umwelttheorie. Berlin

Kruse, L. (1980): Privatheit als Problem und Gegenstand der Psychologie. Bern, Stuttgart, Wien

Kübler-Ross, E. (2001): Interviews mit Sterbenden. München

Kükelhaus, H.; Lippe, R. zur (1982): Entfaltung der Sinne. Ein „Erfahrungsfeld" zur Bewegung und Besinnung. Frankfurt am Main

Kükelhaus, H. (1991): Fassen Fühlen Bilden. Köln

Kunzelmann, T.; Reiser, H. (1999): Gruppenarbeit mit Demenzpatienten im frühen Krankheitsstadium: Überlegungen zu Zielen und Methoden. In: Fortschritte und Defizite im Problemfeld Demenz. Referate auf dem 2. Kongress der Deutschen Alzheimer Gesellschaft. Berlin, 9. – 11. September 1999

Laban, R. von (1988): Der moderne Ausdruckstanz. Wilhelmshaven

Lange, U. (Hrsg.) (2006): Musik und Märchen. DVD und Beiheft. Köln

Lehr, U. (2003): Psychologie des Alterns. Heidelberg

Leitner, G. (2000): Spaß haben – Teil 2. Mit Gedächtnistraining durch das Jahr. Hannover

Leuzinger-Bohleber, M.: Psychoanalyse heute. Träume oder Schäume? In: Gehirn & Geist. 03/2002. Heidelberg

Lewin, K. (1982): Feldtheorie. Band 4. Werkausgabe. Hrsg.: Carl-Friedrich Graumann. Stuttgart

Lewin, K (1943): Psychologische Ökologie. In: Lewin, K. (1963): Feldtheorie in den Sozialwissenschaften. Bern/Stuttgart

Lind, S. (2003): Trost und Zuspruch. In: Altenpflege. Heft 8, 2003

Lippe, R. zur (2000a): Sinnenbewusstsein. Grundlegung einer anthropologischen Ästhetik. Band 1: Tiefendimension des Ästhetischen. Hohengehren

Lippe, R. zur (2000b): Sinnenbewusstsein. Grundlegung einer anthropologischen Ästhetik. Band 2: Leben in Übergängen – Transzendenz. Hohengehren

Marr, D. (1995): Kunsttherapie bei altersverwirrten Menschen. Weinheim

McGowin, D.F. (1994): Wie in einem Labyrinth. Leben mit der Alzheimer-Krankheit. München

Mead, G.H. (1975): Geist, Identität und Gesellschaft – aus der Sicht des Sozialbehaviorismus. Frankfurt a.M.

Merleau-Ponty, M. (1966): Phänomenologie der Wahrnehmung. Berlin

Mertens, K.; Wasmuth-Bodenstedt, U. (1988): Zehn Minuten Bewegung. Dortmund

Miller, R. (1984): Ökologische Psychologie. In: Lück, H.E.; Miller, R.; Rechtien, W. (Hrsg.) (1984): Geschichte der Psychologie. Ein Handbuch in Schlüsselbegriffen. München

Miller, R. (1986a): Einführung in die Ökologische Psychologie. Fernuniversität Hagen

Miller, R. (1986b): Umweltpsychologie. In: Rexilius, G.; Grubitzsch, S. (Hrsg.). Psychologie – Ein Grundkurs. Reinbek

Miller, L. (1994): Langsam entgleiten. Vom allmählichen geistigen Verfall meiner Mutter. München

Morawetz, C.; Ackermann, K.; Wormstall, H. (2001): Psychosoziale Aspekte leichter kognitiver Beeinträchtigungen im Alter. In: Zeitschrift für Geronto-Psychologie & Psychiatrie. Jg. 14, Heft 3

Morton, I. (2002): Die Würde wahren. Personenzentrierte Ansätze in der Betreuung von Demenz. Stuttgart

Müller, D.; Kolanski, E. (2002): Eine neue Kultur der Pflege. In: Altenpflege. Jg. 27, Heft 2

Müller, L.; Petzold, H. G. (2002a): Gerontotherapie: Psychotherapie mit älteren und alten Menschen – Forschungsergebnisse, protektive Faktoren, Resilienzen. Grundlagen für eine integrative Praxis (Teil 1). In: Integrative Therapie, Jg. 28, Heft 1/2002. Paderborn

Müller, L.; Petzold, H. G. (2002b): Gerontotherapie: Psychotherapie mit älteren und alten Menschen – Forschungsergebnisse, protektive Faktoren, Resilienzen. Grundlagen für eine integrative Praxis (Teil 2). In: Integrative Therapie, Jg. 28, Heft 2/2002. Paderborn

Müller-Hergl, C.; Bradford Dementia Group (1997): Demenzpflege evaluieren. Die DCM-Methode. Bradford

Muthesius, D. (1990): Musik ist Träger von Erinnerungen. In: Altenpflege 12/1990

Muthesius, D. (1997): Musikerfahrungen im Lebenslauf alter Menschen. Hannover

Muthesius, D. (1999): Gefühle altern nicht: Musiktherapie mit dementen Patienten. In: Fortschritte und Defizite im Problemfeld Demenz. Referate auf dem 2. Kongress der Deutschen Alzheimer Gesellschaft. Berlin, 9. – 11. September 1999

Neander, K.-D. (1999): Musik und Pflege. München

Nienhaus, U. (1993): Ein Schrei der Einsamkeit. SMEI – zwei Fallberichte aus Bielefeld. In: Sozialtherapie. Zeitschrift für Theorie und Praxis der Sozialtherapie. Heft 6/7. Duisburg

Nienhaus, U. (1993): Mobile Orientierungsschule für altersverwirrte Menschen. Ein Praxisbericht. In: Sozialtherapie. Zeitschrift für Theorie und Praxis der Sozialtherapie. Heft 5. Duisburg

Oerter, R.; Montada, L. (1987): Entwicklungspsychologie. Weinheim

Oesterreich, K. (1993): Gerontopsychiatrie. Forschung, Lehre, Praxis, Perspektiven. München

Ornstein, R. (1990): Multimind. Ein neues Modell des menschlichen Geistes. Paderborn

Oswald, W. D.; Herrmann, W. M.; Kanowski, S.; Lehr, U. M.; Thomae, H. (Hrsg.) (1991): Gerontologie. Medizinische, psychologische und sozialwissenschaftliche Grundbegriffe. Stuttgart ...

Oswald, W.D.; Hagen, B.; Rupprecht, R. (2000): Nichtmedikamentöse Therapie und Prävention der Alzheimerkrankheit. In: Zeitschrift für Gerontologie und Geriatrie. Jg. 34, Heft 2

Pauen, M. (2002): Von Fledermäusen und der Freiheit des Willens. In: Gehirn & Geist. 01/2002. Heidelberg

Petersen, P. (Hrsg.) (2002): Forschungsmethoden künstlerischer Therapien. Grundlagen – Projekte – Vorschläge. Stuttgart

Piaget, J. (1974): Das Weltbild des Kindes. München

Radebold, H. (2005): Die dunklen Schatten unserer Vergangenheit. Ältere Menschen in Beratung, Psychotherapie, Seelsorge und Pflege. Stuttgart

Rasehorn, H.; Rasehorn, E. (1991): Ich weiß nicht, was soll es bedeuten. Für ein anderes Verständnis von Verwirrtheit im Alter. Hannover

Richard, N. (2000): Demenz, Kommunikation und Körpersprache. Integrative Validation (IVA). In: Tackenberg, P.; Zegelin, A. (Hrsg.) (2000): Demenz und Pflege. Frankfurt am Main

Richter, H. (1995): Die psychische Verarbeitung der Alzheimer-Krankheit. In: Sozialtherapie. Zeitschrift für Theorie und Praxis der Sozialtherapie. Heft 12/13. Düsseldorf

Rogers, C. R. (1954): Auf dem Wege zu einer Theorie der Kreativität. In (1990): Petzold, H.; Orth, I. (Hrsg.): Die neuen Kreativitätstherapien. Handbuch der Kunsttherapie Band I. Paderborn

Rogers, C. R. (2003): Der neue Mensch. München

Rose, L. (1997): Ich habe Alzheimer. Ein Bericht. Freiburg

Rorarius, W. (1991): Viktor von Weizsäckers Pathosophie. Stuttgart, New York

Roth, G. (1996): Schnittstelle Gehirn. Interface Brain. Zwischen Geist und Welt. Bern

Roth, G. (1997): Das Gehirn und seine Wirklichkeit. Kognitive Neurobiologie und ihre philosophischen Konsequenzen. Frankfurt am Main

Roth, G. (2002a): Fühlen, Denken, Handeln. Wie das Gehirn unser Verhalten steuert. Frankfurt am Main

Roth, G. (2002b): Gleichtakt im Neuronennetz. In: Gehirn & Geist. 01/2002, S. 38 ff. Heidelberg

Roth, G. (2002c): Interview. In: Gehirn & Geist. 02/2002. Heidelberg

Roth, G. (2003): Aus Sicht des Gehirns. Frankfurt am Main

Saß, H.; Wittchen, H.-U.; Zaudig, M.; Houben, I. (dt. Bearb.) (2003): Diagnostische Kriterien DSM-IV-TR. Göttingen

Scharb, B. (1999): Spezielle validierende Pflege. Wien

Schecker, M.(1999): Erfolgreiche Kommunikation mit Alzheimer-Patienten. In: Fortschritte und Defizite im Problemfeld Demenz. Referate auf dem 2. Kongress der Deutschen Alzheimer Gesellschaft. Berlin, 9. – 11. September 1999

Scheidt, J. von; Eikelbeck, M.-L. (1995): Gerontopsychologie. Weinheim

Scheler, M. (1994): Schriften zur Anthropologie. Ditzingen

Schenk-Danzinger, L. (1991): Entwicklungspsychologie. Wien

Schindler, U (2003a): Grundzüge Erlebnisorientierter Pflege. In: Die Pflege demenziell Erkrankter neu erleben. Mäeutik im Pflegealltag. Hannover

Schindler, U. (Hrsg.) (2003b): Die Pflege demenziell Erkrankter neu erleben. Mäeutik im Pflegealltag. Hannover

Schmidt-Hackenberg, U. (1996): Wahrnehmen und motivieren. 10-Minuten-Aktivierung für die Begleitung Hochbetagter. Hannover

Schmitz, H. (1964-1978): System der Philosophie. Verschiedene Bände. Bonn

Schmitz, H. (1989): Leib und Gefühl. Materialien zu einer philosophischen Therapeutik. Paderborn

Schoene, A. (1998): Meine Mutter hat Alzheimer. Frankfurt a. M.

Schönknecht, P.; Pantel, J.; Schröder, J. (2001): Die quantitative Magnetresonanztomographie in der Diagnostik der Alzheimer-Demenz. In: Zeitschrift für Gerontologie und Geriatrie. Jg. 23, Heft 2

Schütze, F. (1982): Narrative Repräsentation kollektiver Schicksalsbetroffenheit. In: Lämmert, E. (Hrsg.): Erzählforschung. Ein Symposium. Stuttgart

Schütze, F. (1994): Ethnografie und sozialwissenschaftliche Methoden der Feldforschung. In: Groddeck, N.; Schumann, M. (Hrsg.): Modernisierung Sozialer Arbeit durch Methodenentwicklung und -reflektion. Freiburg

Schützendorf, E. (1999): Das Recht der Alten auf Eigensinn. Ein notwendiges Lesebuch für Angehörige und Pflegende. München

Schulz von Thun, F. (1981): Miteinander reden. 3 Bände. Reinbek

Singer, W. (2002): Der Beobachter im Gehirn. Essays zur Hirnforschung. Frankfurt am Main

Schnyder, U.; Sauvant, J.-D. (Hrsg.) (2000): Krisenintervention in der Psychiatrie. Bern

Sowinski, C. (2003): Grenzüberschreitungen bei der Intimpflege. In: Die Pflege demenziell Erkrankter neu erleben. Mäeutik im Pflegealltag. Hannover

Spitzer, M. (2000): Geist im Netz. Modelle für Lernen, Denken und Handeln. Heidelberg

Spitzer, M. (2001): Geist, Gehirn und Nervenheilkunde. Grenzgänge zwischen Neurobiologie, Psychopathologie und Gesellschaft. Stuttgart – New York

Spitzer, M. (2003): Lernen. Gehirnforschung und die Schule des Lebens. Heidelberg

Springer, M. (2002): Warum wollen wir keine blauen Nudeln essen? Forscher debattierten über unbewusste Gefühle und die Bedeutung von Farben beim Essen. In: Gehirn & Geist. 02/2002. Heidelberg

Stengel, F. (2000): Heitere Gedächtnisspiele 1. Training zur geistigen Konzentration. Stuttgart

Stern, D. (1992): Die Lebenserfahrung des Säuglings. Stuttgart

Stopczyk, A. (2000): Nein danke, ich denke selber. Philosophieren aus weiblicher Sicht. Berlin

Straus, E. (1960): Psychologie der menschlichen Welt. Berlin

Straus, E. (1932): Vom Sinn der Sinne. Berlin

Strunk-Richter, G.; Re, S. (2002): Eine sinnvolle Methode? DCM. In: Altenpflege. Jg. 27, Heft 7. Hannover

Suhl, L. (1996): Frau Dahls Flucht ins Ungewisse. Düsseldorf

Suter, M. (1999): Small World. Zürich

Taylor, R. (1996): Als Vater mich am meisten brauchte. Die Geschichte eines langen Abschieds. Wuppertal

Tüpker, R.; Wickel, H.-H. (Hrsg.) (2001): Musik bis ins hohe Alter. Fortführung, Neubeginn, Therapie. Münster

Uexküll, T. von (1963): Grundfragen der psychosomatischen Medizin. Reinbek

Uexküll, J. von (1973): Suhrkamp Taschenbücher Wissenschaft. Band 20. Theoretische Biologie. Frankfurt a. M.

Urbas, S. (1999): Kunsttherapie bei Demenzkranken. In: Fortschritte und Defizite im Problemfeld Demenz. Referate auf dem 2. Kongress der Deutschen Alzheimer Gesellschaft. Berlin, 9. – 11. September 1999

Vilsen, L. (2000): Die versunkene Welt der Lucie B. Das Leben mit meiner alzheimerkranken Frau. Stuttgart

Vygotskij, L. S. (2002): Denken und Sprechen. Weinheim ...

Waldenfels, B. (1994): In den Netzen der Lebenswelt. Frankfurt am Main

Waldenfels, B. (1992/2001): Einführung in die Phänomenologie. München

Wallesch, C.-W.; Förstl, H. (Hrsg.) (2005): Demenzen. Stuttgart

Walter, V. (2003): Kaffee und Kuchen. In: Altenpflege. Heft 8. Hannover

Wehner, G. (1995): Bericht über ihren an der Alzheimer-Krankheit leidenden Mann Herbert Wehner. In: Spiegel 42/1995

Weinrebe, W. (2001): Das „Altersdelir". In: Geriatrie Journal. Jg. 3, Heft 6

Weinrebe, W. (2002): Das Delir – der akute Verwirrtheitszustand. In: European Journal of Geriatrics. Jg. 4, Heft 1

Weizsäcker, V. von (1923): Das Antilogische. In: Gesammelte Schriften. Bd. 2, Frankfurt am Main

Weizsäcker, V. von (1986a): Gesammelte Schriften. Bd. 6, Frankfurt am Main

Weizsäcker, V. von (1986b): Soziale Krankheit und soziale Gesundung. In: Gesammelte Schriften. Bd. 8, Frankfurt am Main

Weizsäcker, V. von (1987a): Anonyma (1944). In: Gesammelte Schriften. Bd. 7, Frankfurt am Main

Weizsäcker, V. von (1987b): Gesammelte Schriften. Bd. 7, Frankfurt am Main

Weizsäcker, V. von (1988a): Fälle und Probleme. In: Gesammelte Schriften. Bd. 9, Frankfurt am Main

Weizsäcker, V. von (1988b): Der kranke Mensch. In: Gesammelte Schriften. Bd. 9, Frankfurt am Main

Weizsäcker, V. von (1997a): Gesammelte Schriften. Bd. 4, Frankfurt am Main

Weizsäcker, V. von (1997b): Der Gestaltkreis (1940). In: Gesammelte Schriften. Bd. 4, Frankfurt am Main

Weltgesundheitsorganisation (1993): Internationale Klassifikation psychischer Störungen. ICD-10 Kapitel V (F). Klinisch-diagnostische Leitlinien. Bern ...

Wessendorf, I. (2001): „Kommt, wir zaubern mal". Zwei Fallberichte mit dem Medium Märchen in der Arbeit mit alten Menschen. In: Deutscher Fachverband für Sozialtherapie (DFS) (Hrsg.): Sozialtherapie in Aktion. Neukirchen-Vluyn

Wessendorf, I. (2003): Poesie im Leben alter Menschen mit eingeschränkter Alltagskompetenz. In: therapie kreativ, Heft 36. Neukirchen-Vluyn

Wetterling, T. (2001): Gerontopsychiatrie. Ein Leitfaden für Diagnostik und Therapie. Berlin-Heidelberg

Wilz, G. (2002): Belastungsverarbeitung bei pflegenden Angehörigen von Demenzkranken. Eine Tagebuchstudie. Göttingen

Wissmann, P. (Hrsg.) (2004): Werkstatt Demenz. Hannover

Wittchen, H.-U.; Saß, H.; Zaudig, M.; Koehler, K. (1991): Diagnostisches und Statistisches Manual Psychischer Störungen. DSM-III-R. Revision. Weinheim, Basel

Wolf-Wennersheide, S. (Hrsg.) (1998): Sozialtherapeutische Standards in der Altenpflege. Hannover

Worden, W. J. (1999): Beratung und Therapie in Trauerfällen. Ein Handbuch. Bern

Wyss, D. (1982): Der Kranke als Partner – Lehrbuch der anthropologisch-integrativen Psychotherapie. Bd. 1 und 2. Göttingen

Zacher, A. (1978): Der Krankheitsbegriff bei Viktor von Weizsäcker. Anthropologie des kranken Menschen. Dissertation. Universität Würzburg

Zacher, A. (1984): Der Begriff des „ungelebten Lebens" im Werk Viktor von Weizsäckers. In: Psychother. med. Psychol. 34

Zacher, A. (1988): Die Krankengeschichte und das „ungelebte Leben". In: Z. f. klin. Psych. Psychopath. Psychother. 33

Zacher, A. (1988): Kategorien der Lebensgeschichte. Ihre Bedeutung für Psychiatrie und Psychotherapie. Berlin

Zaudig, M.; Berberich, G. (2001): Demenzen im Alter. Aktuelle Diagnostik und Therapie für die Praxis. Bremen

Zellhuber, B. (2005): Altenpflege – ein Beruf in der Krise. Eine empirische Untersuchung der Arbeitssituation sowie der Belastungen von Altenpflegekräften im Heimbereich. Köln

Zimmer, R. (1992): Ätiologie und Pathogene der Alzheimer'schen Krankheit. In: Gutzmann, Hans (Hrsg.) (1992): Der dementielle Patient, Bern

Zimmer, R. (2003): Handbuch der Sinneswahrnehmung. Freiburg ...

Stichwortverzeichnis

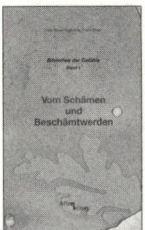 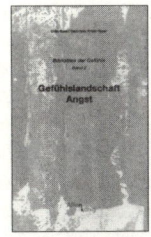
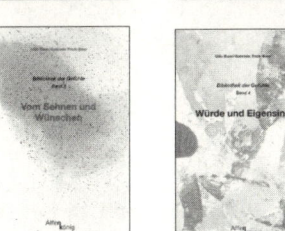
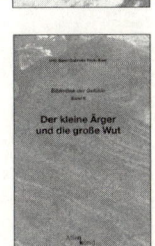
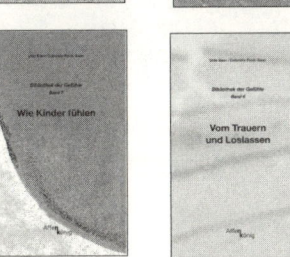
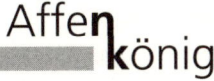
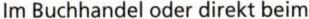

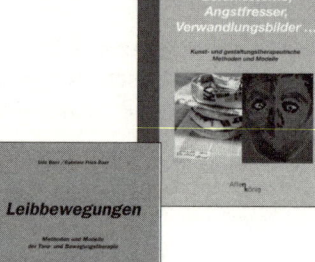
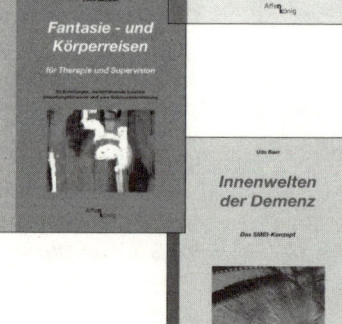

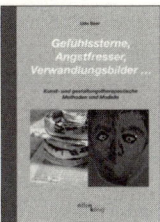
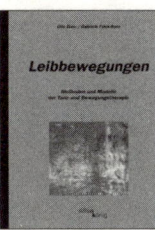
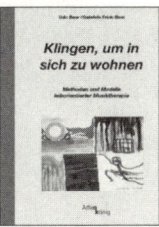
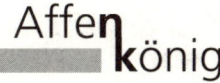